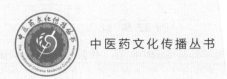

中医药文化传播丛书

U0297666

总主编 张伯礼

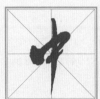 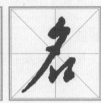 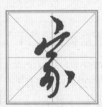

谈药膳养生与文化

主编 毛国强

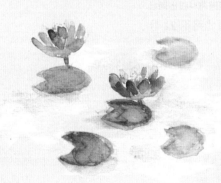

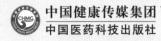
中国健康传媒集团
中国医药科技出版社

内 容 提 要

本书通过采访在全国享有盛誉的中医界7位院士、10名国医大师和24位名中医，请他们于每个节气现身说法，纵论科学养生诀窍。"名家谈养生"分为"起居养生""情志养生""运动养生""饮食养生"版块，"节气文化"相关内容为延伸阅读部分，包含"节气民俗""节气谚语""节气诗词"等，为本书增添了艺术性、趣味性和可读性。本书是一本集结众多中医大家、名家向老百姓普及中医养生知识的科普读物，适合广大读者阅读。本书附赠多位名家关于养生知识与理念的视频，读者通过扫二维码可目睹大家风采。

图书在版编目（CIP）数据

中医名家谈节气养生与文化 / 毛国强主编 . -- 北京 : 中国医药科技出版社，2019.7（2024.10重印）

（中医药文化传播丛书）

ISBN 978-7-5214-1248-2

Ⅰ . ①中… Ⅱ . ①毛… Ⅲ . ①二十四节气—关系—养生（中医）Ⅳ . ① R212

中国版本图书馆 CIP 数据核字 (2019) 第 135584 号

美术编辑 陈君杞
版式设计 锋尚设计

出版　中国健康传媒集团 ｜ 中国医药科技出版社
地址　北京市海淀区文慧园北路甲 22 号
邮编　100082
电话　发行：010-62227427　邮购：010-62236938
网址　www.cmstp.com
规格　710×1000mm 　¹/₁₆
印张　22¹/₄
字数　289 千字
版次　2019 年 7 月第 1 版
印次　2024 年 10 月第 4 次印刷
印刷　天津市银博印刷集团有限公司
经销　全国各地新华书店
书号　ISBN 978-7-5214-1248-2
定价　79.00 元

版权所有　盗版必究

举报电话：010-62228771

本社图书如存在印装质量问题请与本社联系调换

获取新书信息、投稿、为图书纠错，请扫码联系我们。

《中医药文化传播丛书》
编委会

总 主 编 张伯礼 中国工程院院士

中国中医科学院名誉院长、国医大师

天津中医药大学名誉校长、教授

副总主编 毛国强 天津中医药大学文化与健康传播学院院长、教授

天津市中医药文化研究与传播中心主任

天津中医药大学健康教育与传播研究中心主任

《中医药文化传播丛书》
编委会

顾问专家（排列不分先后）

中国工程院院士　吴咸中　石学敏　张伯礼　刘昌孝　王　琦　郎景和

中国科学院院士　陈可冀

国医大师　吴咸中　石学敏　张伯礼　王　琦　张大宁　刘敏如

　　　　　　孙光荣　禤国维　熊继柏　李佃贵

全国名中医　陈宝贵　黄文政　武连仲　贾英杰

咨询专家　（排列不分先后）

陈　洪　南开大学原常务副校长、教授

何清湖　湖南医药学院副校长、湖南中医药大学教授

吴少祯　中国健康传媒集团董事长

李希光　清华大学国际传播研究中心主任、教授

张其成　北京中医药大学国学院首任院长、教授

王淑军　《中国中医药报》社有限公司总编辑

王一方　北京大学医学人文研究院教授

王小波　新华社高级记者、《经济参考报》编委

王君平　《人民日报》健康版、健康客户端副主编

本书编委会

主　编　毛国强

副主编（排列不分先后）
　　　　孔令彬　白迪迪　耿晓娟

编　委（排列不分先后）
　　　　于春泉　张海涛　杨一丹　孙桂龙　史丽萍
　　　　薛晓娟　祁建松　安岩峰　屠金莉　段懿洲
　　　　于璐璐　付殿贵　弓明燕　李霄　　吕玲
　　　　熊可　　冯睿　　黄明　　金鑫瑶　高丹
　　　　于亚君　王渝鑫　昝树杰　崔泽　　乔晨曦

鸣谢参加此书访谈的24位中医名家（按节气时间排序）

张伯礼　陈宝贵　吴咸中　黄文政　刘华一　石学敏
阮士怡　张智龙　刘　维　贾英杰　张宗礼　王金贵
赵建国　邵祖燕　田芬兰　李济仁　韩　冰　孙兰军
张大宁　张其成　武连仲　王　琦　熊继柏　李佃贵

中医文化
传播健康
节气养生
事半功倍

黄成中
二〇一九年三月

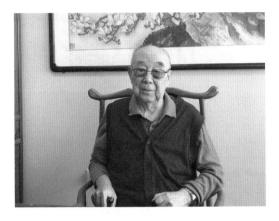

扫描二维码　聆听健康箴言　一睹大师风采

中国工程院院士、国医大师　**吴咸中**

吴咸中，满族，辽宁省新民县人。天津医科大学外科学教授，博士生导师，博士后流动站负责人，国家级重点学科带头人，中国工程院资深院士，国家首批国医大师。现任天津市中西医结合研究院院长。天津市中西医结合急腹症研究所所长、中国中西医结合学会名誉会长。曾任天津市南开医院院长、天津医学院院长和名誉院长、中华医学会副会长和中国中西医结合学会会长等职。曾先后五次当选为中国共产党全国代表大会代表，并多次被评为天津市劳动模范、特等劳动模范和全国劳动模范。

春来万物长
寒去宜护阳

石学敏
2018.3.22

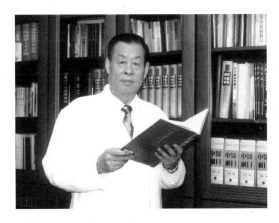

扫描二维码　聆听健康箴言　一睹大师风采

中国工程院院士、国医大师　**石学敏**

　　石学敏，1938年出生于天津。世界著名中医、针灸学专家，中国工程院院士。国医大师，国家级非遗项目代表传承人，现代中国针灸奠基人，"中国好医生"荣誉称号获得者。1962年毕业于天津中医学院。现任天津中医药大学第一附属医院名誉院长、教授、主任医师、博士生导师，中国针灸学会高级顾问，国家有突出贡献专家，天津市授衔针灸学专家。

　　多年来，先后被评为中华人民共和国卫生部先进工作者、全国优秀医院院长、天津市科技优秀工作者、十佳医务工作者等称号，1999年当选为中国工程院院士。2000年荣获何梁何利奖。2001年获香港求是科技基金会杰出科技成就奖。2006年12月，荣获中华中医药学会"首届中医药传承特别贡献奖"。 2008年，荣获世界中医药联合会颁发的"中医药国际贡献奖"。2014年当选第二届"国医大师"，2016年荣获中国针灸学会"中国针灸传承贡献奖"，2018年当选国家级非物质文化遗产项目代表传承人。

守四时 节饮食

居有常 勿志劳

　　　　阮士怡

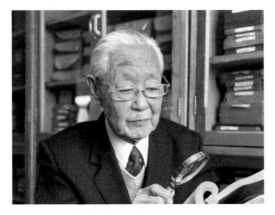

扫描二维码　聆听健康箴言　一睹大师风采

国医大师、著名中西医结合专家 | 阮士怡

　　阮士怡，1917年出生于河北省，2020年卒于天津市。天津中医药大学教授、研究生导师，天津中医药大学第一附属医院主任医师。获第二届国医大师、国务院政府特殊津贴专家等10余项荣誉称号，是国家中医药管理局第一批传承博士后合作导师，第五批全国老中医药专家学术经验继承工作指导老师。阮士怡教授参加组建了天津市市立中医医院（现天津中医药大学第一附属医院前身），主持筹建了天津市中医研究所。曾任天津中医药大学第一附属医院副院长，兼任天津市中医研究所副所长。并担任过中国中西医结合研究会理事、天津市中医学会理事、天津市中西医结合学会理事及老年医学会副理事长等职。从医70余年，一直工作在临床一线，勤奋治学，广撷博采，抉微探奥，学贯中西，遵古而不泥，勇于创新。尤其在中西医结合心血管病、老年病的临床及基础研究方面，有独特的见解。

肾为生命之本

养生关爱健康

张大宁

正主寺

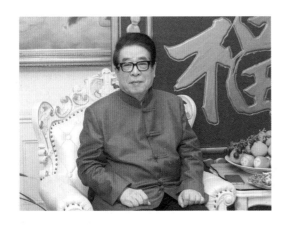

扫描二维码　聆听健康箴言　一睹大师风采

国医大师、天津市中医药研究院名誉院长　张大宁

　　张大宁，1944年生于天津。第二届国医大师，中央文史馆馆员，国际欧亚科学院院士，从20世纪九十年代起，至今连续五届担任中央领导保健医生，被评为优秀中央保健医生。1998年，经中国科学院提名，国际天文学会联合会批准，将8311号小行星命名"张大宁星"，这是世界上第一颗以医学家命名的小行星。现任天津市中医药研究院名誉院长、中国中医药研究促进会会长、全国中医肾病学会终身荣誉会长、天津市中医药学会终身荣誉会长。荣获十余项国家和市局级科技成果奖项，专利发明3项。出版了我国第一部中医肾病学专著《实用中医肾病学》，先后编著《中医肾病学大辞典》《中医补肾活血法研究》等十余部学术专著。

养生保健，未病调理，
和顺情绪，健康长寿。

张伯礼
己亥·初夏·

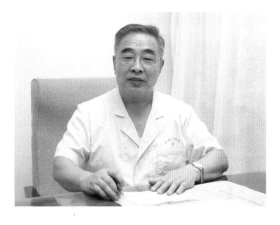

扫描二维码　聆听健康箴言　一睹大师风采

中国工程院院士、国医大师　张伯礼

张伯礼，中医内科学专家，天津中医药大学名誉校长，中国中医科学院名誉院长，全国先进工作者，全国优秀科技工作者，国务院政府特殊津贴专家，国家有突出贡献中青年专家，全国优秀共产党员。国家"重大新药创制"重大专项技术副总师，国务院医改咨询专家委员会委员，教育部医学教育专家委员会副主任。第十一届、十二届全国人大代表。

张伯礼教授积极推进中医药现代化研究，参加中医药现代化顶层设计，参加起草了《中医现代化科技发展战略》《中药现代化发展纲要》、国家《重大新药创制规划》《中医药关键技术装备研发计划》等文件。作为人大代表，提出《中医药法》《发展中医药健康服务业规划》等数十项议案和建议。多次参加中医药立法调研和立法审议，推动了《中医药法》颁布实施。

因人制宜 体质养生

王阿娜 题

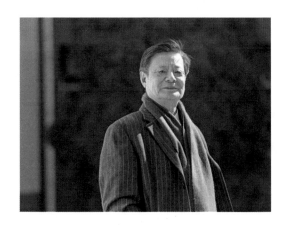

扫描二维码　聆听健康箴言　一睹大师风采

中国工程院院士、国医大师、北京中医药大学终身教授　王琦

　　王琦，1943年2月生，江苏高邮人，中国工程院院士、国医大师。北京中医药大学终身教授、主任医师、博士生导师，第四届中央保健委员会会诊专家，国际欧亚科学院院士。中华中医药学会中医体质分会主任委员，世界中医药学会联合会体质研究专业委员会会长，国家中医药管理局中医体质辨识重点研究室主任。全国老中医药专家学术经验继承指导老师。国家"973"计划首席科学家，国务院特殊津贴的有突出贡献专家。2013年获全国优秀科技工作者称号、首都劳动奖章、何梁何利基金科技进步奖，2014年获中华中医药学会终身成就奖。香港浸会大学荣誉教授，澳门科技大学荣誉教授、天津中医药大学荣誉教授。构建并完善了中医体质学、中医男科学、中医藏象学、中医腹诊学四大学术体系。

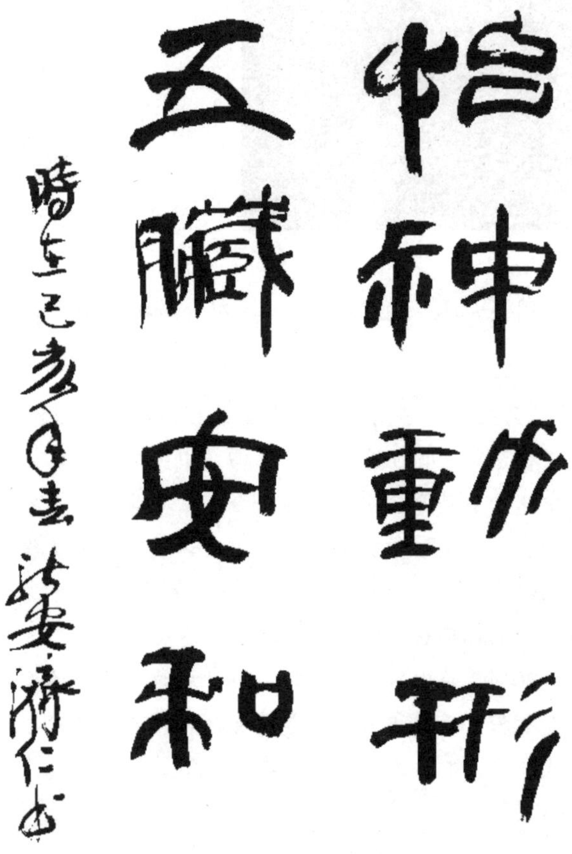

怡神重形
五臟安和

時在己亥○○畫 婁濟仁書

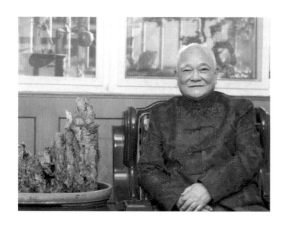

扫描二维码　聆听健康箴言　一睹大师风采

国医大师　李济仁

　　李济仁，1931年出生于安徽。首届"国医大师"、首批"全国500名老中医"、首批国家名老中医学术经验继承人指导老师，享受国务院特殊津贴，现为皖南医学院终身教授、主任医师。精擅内、妇科疑难杂症，尤擅痹病、痿病、肿瘤等顽疾治疗，有《济仁医录》等专著10余部，论文百余篇，并参编《内经》《中医基础理论》等高等学校规划教材。荣登"中国好人榜"，2016年被选为全国十大"最美医生"，2017年获得中央宣传部等主办的第六届全国道德模范提名奖。其家庭被评为首届全国文明家庭。

顺四时而适寒暑，和喜怒而安居
处，节阴阳而调刚柔，此智者之养
生也。

　　　　继柏 二〇一九年
　　　　　　首廿一日

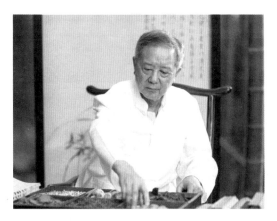

扫描二维码　聆听健康箴言　一睹大师风采

国医大师　熊继柏

熊继柏，1942年出生，湖南省石门县人，中共党员。国医大师，湖南中医药大学教授，主任医师，博士生导师。湖南省第一届名中医，湖南中医药大学第一附属医院特聘学术顾问、终身教授，湖南省保健委员会医疗保健核心专家。全国老中医药专家学术经验继承工作第四、第五、第六批指导老师，国家名医工作室导师，中华中医药学会内经学分会顾问。香港浸会大学荣誉教授，上海中医药大学名誉教授。

化浊解毒
静神动形

李佃贵

岁在己亥年春

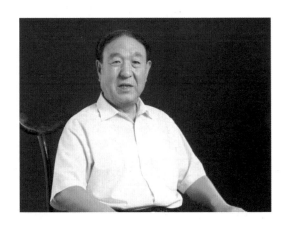

国医大师　李佃贵

　　李佃贵，1950年出生于河北省。第三届国医大师、全国著名脾胃病专家，全国劳动模范，全国首届中医药高校教学名师，享受国务院政府特殊津贴，全国第三、第四、第五批老中医药专家学术经验继承工作指导老师。李佃贵教授曾任河北医科大学党委副书记、副校长，河北省中医学院院长，兼任中华中医药学会李时珍研究分会主任委员、中华中医药学会脾胃病分会副主任委员、河北省中西医结合学会会长、河北省中医药学会副会长、河北省医学会副会长等多项职务。李佃贵教授行医50余年，一直从事中西医结合医疗、教学、科研工作，对技术精益求精，在肝、胆、胃病的中医治疗方面有很深的造诣。

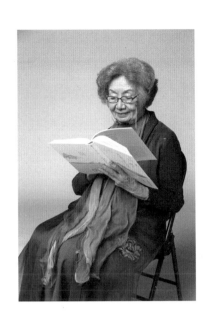

我与中医之缘

　　欣闻天津中医药大学张伯礼校长担任总主编，出了一本中医名家谈四时养生的书，我觉得这是一件惠及民众的好事。张校长让我为此书写几句话，我对古典诗歌比较熟悉，于中医本是外行，在这只能讲讲和中医的一些因缘。

　　我从小喜欢读诗、写诗，主要是受了伯父的影响和培养，而我的伯父便是一位中医。伯父讳廷义，字狷卿。民国初年，伯父曾经做过很短一段时间的公务员，因感于世乱，遂辞仕家居，精研歧黄，以中医名世。他行医，一般上午在家里门诊，下午出诊。有了空暇，就跟我聊天，念诗写字。伯父的医德、医术都很好，很多患有疑难杂症的病人都来找他。他的脉房里边挂了很多幅字画，有些是清代名人的字画，也有朋友写了送来的。其中有一幅上面写的诗我还记得："道貌尊青主，而今见叶公。起家长白外，遁迹软红中。松柏凌寒节，参苓造化功。阳和真有脚，小草被春风。"这首诗对我伯父充满了感谢和称赞。伯父曾想过要教我医术，可是我的功课很忙，后来又离家远嫁，所以没有跟伯父学医。但是大弟弟结婚以后弟妹想跟伯父学医，伯父却不肯教。伯父认为学医并非易事，要有深厚的古典的修养，因为许多的医书都是古典的，并且学习中医还要有许多智慧的体悟。伯父以为，假如你没有那种智慧，学了以后只是死板地掌握教条，生硬用药，对于病人来说，那是非常不好的。

近年来我因为年纪越来越大，时常身体不适，有幸得到张伯礼校长的医治调理。我非常感谢张校长，我觉得张校长无论是医德，还是医术，都是很了不起的。2017年底，我应邀到天津中医药大学为师生们做了一次讲演，题目是《说唐人七绝的几种不同风格及我与唐人合作的三首七言绝句》，也是由张校长亲自主持的。我还有幸被聘为天津中医药大学荣誉教授。我以为，古典诗词和中医同属旧学，都需要古典的修养与智慧的体悟，中医文化与古诗词一样，都是中国文化中美好的遗产，应该把它们一代一代传下去。

中医常说"春生，夏长，秋收，冬藏"，这是说四季对人身体的影响。钟嵘《诗品序》云："若乃春风春鸟，秋月秋蝉，夏云暑雨，冬月祁寒，斯四候之感诸诗者也。"这是说四季对人内心的感发与触动。这本书中收录有我作的四首关于春、夏、秋、冬的诗词，放在这里或许尚不至于突兀。

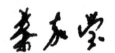

2019年5月于南开迦陵学舍

中医药学源远流长，它凝聚了中华民族宇宙观、生命观、人生观的精华，同时也吸收了其他学科的知识成果。几千年来，中医药文化硕果累累，名医辈出，一直守护着中华儿女的身心健康。中医药的价值不仅体现在精深的医学知识，还体现在丰厚的文化内涵。中医药文化具有强大的生命力和持续的创造力，是理解和传承中华优秀传统文化的重要抓手。

《中华人民共和国中医药法》的颁布、国务院发表《中国的中医药》白皮书，标志着中医药发展上升为国家战略，中医药事业进入新的历史发展时期。习近平总书记多次对中医药给予高度评价，他在给中国中医科学院60周年院庆的贺信中指出"中医药学凝聚着深邃的哲学智慧和中华民族几千年的健康养生理念及其实践经验，是中国古代科学的瑰宝，也是打开中华文明宝库的钥匙。深入研究和科学总结中医药学对丰富世界医学事业、推进生命科学研究具有积极意义"，同时希望广大中医药工作者"切实把中医药这一祖先留给我们的宝贵财富继承好、发展好、利用好，在建设健康中国、实现中国梦的伟大征程中谱写新的篇章"。2017年1月，中共中央办公厅、国务院办公厅印发了《关于实施中华优秀传统文化传承发展工程的意见》。中医药文化是中华优秀传统文化的重要组成部分，我们要通过多种形式向广大青少年传授基本的中医药文化知识，使他们了解中医药在日常生活、传统习俗、文学艺术等方方面面的文化蕴含，在他们心中播撒下热爱中医药文化的种子。

可喜的是，在天津市卫生健康委、天津市中医药管理局的高度重视下和大力支持下，2017和2018年两年多时间里，天津中医药大学获得多个中医药文化研究方面的立项。其中，"中医药文化进校园"项目组负责人毛国强教授带领项目组成员，在开展中医药文化传播研究的同时，还开拓思路深入全市近20多所中小学试点校，开展了多项中医文化推广活动，包括中医药文化知识宣讲、中医保健讲座、中药囊制作，并组织大中小学生参观百年老字号中药厂、中医药文化主题夏令营、中医药主题诗词音乐朗诵会等，将中医药的知识传授与文化传承、传播活动很好地融合在一起。在项目开展的两年时间里，全市数千名中小学生参与其中，许多学生表现出对中医药文化浓厚的兴趣，各种活动也在社会上引起较好的反响。为了满足青少年进一步了解中医药知识的需求，项目组组织邀请相关专家多次研讨，以天津中医药大学相关专业教师为主，在广泛吸纳了中小学师生意见建议基础上，编写了《中医药文化精选读本》小学版和中学版。其中小学版读本立足小学生阅读特点，通过一个个小故事，辅以卡通漫画形象，讲述故事里蕴含的中医药文化知识以及浅显易懂的中医文化哲理，图文并茂，形象传神。在不增加孩子们负担的情况下，激发他们对中医药知识的好奇心和求知欲。中学版读本遵循中学生的认知规律，以通俗的科普小故事为载体，通过"识人体，解中医""读课本，学中药""观生活，明中医""体民俗，感中医""读名篇，叙中医"等五个章节传递中医药文化知识，化繁为简，深入浅出，培养中学生对于中医药文化的感知与热爱。作为此书的总主编，我曾多次参加这套读本的编写会议，编写组先后6次邀请全国及天津市各方面专家召开研讨论证、评审会，对读本构架、内容设计广泛征询意见，历时两年对文字内容、配图形式、版式设计等进行10多次修改、完善，精心组织、精细打磨、精益求精，力求既科学严谨通俗，又可读好看。相信这套面向青少年的中医药文化读本会给他们了解中医药文化起到帮助，也会培养更多对中医药文化感兴趣的未来"中医药人"。

除了这两册面向青少年的读本以外，首批"中医药文化传播丛书"中，面向中老年读者的《中医名家谈节气养生与文化》是在《中老年时报》颐寿专栏刊稿的基础上扩展而成，倾注了许多中医大家名家的心血。书中有对三位中国工程院院士、八位国医大师、十七位名中医的访谈，他们用通俗易懂的话语、生动形象的表述，为读者悉心讲授节气养生的要诀。如此多的大家、名家为老百姓普及中医养生、健康常识，在全国中医科普类书籍中是开先河的。除养生宝典外，编著者十分用心，还汇集了与节气有关的民俗、谚语、古诗词等深厚的节气文化内涵，相信读者定会开卷有益，受益匪浅。

中医药文化不仅是我国的优秀传统文化，还是全人类的精神财富。新形势下，我们应该讲好中医的"中国故事"，做好中医药文化国际传播这篇大文章。丛书中有两本以外国留学生和来华工作、旅行者为主要受众对象的书也同样值得关注。《中医药文化概览》为全英文读本，以中医零基础的外国人士为目标读者，面向来华工作、学习、生活、旅游并对中医药文化感兴趣的外国朋友。《读故事，识本草——中药入门读本》则是双语读本，目标读者是对中药感兴趣的外国人及来华读书的留学生。该书介绍了五十种常见常用的中药，以及这些中药背后的有趣故事，还介绍了药材在食品、养生、化妆品、园林绿化等方面的利用价值。

作为全国有影响力的中医药类高校，天津中医药大学在传承和发展中医药文化上责无旁贷。特别是在贯彻全国教育大会精神、建设国家"双一流"高校的契机下，文化传承与创新板块成为建设的一个重要内容。而文化的传承与活力需要动态的传播来体现，平台和载体的建设尤为重要。2017年，我校成立了中医药文化研究与传播中心，成立仅一年便成果颇丰，2018年即升级为天津市级机构，由天津市卫生健康委与我校共建。该中心落户在文化与健康传播学院，他们发挥人文学院优势，联合中医学院、中药学院及社会力量，不仅开展了10多项中医文化研究，还组织了形式多样的中医药文化主题大众传播活动。这一套5册丛书即是其中的成果之一。

我由衷希望这套书在传承和弘扬中医药文化方面发挥积极作用，成为国人乃至全世界了解和学习中医药文化的好帮手。

中医药文化传播丛书的编写和出版，得到了众多中医药人、社会各界的帮助和支持。参与编写工作的老师、同学们十分投入和认真，较好地完成了预定任务。

　　尤其令我感动的是，德高望重，才艺双馨，在海内外享有盛誉，已经95岁高龄的古典诗词大家叶嘉莹先生，欣然为《中医名家谈节气养生与文化》一书撰写推介感言。中医体质学创始人、国医大师王琦教授，中医文化养生专家、国学大师张其成教授在百忙之中，分别为《中医名家谈节气养生与文化》和《中医药文化精选读本》题写书名，他们的书法各具特色，功底深厚。在此，一并表示深深的敬意和衷心感谢。令我们高兴的是，他们3位都先后被天津中医药大学聘为荣誉教授。

　　中医药文化要从中国走向世界，要以传统面向未来。任重而道远，让我们一起努力！

中国工程院院士

天津中医药大学校长

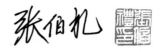

2019年5月于天津团泊湖畔

2016年8月习近平总书记在全国卫生与健康大会发表重要讲话强调，没有全民健康，就没有全面小康。健康长寿是人类的基本诉求。中华民族传统文化源远流长，博大精深，其中就包括中医养生保健的丰富知识。养生保健是指通过各种方法维护健康、增强体质、预防疾病，达到健康长寿的目的。随着人均寿命的延长，老龄化社会的到来，人们对健康的需求越来越旺盛，迫切需要学习和实践中医学养生保健的知识。这也是中医养生受到广泛关注的大背景。中医养生保健的方法包括情志调摄、食疗药膳、运动健身、中药膏方等，但是节气养生更为根本。因为天人合一，人类要与自然和谐共生。故本书推崇在顺应自然环境的前提下，综合应用各种养生方法，来达到健康目的。以节气养生为纵纲，以养生方法为横目，写好、做好节气养生保健这篇大文章。

一、二十四节气

节气是中国古代订立的一种用来指导农事的补充历法，根据太阳在黄道（即地球绕太阳公转的轨道）上的位置来划分。即根据太阳在黄道上的不同位置，把一年划分为24个彼此相等的段落。也就是把黄道分成24个等份，每等份各占黄经15°。由于太阳通过每等份所需的时间几乎相等，故每个节气持续的时间也就基本相同了。早在东周春秋战国时代，中国人民就有了日南至、日北至的概念。随后人们根据月初、月中的日月运行位置和天气及动植物生长等自然现象，并利用它们之间的关系，把一年划分为24等份，并且给每等份取了一个专有名称，这就是"二十四节气"。战国后期成书的《吕氏春秋》"十二月纪"中，就有了立春、春分、立夏、夏至、立秋、秋分、立冬、冬至等八个节气名称。这八个节气，是二十四个节气中最重要的节气。这八个节气标示出季节的转换，清楚地划分出一年的四个季节。

农历二十四节气非物质文化遗产十分丰富，包括相关的谚语、歌谣、传说等，也有传统的生产工具、生活器具、工艺品、书画等艺术作品，还包括与节令关系密切的节日文化、生产仪式和民间风俗。二十四节气是中国古代农业文明的具体表现，具有很高的农业历史文化研究价值。

2016年11月30日，"二十四节气——中国人通过观察太阳周年运动而形成的时间知识体系及其实践"被列入联合国教科文组织人类非物质文化遗产代表作名录。二十四节气歌在民间流传甚广，它记载了二十四节气的名称及规律。

春雨惊春清谷天，夏满芒夏暑相连。

秋处露秋寒霜降，冬雪雪冬小大寒。

上半年是六廿一，下半年来八廿三。

每月两节日期定，最多不差一二天。

在中华上下五千年的历史中，中国的主要政治、经济、文化、农业活动中心多集中在黄河流域的中原地区，二十四节气也就是以这一带的气候、物候为依据建立起来的。由于中国幅员辽阔，地形多变，气候各异，故二十四节气对于很多地区来讲只能是一种参考。远在春秋时代，人们就定出了仲春、仲夏、仲秋和仲冬四个节气。随着后来不断地改进与完善，到秦汉年间，二十四节气已被完全确立。公元前104年，由邓平等制定的《太初历》，正式把二十四节气订于历法，明确了二十四节气的天文位置。

在古代，一年分为十二个月纪，每个月纪有两个节气。在前的为节历，在后的为中气，如立春为正月节，雨水为正月中，后人就把节历和中气统称为节气。

二、中医养生

中医养生学，是中医药学伟大宝库中的重要内容，是中医学中关于如何维护身体健康的一门学问。养生就是以中医理论为指导，遵循天人合一与阴阳五行的变化规律，对人体进行科学调养，维护身体健康，使人体气血调和，精力充沛，充满活力；从而达到防控疾病，延缓衰老，健康长寿的目的。具体来说，就是养成合理的生活方式，通过各种养生方法来调节身体平衡状态，增强体质、颐养生命、预防疾病，从而达到健康长寿的目的。

中医学历来注重养生保健，其融入了儒、释、道各家有关的保健知识，浑为一体，自成系统，已经成为中国传统文化的一部分。英国科学家李约瑟博士指出：养生保健文化是中国人所独有的。

早在两三千年前，《老子》《庄子》《黄帝内经》等典籍里面就已经有了很系统的养生知识和方法。"天人合一""法于阴阳，和于术数"等养生理念和丰富多样的养生保健方法已渐成体系。以后历代都有传承发扬，不断丰富了养生的内容，使之日趋完善。所谓生，就是生命、生存、生活之意；所谓养，即保养、调养、补养之意。中医学强调整体把握健康状态，把人身最重要的物质与功能活动概括为精、气、神，认为这是生命之根本，是维持人体整个生命活动的基本要素。故中医养生非常注重精、气、神的调护保养。

养生保健是我国独具特色的健康服务资源，也是当今世界上最积极、最普惠的预防医学的基础。世界卫生组织（WHO）指出：医学的目的是发现和发展人的自我健康能力。医学目的从疾病医疗转向维护健康，养生保健的特色优势也契合了这个发展趋势和保健方向。推广中医养生保健知识，服务于健康中国建设。养成健康的生活方式和科学素养，可以更好地维护每一个人的自身健康，也是落实习总书记所倡导的"每个人是自己健康第一责任人"的具体行动，也是利国利民利家的好事。

三、中医养生的原则

中医养生保健是一项科学的保健活动，它既需要练习者的主动参与，也需要遵循基本原则才能达到事半功倍的效果。这些原则包括天人合一、阴阳平衡、身心一体、因人而异及持之以恒等。

天人合一 中医认为，天地是个大宇宙，人身是个小宇宙，天人是相通的，天地的所有变化都会影响到人。通俗讲，就是人和自然要和谐。所以中医养生强调天人一体，人要顺应自然界的变化而调整自己的生活规律。而养生的方法也是要随着四时的气候变化、寒热温凉，做相应的调整。

阴阳平衡 就是人体阴阳、气血的动态平衡养生观。中医阴阳学说认为，人体具有阴阳特性，阴就是构成身体的物质基础，阳就是能量、功能。阴阳维持动态平衡就是健康状态。若阴阳偏颇，失去平衡，造成阳过盛或阴过盛，阴虚或阳虚，人体就会产生不健康的表现，或致生病。只有采用各种养生方法使太过的一方消减，太少的一方增加，使阴阳再次恢复平衡，不健康状态或疾病就会消失或治愈。所谓"阴平阳秘，精神乃治"。

身心合一 这是中医学整体观念的重要体现。中医学认为，人体五脏六腑、七情六欲、气血阴阳、四肢百骸是一个统一的整体，相互依存、相互影响。具体到中医养生要注重身心两个方面，包括有形身体的锻炼保养和精神情绪的修养调摄。身体会影响情志，情志也会影响身体，两者浑为一体，不可分割。中医学历来重视情志调摄，正如《黄帝内经》所言"恬淡虚无，真气从之，精神内守，病安从来"，讲的就是养生应注重精神方面的保养。中华文化历来提倡仁义礼智信，鼓励人们友爱、仁慈、同情、助人、诚信的美德。这些美德不但有益他人，也使自己享有健康的身心。

因人而异 社会上每个人的秉赋、体质、情志、身体健康状态都不一样，并且受教育程度、经济状况、宗教信仰等也不相同，更重要的是对养生保健的认识和行动也参差不齐。因此养生保健的自觉性和养生方法也不能整齐划一，统一要求。特别是要根据自己的身体健康状况，阴阳偏颇，气血盛衰及所患病证的具体情况，因人制宜，制定有针对性的养生方法。最好能做到中医诊治所要求的，因时因地因人制宜。

持之以恒 中医养生并不是很复杂，但是须要知行合一，持之以恒。从当下开始，从小事做起，并且要养成良好的生活习惯，持之以恒才能收到良好的效果。如运动，应选择适合自身条件的运动项目，坚持锻炼。人体在健康时需要运动，生病时也需要适当的运动，通过运动促进气血循行、加强新陈代谢，进而达到强身健体、提高身体免疫功能的作用。

四、中医养生的方法

中医养生的方法很多，涉及各个方面，有气功、太极拳、五禽戏及各种功法；有针灸、按摩、拔火罐、刮痧等保健疗法；有瓜果蔬菜、鸡鸭鱼肉、食疗药膳等健康食品；还包括通过琴棋书画、怡养心神，游览山河、调摄情志等精神养生内容。

采用上述综合中医养生保健措施，通过长期有规律的锻炼，正确使用保健药物，适当进行药膳食养，以及坚持有益于养生的各项活动，每个人都可达到强身健体、精力充沛、延缓衰老、健康长寿的养生目标。

情志养生

情志即人的情绪、情感变化所产生的心理活动的统称。具体表现就是人们常讲的喜、怒、忧、思、悲、恐、惊七情活动。情志对人体的生理功能和病理反应有着极其重要的影响。中医认为，情志过极可影响气机升降，并影响到脏腑的功能。表现在气机升降失常是：怒则气上，喜则气缓，悲则气消，恐则气下，惊则气乱，思则气结；而表现在脏腑功能失调则是：怒伤肝，喜伤心，思伤脾，忧伤肺，恐伤肾。中医认为，百病皆由气所生，此言不虚。因此控制好自己的情绪对身心健康、和谐生活至关重要。

良好的情绪从根本上讲，是要修身养性：要有健康的人格素养和正确的认知行为，培养淡泊宁静、无过欲望的心态。养成严于律己，宽以待人；尊重他人，容人容事；善于与不同的人相处共事，不用自己的标准要求别人；不用别人的错误惩罚自己，善于从不良情绪中解脱出来的习惯。日常，人们很难避免情绪偏颇，要善于及时调节和疏导不良情绪。调节情绪和心理活动的方法很多，常用的方法有调和节制、倾诉疏泄、摆脱易景、转向移情等方法。

食疗养生

中医饮食养生也称为食养。中医认为，我们常用的食物也像中药一样有偏性，即所谓的食物性味。具体来说，食物有寒、热、温、凉、平不同的食性；还有酸、苦、甘、辛、咸不同的味道。如味甘而性平的稻米、小麦、山药、猪肉、蜂蜜等，味辛而性热的辣椒、生姜、桂皮、白酒等，味苦而性寒的苦瓜、莴苣菜等，味咸而性凉的海带、紫菜、鱼虾等。

食养是利用食物的性味，来调整人体气血阴阳的偏颇，以达到阴阳平衡、气血冲和的状态，起到养生保健的作用。其实很多食物本身也是药物，可称之为"食药同源"，如山药、薏仁米、茯苓、桂圆、龙眼、山楂、胡椒、生姜等，甚至白果、银耳、鲜人参等也是食药两用的佳品。

即使是食养，也要遵守饮食有节、谨和五味的原则：即饮食结构合理，不偏择食物；食量适当，不可过饥过饱。食物要讲究宜忌，因时、因人而选择适合自己身体状态的食物。夏天多摄取清淡而甘寒的食物，如冬瓜、芹菜、稻米、鱼类等；冬天可适当吃些辛热温补的食物，如牛羊肉、海虾、韭菜、黄米等。

中医膏方

中医膏方又名膏剂、膏滋，是中医传统剂型的一种。其制作工艺是：

在经过临床中医师辨证论治后，根据人体阴阳气血的平衡状态、脏腑功能失调情况而开出的处方。经过煎煮、浓缩、熬制成膏液，再加入阿胶、蜂蜜等药物，固定成膏，成为凝而不固的形态。这种剂型既适用于个体进行较长时间的调理，又方便携带。另外，也有适应较广泛人群的固定处方所制备的成方膏剂。这些膏剂可以达到滋润补益、强身健体、预防疾病的效果，近些年来颇受群众欢迎。

膏方一般适合有腰膝酸软、头晕耳鸣、心悸乏力、失眠健忘等不适症状的亚健康人群，以及慢性疾病稳定期需要康复的人群使用。但身体健康或内热炽盛、湿热蕴蓄者并不适合使用，糖尿病患者也不宜服用。

运动养生

一般运动大都会促进人体健康，中老年人适合做运动强度较低、运动节奏和频率均匀、可以持续进行，并且安全的有氧运动，如健走、慢跑、骑车、游泳、踢毽子、旅行等。但从传统养生保健的角度出发，养生运动主要指传统保健体育中的运动项目，如太极拳、八段锦、易筋经、健身气功等。这类项目具有悠久的历史，如华佗"五禽戏"、马王堆帛书记载的拳操等。这类项目和一般的体育运动有所不同，它们通常要发挥人自身的主观能动性，自觉积极锻练，并有意识地通过调整姿势、调节呼吸、意念入静等，来调控自己的生理功能、情绪活动，达到调养心身，防病保健的目的。它包含身心同炼、形神兼修的特点，因此比一般体育运动更具有优势，更适合慢病康复和身体虚弱者调理。

但是这类养生运动要由专业人员教授指导，并掌握好由浅入深、循序渐进，运动适度、持之以恒，因人因地因时制宜等原则。

节气养生

养生方法很多，但要遵循"和于阴阳，调于四时"这个大原则。所有养生方法都要适应人体阴阳气血的平衡状态，并与环境、地理、四时气候、寒暑变化相协调，才能达到天人合一的效果。具体讲，就是注意每个季节的气候特点，并采用与之相适应的养生方法。一年里春、夏、秋、冬四季更替，温、热、凉、寒天气迭代。这些变化与人体的生理活动和健康状态息息相关，应该遵循"春夏养阳，秋冬养阴"的宗旨，春夏要保护阳气以应生长之用；秋冬要顾守阴精以达藏秘之备。这样才能达到阴平阳秘，气血荣和，相生相长，精神乃至的目的。这是古人总结的养生智慧和有益经验，值得我们传承和发扬。

古人将四时分为了二十四个节气，每个节气的寒暑时令不同，气候变化更细备，而人体的生理活动也会随之发生相应的变化。采取与之相适应的养生方法更有利于人体逐渐调节自身状态，达到持续维护健康的目的。不同的节气采用不同的养生方法，适应性更明确，可操作性更强，群众更易接受，效果也更好。所以，近些年来节气养生受到了人们的欢迎和推崇。本书就是为了满足人们节气养生的需要，以节气为纵纲，以各种养生方法为横目，系统介绍了每个节气的气候特点、身体脏腑功能在不同节气里的变化，以及与之相适应的各种养生方法及其综合利用等内容，供广大读者学习参考。

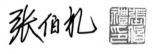

2019年5月

╲目录╱

立春 2月3-5日

雨水 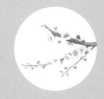 2月18-20日

惊蛰 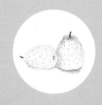 3月5-7日

春分 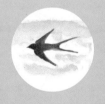 3月20-21日

清明  4月4-6日

谷雨 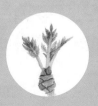 4月19-21日

春季篇

西江月

叶嘉莹

昨夜月轮又满，经时音信无凭。怪他青鸟误云程。日日心期难定。
已报故园春早，春衫次第将成。莫教风雨弄阴晴。珍重护花藩胜。

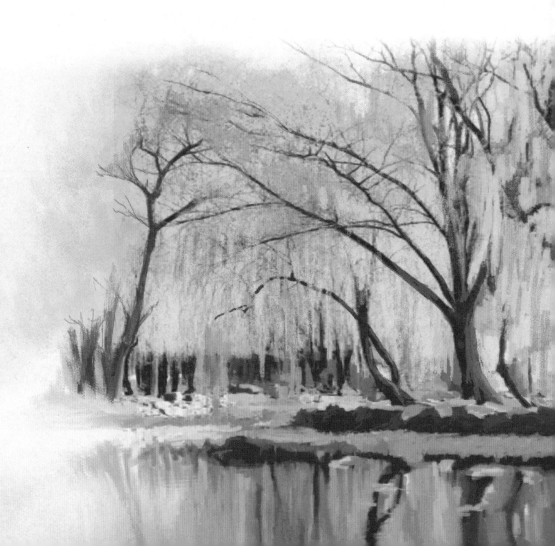

春为四季之首，一年之始，自然万物熬过了寒冬的桎梏，迎来了阳光明媚的春天，又呈现出一派生机盎然之象。《黄帝内经》中提到"春三月，此谓发陈，天地俱生，万物以荣"，意思是春回大地之际，冰雪消融，阳气升发，草木萌动，柳丝吐绿，桃花放红，万事万物都呈现出欣欣向荣的景象。

　　春季是冬季与夏季的过渡季节，全国大部分地区气温逐步攀升，但冷空气活动频繁，气温急升骤降，是一年中天气变化幅度最大的时期，常言道"春天孩儿面，一天变三变"。春季三个月中有立春、雨水、惊蛰、春分、清明、谷雨六个节气，有寒气消退、气候变暖、万物复苏萌发的特点。从节气意义上讲，春季始于立春，终于立夏。但从气候学来看，春天指候（5天为一候）平均气温10～22℃的时段。当平均气温上升到10℃时，在物相上即为冬季结束，春季开始。立春过后，白昼渐长，气温、日照、降水也趋于上升和增多，但冷空气依然活跃，气候乍暖还寒，多风干燥；雨水一到，气温回升，雨量渐增，草木萌动；进入惊蛰，全国大部分地区气温已经升到0℃以上，小麦返青拔节，油菜抽薹见花，进入春耕大忙时节；俗语有"春分者，阴阳相半也，故昼夜均而寒暑平"，意思是春分作为春季的中分点，日平均气温也已稳定通过10℃，正式进入气候学意义上所定义的春季；"赏花时节清明日"，是说清明时桃花初绽，杨柳泛青，凋零枯萎的景象随风而过，明朗清秀的景致再次呈现；谷雨是春季最后一个节气，预示着寒潮天气基本结束，气温将快速回升，降雨量明显增多，灌溉滋润新种的作物，正所谓"雨水生百谷"。

　　春暖花开，万物峥嵘，大自然呈现出一派欣欣向荣的景象，细菌、病毒等致病微生物也开始肆意作怪，如流感、感冒、咳嗽、溃疡、水痘等疾病潜伏于人体伺机而动，所以春季又称为"多病之季"。春季冷暖交替频繁，气温起伏较大，人体无法适应剧烈的天气变化，尤其是老年人和儿童自身抵抗力较弱，很容易感邪生病。因此，春季一定要注意留意温度变化，及时增减衣物。空气干燥并多大风是春季的另一特点，尤其是我国北方地区每逢3、4月份总会经受沙尘天气的洗礼，大气中的各种悬浮颗粒急剧增多，其中含有很多致敏物质，极易诱发过敏性皮炎、过敏性鼻炎、哮喘，以及荨麻疹等过敏性疾病。南方地区常常阴雨连绵，空气湿度较大，且冷暖交替出现，容易加重风湿性疾病的病情。同时，连日阴雨天气还会对人的心理情绪产生很大的影响。

春季是万物推陈出新的季节，养生保健要顺应春天阳气生发、万物始生的特点，注意保护阳气，着眼于一个"生"字。在生活起居方面，人们应该顺应自然界在春季生机勃勃之景，晚睡早起，免冠披发，松缓衣带，舒展形体，调达情志。俗话说"二月休把棉衣撤，三月还有梨花雪""吃了端午粽，再把棉衣送"。立春过后人体皮肤和肌肉的纹理开始变得疏松，抗寒能力有所减弱，但气候变化依然较大，天气乍暖乍寒，特别是北方地区，人们不宜立刻换下棉服，年老体弱者更要谨慎换装，切不可骤减衣物，应适当"春捂"。《千金要方》主张春时衣着宜"下厚上薄"，《老老恒言》有云："春冻半泮，下体宁过于暖，上体无妨略减，所以养阳之生气。"立春过后最短也要再捂10~15天。在饮食方面，人们要考虑春季阳气初生的特点，多进辛甘发散之品，少食酸收之味。春季物候干燥，要勤喝水，多吃一些应季的蔬菜、水果补充水分、维生素，比如草莓、桑椹、枇杷、樱桃、菠萝、芥菜、豆芽、莴笋、芹菜、春笋等益胃生津润肺的食物，增强人体免疫力。经过一个冬季的能量蓄积，春天气候转暖，要顺应"春生"之气，积极主动参加一些室外活动。但由于刚刚经历了寒冬的蛰伏，人体各个组织器官的功能都处于一个"低潮期"，肌肉大多比较松弛，关节、韧带还都比较僵硬，中枢神经系统的协调功能也相对较差，运动锻炼应以恢复人体各脏器的功能水平为目的，切不可盲目追求运动量，当以微微汗出为佳。运动方式宜以动作和缓的慢运动为主，比如散步、慢跑、爬山、放风筝等，多到户外踏青汲取"空气维生素"。此外，还应重视情志的条达舒畅，生活中遇到应激事件或不良情绪刺激时，要学会自我排解，适时宣泄倾诉，使情志"生"发出来。

《黄帝内经》讲："智者之养生也，必顺四时而适寒暑，和喜怒而安居处，节阴阳而调刚柔。"春季养生保健，当顺应"春生"之气，遵循"天人相应"之道，调和阴阳气血，将养精神，以饱满的姿态迎接新的一年。

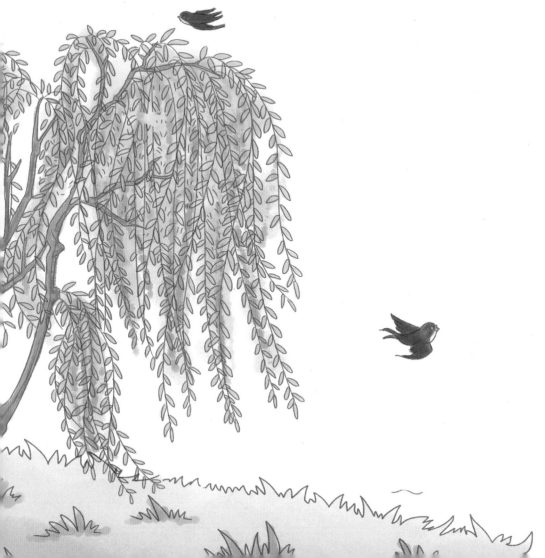

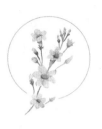

立春

东风吹水绿参差

淑气回春寒威减

　　立春是农历二十四节气之首，也是春、夏、秋、冬"四立"中第一"立"，是一元复始、万象更新的开端。立春通常发生在每年公历2月4日左右。《月令七十二候集解》中解释道："正月节。立，建始也，立夏秋冬同。"立春不仅是一个时间点，更是一个时间段，中国传统将立春的15天分为三候"一候东风解冻，二候蛰虫始振，三候鱼陟负冰"。准确形象地描述了立春时节，东风送暖，冰雪消融，草木萌动，万物苏醒的生机盎然之象。

　　立春时节气候的最大特点为乍暖还寒，气温总体呈现出缓慢攀升的趋势，日照、降雨开始趋于增多，但冷空气依然活跃，寒潮、大风、暴雪仍然是天气舞台的主角，全国大部分地区还会时常遭遇冷空气袭击，使气温明显降低，日平均温度约为$-2\sim8℃$，平均降水总量约29毫米，并未真正迎来阳光明媚、鸟语花香的春天。恰如词人辛弃疾笔下所述："春已归来，看美人头上，袅袅春幡。无端风雨，未肯收尽余寒。"从气候学角度来看，春天指候（5天为一候）平均气温10～22℃的时段。当平均气温上升到10℃时，在物相上即为冬季结束，春季开始。按照这个标准统计，我国黄河中下游地区的春季多开始于3月下旬到4月上旬，只有华南地区在立春时节展露春色。总体而言，立春过后全国各地气温呈现回升的态势，但天气还处在多变的阶段，应注意防寒保暖。

春季的气候特征是"以风气为主令"，《黄帝内经》说"风者，百病之始也"。风性开泄，容易侵袭体表使毛孔打开而进入人体，特别会攻击人体阳气聚集的部位，如背部、头部、上肢等，引起皮疹、皮肤瘙痒、关节疼痛等问题，所以春季依然应该注意保暖、防风，不要急于脱下厚重的冬装，也就是俗话说的"春捂"。

立春时节，正值冬春季节交替，冷暖空气交汇频繁，天气忽冷忽热反复无常，尤其是老年人和儿童身体免疫力和抵抗力低下，若不注意防寒保暖，稍有不慎便会受凉生病。俗话说"百草回生，百病易发"，立春过后，气候变暖，各种细菌、病毒等微生物也开始活跃起来，加上气候寒冷、干燥，人们的群体性活动增加，容易引起某些感染性疾病流行。中医讲"正气存内，邪不可干"，一定要加强体育锻炼，合理饮食，提高身体素质，增强抗病能力；同时，注意增减衣物，保持生活和工作环境通风，尽量少去或不去到人员密集、空气不流通的场所。

"冬去春来万物苏"，目之所及均是一派欣欣向荣的景象，人体的各个脏腑也同样处于生机勃发的状态，新陈代谢也随之旺盛，肝气应春，阳气上升容易导致肝火旺盛、肝气抑郁，出现情绪波动不稳，所以春季应注意节制情志，保持心情愉悦；此外，春暖乍寒骤然波动的气温变化，也会导致血压波动不稳，使高血压患者容易出现头晕、头痛等症状，切忌盲目减药、停药，尤其老年人的血管壁弹性下降、脆性增加，对血压的调节能力下降，更容易诱发老年人高血压、心绞痛、心肌梗死、中风等心脑血管疾病的发生。

古语有云"满则损，缺则盈"，经过了一个冬季的蛰伏，能量积累，春天来临之际，自然万物迸发出蓬勃的生机，一个四季的轮回又凑响了新的乐章。中医讲"顺四时而养天年"，立春时节的养生保健也应顺应其阳气生发、万物始生的节气特点，从"秋冬养阴"过渡到"春夏养阳"，注意顾护阳气。

《黄帝内经》有云："人以天地之气生，四时之法成。"养生保健须顺应节气时令特点，讲求"天人合一"。立春是一个新的开端，标志着春天的开始和冬天的结束，百草回芽，万物复苏。而养生保健的"一年之计"也在于春天，立春养生讲究一个"生"字，要顺应大自然的阳气升发之性，补充活力，养精蓄锐为新的一年做好准备。

中医讲"正气存内，邪不可干"，一定要加强体育锻炼，合理饮食，提高身体素质，增强抗病能力；同时，注意增减衣物，保持生活和工作环境通风，尽量少去或不去到人员密集、空气不流通的场所。

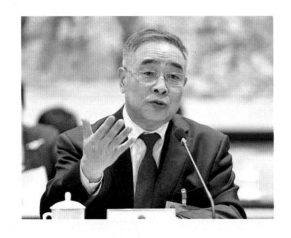

名医小传

张伯礼

中国工程院院士，中医内科专家，博士生导师，教授，主任医师，国医大师。张伯礼教授从事中医临床、教育、科研工作40余年，医术精湛、医德高尚、学风严谨、富于创新。在临床上主张诊病与辨证相结合，努力做到两个清楚。治疗上中医西医优势互补，精于配伍，善用对药。在病机上提出痰瘀互生，贵在权变，痰瘀并治，治浊宜早宜净。在中医药防治冠心病、中风、痴呆等重大疾病方面有丰富经验，临床疗效显著，深受广大患者爱戴。主持血管性痴呆（VD）系统研究，首次制定了血管性痴呆证类分型标准和按平台、波动、下滑三期证治方案；明确了中风病证候和先兆症动态演变规律，建立了中风病综合治疗方案；创立脑脊液药理学方法，揭示了中药对神经细胞保护的作用机制，获国家科技进步二等奖。主持开展了第一个中医药对心肌梗死二级预防的循证研究，建立了中医药循证评价系列方法和关键技术，促进了中医药临床研究质量的整体提升。连续承担了三项国家"973"项目，开展了方剂配伍规律的系统研究，创建了以组分配伍创制现代中药的新途径，并研制了一批现代中药。开拓了名优中成药二次开发领域，建立了系列关键技术，提升了中药产品质量和科技内涵，促进中药产业升级换代，荣获国家科技进步一等奖。主编中医药国家规划系列教材、世界中医药核心教材，主编《百年中医史》《中国中医药重大理论传承创新典藏》《中药现代化二十年》《中成药合理使用》等著作40余部。培养毕业博硕士300余名，获全国优博3篇，提名2篇。

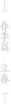

春季篇·立春

中国工程院院士、国医大师
天津中医药大学名誉校长　　　张伯礼谈立春养生

节气养生利健康　春季保健当有方

　　"一年之计在于春"，做好立春养生，可以为一年的健康打下基础。年届七旬的全国名中医张伯礼院士，可谓是中国中医药科学领域的大家和常青树，身兼中国中医科学院名誉院长和天津中医药大学校长等数职，还担任国家重大研发计划、重大新药专项技术副总师，如今仍然坚持每周出3个门诊，在临床一线为患者服务。张伯礼院士说："健康中国建设，人人有责，每个人都要做自己健康的第一责任人。养生保健是最积极的预防疾病的方法，而节气养生尤为重要。二十四节气所反映的物候特征与人的生命活动密切相关，节气养生能有效预防疾病，注重春季养生，对中老年人防御心脑血管疾病有重要的作用。"

　　立春，是二十四节气中的第一个节气。"立，建始也"，为"开始"之意，自秦代以来，中国就一直以立春作为春季的开始。从立春交节当日一直到立夏前这段期间，都被称为春天。立春揭开了春天的序幕，春意味着风和日暖，鸟语花香；春也意味着万物生长，农家播种，大自然中的垂柳芽苞"嫩如金色软如丝"，泥土中的小草跃跃而试，正等待着"春风吹又生"。随着立春的到来，人们明显地感觉到白天渐长，气温趋于上升，降水趋于增多。

　　古人将立春分为三候"东风解冻，蛰虫始振，鱼陟负冰"，从立春当天开始的五日，东风送暖，大地开始解冻；立春五日后，蛰居的虫类慢慢在洞中苏醒；再过五日，河里的冰开始融化，鱼到水面上游动，此时水面还有没完全融化的碎冰片，如同被鱼背负着一般浮在水面上。

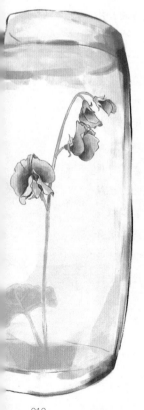

自古以来，立春就是一个重大节日，立春之日迎春已有三千多年的历史。立春时天子亲率三公九卿、诸侯大夫去东郊迎春，祈求丰收。回来之后，要赏赐群臣，布德令以施惠兆民。这种活动影响到庶民，使之成为后来世世代代的全民迎春活动。在我国，春季自古就有"春分立蛋"的习俗。在每年的春分那一天，世界各地都会有数以千万计的人在做"竖蛋"试验。这一被称为"中国习俗"的玩艺儿，何以成为"世界游戏"，目前尚难考证。不过其玩法确实简单易行且富有趣味：选择一个光滑匀称、刚生下四五天的新鲜鸡蛋，轻手轻脚地在桌子上把它竖起来。虽然失败者颇多，但成功者也不少。春分成了"竖蛋"游戏的最佳时光，故有"春分到，蛋儿俏"的说法。

谈及中医节气养生的话题，张伯礼院士如数家珍。他说："二十四节气是我国农历表示季节物候变迁的特定时令，是中华优秀传统文化的代表之一。中医讲"天人合一"，就是人和自然要和谐，要适应自然界的变化而调整作息，以维护健康。人体的五脏六腑等组织的功能活动会受到节气变化的影响，注重节气养生，可以调节人体气血阴阳平衡，使正气存内，邪不可干，也可预防疾病。"张伯礼院士特别强调媒体科普传播节气养生的重要性，让老百姓了解节气养生知识，知晓并实践和每个节气相关的养生理念，不仅有益于提高生活质量、预防疾病，也有益于提高市民健康素养，对中医药文化的传承也能起到积极作用。

张伯礼院士介绍，中国传统以节气中的"四立"为四季的起点，春季从立春开始，历经雨水、惊蛰、春分、清明、谷雨六个节气，止于立夏前一天。立春这一天"阳和起蛰，品物皆春"。立春后，万物复苏，生机勃勃，一年四季从此开始。此时，气候转暖，阳气生发，万物生长，使人肝阳上亢，易出现上火、口鼻干、嗓子发干等症状，有的甚至出现舌和口腔溃疡、眼睛发红等现象。人们冬令进补，厚衣被，少活动，加上室温高，导致人体内热郁积，春季阳气升腾，诱发内热郁发，进而引发上述症状。

张伯礼院士说："春天养生防病很重要，要少食羊肉、海鲜等发性及高热量的油腻食物，多吃清淡的绿叶蔬菜、新鲜水果，适量食鱼肉、鸭肉等，通过饮食清理内热，同时适当多饮水。"有的老年人常感口干，喝了很多水还不解渴，并不是体内缺水，而是口腔唾液腺退化萎缩的缘故，此时可用口含水，徐徐咽下，或把萝卜、梨、藕切成片，含在嘴里，达到滋阴清热的作用。春天属木入肝，肝喜酸，肝气阳发，所以要少吃酸多的东西，酸助肝，会使肝气更旺。通过辛甘之味益肺健脾，可以抑制肝气过于升发，多吃益肺气的食物，如银耳、萝卜、荸荠、柑类食品，养阴清肺润肺。

张伯礼院士强调，立春后要适当增加运动，包括太极、爬山、游泳和散步，伸动肢体的活动要多做，有益于气机疏泄。人们易有春困的感觉，出现情绪不稳定，也就是春躁，这时多吃些绿叶蔬菜，多喝花茶，疏肝解郁，早睡早起，对振作精神有好处。张伯礼院士还提醒，春暖乍寒，血压易波动，容易诱发心绞痛、中风等病症，不应盲目停药或减药。

张伯礼院士认为，中医养生是中国劳动人民与历代医家在漫长的历史岁月中经过反复探索、实践逐步形成的，具有很强的科学性和较系统的理论体系；是在中医理论指导下，具有中医特色的、研究人体生命规律，阐述增强体质、预防疾病，以达到延年益寿的理论和方法的学科；也是一门管理的学问，是衣食住行和精神情绪的综合管理；是以中医理论为指导，通过自我修养，适当安排饮食、起居、活动，并且

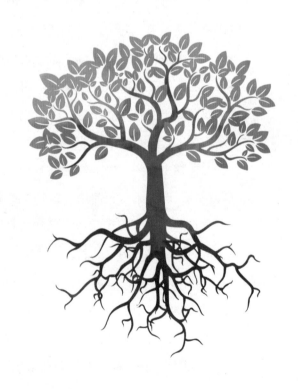

辅以必要的药物来达到预防和控制疾病、延缓衰老、获得健康长寿为目的的自我保健。

中医养生的原则是：道法自然，平衡阴阳、精神内守、饮食调理、和调脏腑、通调气血、强身健体、动静结合。中医养生的途径是：顺四时而适寒暑、和喜怒而安居处、节饮食而慎起居、坚五脏而通经络、避虚邪而安正气。中医养生的方法是：清静养神，形与神俱。在日常生活中要起居有常，劳逸适度，生活规律、服装顺时适体、排便保健。还要坚持"九常"：常梳发、常搓面、常揉鼻、常伸肢、常运目、常叩齿、常旋腹、常弹耳、常提肛。在饮食方面，人们要合理膳食、饮食有节、因人择食、因时择食。要按照世界卫生组织提出的健康生活方式的四条原则，即合理膳食、适量运动、戒烟限酒、心理平衡，安排好自己的生活，提高生活质量，延长健康生存时间。

张伯礼院士认为，健康生活方式是文明的标志，也是国民素质的反映。养生不需要多少金钱，也不需要讲究环境和条件，只需要树立关爱身体的理念和掌握养生的方法。疾病患者、健康的中老年人，甚至健壮的青年人，都应学习这些知识并应用到自己的保健过程中去，不花钱，收益却最大。

最后，张伯礼院士将一首《养生行》的诗作，献给读者：

养生保健治未病，顺应节气天人承。
理念先进要实践，融入日常生活中。
衣食住行无模式，油盐酒茶有限行。
早睡少餐七情和，贵在自觉健康风。

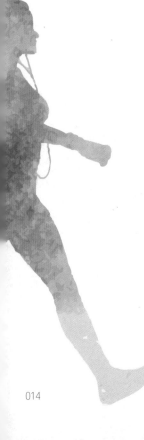

起居养生

《黄帝内经》中讲道："春三月，此谓发陈，天地俱生，万物以荣，夜卧早起，广步于庭，被发缓形，以使志生，生而勿杀，予而勿夺，赏而勿罚，此春气之应，养生之道也。"在起居方面，人们应当做到晚睡早起，在明媚的晨光沐浴中醒来，舒展形体，吐故纳新，振奋阳气，以应"春生"之气。在穿着方面，初春时节人体皮肤和肌肉的纹理开始变得疏松，抵御寒邪的能力有所下降，气温虽然开始转暖，但温度仍然不会迅速回升，天气乍暖乍寒，气温变化幅度较大，寒邪很容易趁虚而入引发呼吸系统疾病，这时不要过早脱掉厚重的棉衣，适当"春捂"，着装当"下厚上薄"顾护阳气，顺应春季阳气生发畅达的特点。

运动养生

春回大地，万物复苏，人体的新陈代谢也从"冬眠"中苏醒过来。中医讲"人卧血归于肝，人动血运于诸经"，就是说人们应适当增加体育锻炼，促进身体血液循环，活动全身各肌肉关节，如进行太极、体操、爬山、游泳和散步等活动，尤其是伸展类运动，更有益于气机疏泄，激发肝脏功能。但锻炼时间不宜过早，二月清晨的气温偏低，还有冷风，容易引发关节疼痛，可等到太阳出来，气温回升后再出来运动。运动强度以微汗为佳，不宜追求大汗淋漓的快感，有悖于"春夏养阳"的宗旨。

情志养生

由于春天气温、气压多变容易使人有"春困"的感觉，出现情绪不稳定，也就是"春躁"，这时多吃些绿叶蔬菜，多喝花茶，有助于疏肝解郁；多与朋友交流沟通，调整心态；多亲近自然，到户外呼吸新鲜空气，吐故纳新。

饮食养生

立春时节，气候转暖，阳气生发，容易使人肝阳上亢，出现上火、口鼻干、嗓子发干等症状，有的甚至出现舌和口腔溃疡，眼睛发红等现象。由于冬令进补，厚衣被，少活动，加上室温高，春节期间饮食过多肥甘厚味，人体容易形成内热郁积。春季阳气升腾，会诱发内热郁发，进而引发上述症状。老话讲"不时不食"，吃东西应该按照时令、季节。立春时节讲究"咬春"，试春盘、吃春饼，凡是性属辛甘升发之品，皆可拿来一咬应个景，如豆芽、芥菜、春笋、菠菜、水萝卜、芹菜等。立春之后少食辛辣，要减少羊肉、海鲜、烧烤、油炸等发性及高热量油腻食物的摄入，以防生成内热，损伤阳气；要多吃一些新鲜的蔬菜、水果，多喝水，适量食用鱼肉、鸭肉等性味偏凉之品，帮助人体清理内热；少食酸味之品，适当增加辛甘之品以补脾益肺，避免肝气过旺而损伤脾胃，多吃银耳、萝卜、荸荠、柑类食品，养阴清肺润肺。有的老年人常常感到口舌干燥，喝了大量的水仍不解渴，甚至越喝越渴，此时并不是人体缺水了，而是口腔唾液腺退化萎缩造成的，可以通过口中含水，徐徐咽下，或者把萝卜、梨、藕等生津润燥之品切成片含于口中，达到滋阴清热的作用。

生姜汁花生菠菜

功效：平肝健脾和胃。

原料：菠菜80克，生姜15克，花生50g，胡萝卜60克，黑芝麻10克，食盐3克，香油5克。

制法：菠菜洗净切段，胡萝卜洗净切丝，生姜洗净捣姜汁。菠菜、胡萝卜以沸水略焯，晾凉后，加入黑芝麻、姜汁、食盐、香油，拌匀即可。

用法：佐餐食用。

鲜笋拌芹菜

功效：清热平肝，祛风利水。

原料：竹笋100克，芹菜100克，花生油15克，食盐3克。

制法：竹笋煮熟切片，芹菜洗净切段，开水焯熟，控水后与竹笋混合，加入熟花生油、食盐拌匀即可。

用法：佐餐食用。

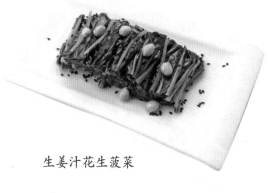

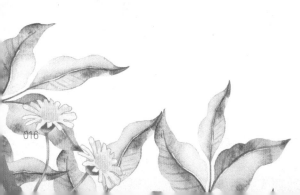

生姜汁花生菠菜

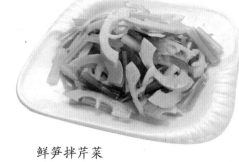

鲜笋拌芹菜

人们在立春这天吃春饼和春卷庆祝，称之为"咬春"。在新的一年耕种开始之前，有个迎春的仪式，叫"鞭春牛"。相传古时少昊氏之子句芒，在立春日率领百姓翻土犁田，开始春耕播种，可是老牛却躲在牛栏内睡觉，不听指挥。情急之下，句芒想了个办法：用泥土塑成一头牛，叫人们用鞭子一起抽打这头土牛。鞭打声呼呼作响，惊醒了老牛，吓得它赶忙爬起来，老老实实地去田里干活了。从此以后，"鞭春牛"就成了立春日的仪式。

- 立春一日，水暖三分。
- 腊月立春春水早，正月立春春水迟。
- 立春东风回暖早，立春西风回暖迟。
- 早春晚播田。
- 立春到，农人跳。
- 立春阳气生，草木发新根。

立春

（唐）曹松

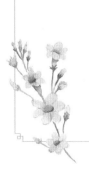

春日一杯酒，便吟春日诗。
木梢寒未觉，地脉暖先知。
鸟噪星沉后，山分雪薄时。
宁无剪花手，赠与最芳枝。

立春日

（南宋）陆游

江花江水每年同，春日春盘放手空。

天地无私生万物，山林有处著衰翁。

牛趋死地身无罪，梅发京华信不通。

数片飞飞犹腊雪，村邻相唤贺年丰。

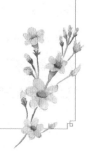

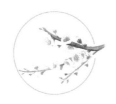

雨水

雨水润物细无声
春捂涵阳防疫病

　　雨水是二十四节气中的第二个节气，也是春季的第二个节气，在每年的2月18日或19日到来，此时太阳黄经达330°。因气温回升、冰雪融化、降水增多而取名为雨水。它和谷雨、小雪、大雪一样，都是反映降水现象的节气。《月令七十二候集解》中说："正月中，天一生水。春始属木，然生木者必水也，故立春后继之雨水。且东风既解冻，则散而为雨矣。"意思是说，雨水节气前后，万物开始萌动，春天就要到了。

　　雨水不仅表征降雨开始及雨量增多，同时表示气温升高。"雨水"过后，中国大部分地区气温回升到0℃以上，黄淮平原日平均气温已达3℃左右，江南平均气温在5℃上下，华南气温在10℃以上，而华北地区平均气温仍在0℃以下。在雨水节气的15天里，我们从"七九"的第六天走到"九九"的第二天，"七九河开八九燕来，九九加一九耕牛遍地走"，这意味着除了西北、东北、西南高原的大部分地区仍处在寒冬之中外，其他许多地区正在进行或已经完成了由冬转春的过渡，在春风雨水的催促下，广大农村开始呈现出一派春耕的繁忙景象。总之，雨水后，人们会明显感到春回大地、春暖花开的变化，沁人的气息激励着身心。然而在华北地区，如天津等城市，雨水时节的冷空气活动仍很频繁，温差变化大，天气变化多端，防寒保暖仍是重要的保健规律。

雨水节气前因冬天比较寒冷，很多人皮裘厚棉，围炉向火，热饮温食，辛辣冒汗致体内郁火或痰热蓄积。进入春季后，郁热外散，加之春风送暖，致病菌、邪毒易随风传播，如流行性感冒、流行性脑膜炎、腮腺炎、白喉、麻疹、百日咳、肺炎、肺结核、猩红热等呼吸系统传染病易暴发流行。另外某些疾病，如中风、心绞痛等心脑血管病，或溃疡病、腰腿痛、精神病等的病情也会因气候的变化而恶化或加重。早春肝木升发，肝藏血主疏泄，人体血液循环系统的活动在这个时期也开始旺盛起来，容易发生高血压、痔疮出血、女性月经失调等疾病，此情况也应当引起人们的高度重视。雨水时节，气温时冷时热，气压也时高时低，很不稳定。有的老年人由于患有冠心病，经不住气候的骤然变化而易突发心肌梗死。医学研究认为"倒春寒"的冷空气刺激心脏容易使心肌耗氧指数增加、心脏负荷增大，是促发心绞痛的罪魁祸首，所以建议广大患者在天气未完全转暖前，切不要盲目轻易停药和减药。

此外，由于雨水时节气候多变，阴雨天居多，风、寒、湿三邪俱全，人们常把这个季节称为"风湿季节"，关节组织往往随气候改变而收缩和松弛，容易造成关节疼痛。所以，关节炎患者，特别是曾经骨折或有外伤史的患者更应注意保暖，适当按摩患部，加强局部血流畅通，如膝痛可指压膝眼穴，对缓解关节痛有很好的效果。

总之，雨水节气冷空气活动仍很频繁，温差变化大，天气变化多端，防寒保暖仍是重要的保健规律，正所谓"雨水润物细无声，春捂涵阳防疫病"。

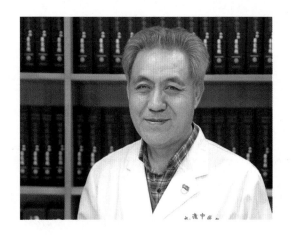

名医小传

陈宝贵

1949年出生于天津。天津市武清区中医医院名誉院长，主任医师，天津中医药大学教授、博士生导师。1965年从事中医药工作，1978年毕业于北京中医学院（现北京中医药大学），1983年就读于中国中医研究院研究生班。全国名中医，全国老中医药专家学术经验继承工作指导老师，享受国务院政府特殊津贴专家，天津市首届名中医。获全国先进工作者、全国五一劳动奖章、天津市优秀共产党员、天津市最具影响力劳动模范、天津市十佳医务工作者等荣誉。

陈宝贵临证已逾50载，学验俱富，作为张锡纯中西汇通流派的传承人，提倡"中西医汇通"思想，强调中西并进。他努力从两种医学理论上寻找结合点，立足中西医学，又借助现代先进的医疗设备及技术，探索走"中西医汇通"之路。他在教学、科研及临床中，常指导弟子及学生在各自学科积极探索，以求突破创新。在老年脑病和脾胃病的治疗方面，创立"脑病从神论治"的思想体系，提出"重建脾胃生理功能"的学术思想，创"治胃九法"，解决脾胃病反复发作等问题。临证强调整体思想，融诸法于一炉。其治病灵活多变，并结合自己临证经验与体会，创"中医临证思辨方法"用以指导临床。具体包括"以证统病、辨证论治；以病统证、分型论治；以方统证（病）、谨守病机；中西合参、优化方案；组方用药、配伍精到；熟知药性、结合现代；先全后专、融会贯通"七个层次。这其中既有中医传统诊病方法，又结合西医诊断及现代研究，可谓是中西合璧，相得益彰。

雨水养生　加强腿脚保暖

雨水时节，北方冷空气活动仍很频繁，虽然已不像寒冬腊月那样寒冷，但由于人体皮肤和肌肉的纹理已变得相对疏松，对风寒之邪的抵抗力会有所减弱，因而易感邪而致病。

首届全国名中医、武清区中医医院名誉院长陈宝贵教授指出："人和自然的季节气候变化是统一的，人体的免疫功能随季节气候变化而调整。一但人体调节功能跟不上季节气候的变化，或气候变化无常造成人体不能适应，就会导致疾病。这就是中医所说的'至而不至，不至而至'，使人致病的道理。"

陈宝贵教授说，"春捂"是古人根据春季气候变化特点而提出的穿衣方面的养生原则。那么，"春捂"到底要捂哪里？在初春乍暖还寒的时节，要将保暖的重心放在下身。腿脚的保暖工作做好了，才能防止春季疾病的入侵。与其上身穿厚厚的大衣、羽绒服，下身的衣裤鞋袜却过于单薄，不如加强腿和脚的保暖，遵循"下厚上薄"的穿衣原则。尤其是老年人更不能把下身衣服减得太多。

春季多风，运动后容易出汗，春风一吹容易受风，出现头痛感冒的症状，老年人出门时要记得戴一顶帽子，尤其是患有心脑血管、呼吸系统、消化道系统等慢性病的人群，更要注意头部保暖。中医经典讲"头为诸阳之会"，戴帽子正是春季顾护阳气养生原则的具体实践。

在雨水时节，年老体弱者没有充足的阳气驱寒于外，若使用冷水洗脸、洗手，寒湿很容易侵入关节引起酸痛，寒湿若滞留在头部则容易引起头痛等症状。所以，陈宝贵教授特别提醒，老年人春季洗漱、洗碗、洗衣时，尽量用温水，以避免疾病的发生。另外，在春季，湿冷犹存，洗头后应该及时用吹风机吹干。否则，水湿留于发际再变凉，很容易使湿寒聚于头，由表及里深入颅内，导致头痛。

除此之外，陈宝贵教授指出，自雨水季节开始，我们就需要从"冬藏"的养生方式中解放出来，让"窝"了一冬的身体活动起来。《黄帝内经》中讲道："春三月，此谓发陈，天地俱生，万物以荣，夜卧早起，广步于庭，被发缓形，以使志生，生而勿杀，予而勿夺，赏而勿罚，此春气之应，养生之道也。"

陈宝贵教授作为张锡纯中西汇通流派的传承人、中医脾胃病名家，对于脾胃病有独到的见解。他指出，脾胃之要，在于升降。具体而言，脾主健运，其性升清，为阴脏，喜燥恶湿，病多从寒化；胃主受纳腐熟，其性主降，为阳腑，喜润恶燥，病多从热化。脾胃受病，升降失司，寒热失调，运纳失职，则见湿邪困阻，湿热蕴结，

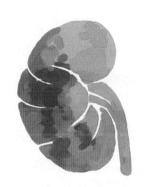

痰食交结。临床上可见胃脘胀痛、痞满嘈杂、泛酸、乏力、纳少、泄泻、出血及中气下陷等症。治疗目的在于使脾胃阴阳相合，升降相因，润燥相济。陈宝贵教授还依据吴鞠通"治中焦如衡，非平不安"的观点，认为须用药物偏性纠正患者虚、实、寒、热之偏性，治疗脾胃倡导使用轻灵之剂，以使脾胃达到平衡状态。又指出，每位患者的具体情况虽有不同，但是升降同调、气血同治、消补兼施、润燥兼顾、动静结合、寒热并用等都是应该遵循的组方原则。另外，对于脾胃病的用药也十分讲究，总结如下：

升降同调　如中虚气陷与气滞气逆并见，症见嗳气呕恶、少腹胀坠、大便溏泄，甚则脱肛等症。常用升麻配沉香、柴胡配枳壳、半夏配藿香、荷叶配茯苓、菖蒲配厚朴等升降同调之药。

气血同治　叶天士在《临证指南医案·胃脘痛》中指出："初病在气，久病入络。"陈宝贵教授治胃病在气分者常加一两味血分药物，如丹参、川芎、桃仁、赤芍、红花等。各种胃黏膜炎症（简称"胃炎"）时常出现胃黏

膜充血、水肿或伴糜烂出血的症状，导致胃壁组织缺氧，进而出现营养障碍。中医学认为"气主煦之，血主濡之"，气药少佐血药，有利于改善胃壁供血状况，促进胃病康复。

消补并用 润燥相宜，动静结合。陈宝贵教授指出临证要把握：补脾不滞气，如黄芪配陈皮、白术配枳壳；养胃不助湿，如胃燥脾湿并现，则用石斛配藿香、麦冬配半夏、花粉配苡仁、芦根配荷叶等。同时，在运用辛温香燥药物时，要掌握疏肝不忘安胃、理气慎防伤阴的原则。

寒热并用 脾阴胃阳，两者同病常寒热互见。陈宝贵教授对于脾胃寒热错杂证，常寒温药并用，如黄连配半夏、黄连配吴茱萸、木香配黄连等。对于虚寒相兼、实多虚少证，宜用扁豆、山药、太子参等平补之品。实证用消法，也要权衡轻重缓急，体现了其用药轻灵、顾护脾胃的特点。

选药讲究 陈宝贵教授临证用药十分讲究，如和胃药常用白芍、荷叶、陈皮等；益胃药常选石斛、玉竹、沙参等；养胃药常用麦门冬、佛手、藿香等；清胃药常用青皮、丹皮、黄连等；温胃药常用桂枝、吴茱萸、细辛等；健胃药常用白术、茯苓、山药、苍术等；开胃药常用砂仁、厚朴、草豆蔻等。这些用药体现了其注重脾胃生理病理的同时，还非常重视脾胃调和的特点。

陈宝贵教授介绍到，食物和药物可以按照"四气"的属性划分，即寒、热、温、凉。在日常食疗养生中应参考药食四气的属性加以选择。四气中，寒凉食材可以清热解毒、凉血滋阴；平性食材适用于各种体质，缓和体质偏性；温性食材可以补益卫气。五味中，酸味具有收敛固涩的作用，用以固表；苦味具有清泄的作用，用以清营凉血、清热解毒；甘味具有滋补和中益气的作用，用以健脾益气，调养后天；辛味具有发表、散风、行气的作用，用以祛风透疹。归经中，肝经意在养血祛风；脾经意在健脾益气；肺经意在益卫固表；肾经意在培补先天、滋养元气。

起居养生

"雨水有雨百日阴"，雨水时节尚属早春，此时天气乍暖还寒，气温尚低，且昼夜温差变化大，湿度增加。气温虽然不像寒冬腊月时那么低，但由于天气转暖，人体的毛孔开始打开，对风寒之邪的抵抗力有所降低，故人们不应急于脱去冬衣，要注意防寒保暖。头发稀疏者也不宜过早摘掉帽子和围巾，以避免遭受风寒，出现头痛、感冒伤风。

运动养生

春三月应早睡早起，披散头发，在庭院中缓缓散步，活动肢体，使意志升发、心情畅达，以适应春季升发疏达、向上向外宣散的特点。散步、踏青等都是适合老年人参与的活动，可以达到疏通气血、调节经络、舒畅情绪的作用，但是大家要注意劳逸结合，运动量不宜过大。

饮食养生

每年的元宵佳节正值雨水节气前后，各家各户都会吃元宵，寓意团团圆圆和圆圆满满。但元宵的外皮以糯米粉为食材，淀粉含量较多，黏性高，不易消化，老人、小孩和胃有宿疾的人要尽量少食，以免造成消化不良，引起胃肠不适。中医认为，春季与五脏中的肝脏相对应，人在春季肝气容易过旺，肝木旺则克脾土，对脾胃产生不良影响，妨碍食物正常的消化吸收。因此，雨水节气，在饮食方面，人们应注意补脾。那怎么来补脾呢?《千金月令》中说："正月宜食粥。"粥被古人誉为"天下第一补人之物"。粥以米为主，以水为辅，水米交融，不仅香甜可口，便于消化吸收，而且能补脾养胃、去浊生清。唐代孙思邈的《备急千金要方》中也记载，春时宜食粥，有三方：一曰地黄粥，以补虚。二曰防风粥，以去四肢风。三曰紫苏粥，以去外感之风。除以上三款粥以外，还可常食扁豆红枣粥、山药粥、栗子桂圆粥等。另外，雨水时天气逐渐转暖，早晚温差较大，风邪渐增，风多物燥，人体易出现皮肤脱皮、口舌干燥、嘴唇干裂等现象，故此时应多吃新鲜蔬菜、水果以补充水分。

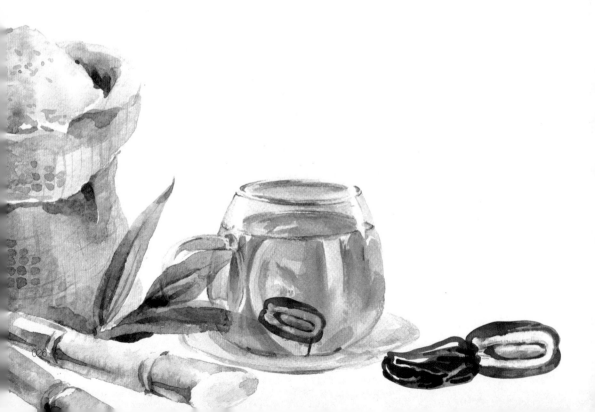

功效：滋补肝肾，息风润燥。

原料：鲈鱼1条，天麻片40克，川芎5克，枸杞20克，豆腐200克，油菜180克，黄酒30克，白胡椒1克，大葱、生姜各20克，花生油40克，高汤1000毫升，食盐4克。

制法：（1）将天麻、川芎用淘米水清洗后放入干净的淘米水中，上屉蒸透。

（2）将鲈鱼去鳞及内脏，分段片成双飞刀口后用清水洗净，控水待用。

（3）将油菜心洗净，用开水焯一下过凉待用。

（4）将豆腐切成骨牌块，用淡食盐开水煮一遍，过凉捞出待用。

（5）锅置火上烧热，放入烹调油、大葱、生姜、鲈鱼，用温火煎制，放入黄酒、高汤、白胡椒粉，用武火煮开，转为文火，将鲈鱼进行微炖"养熟"。

（6）另用锅置火上，取一部分鱼汤，放入蒸好的天麻、川芎，以及泡好的枸杞、豆腐煮5分钟。

（7）取鱼盘一个，将煮过的豆腐放底层，从锅内捞出"养熟"的鲈鱼放在上面，两面码上油菜，再将

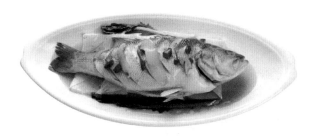

天麻福禄鲈鱼

天麻、川芎、枸杞码在鱼身上，最后将锅内鱼汤煮开，放入食盐，调好口味，浇鱼盘里即可。

用法：佐餐食用。

扁豆粥

功效：健脾化湿。

原料：白扁豆15克，粳米100克。

制法：将粳米、白扁豆洗净，加入适量清水，文火煮粥即可。

用法：每日1次。

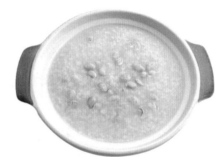

扁豆粥

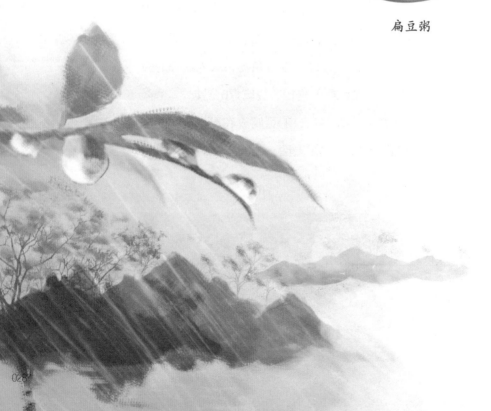

农历元宵节往往和雨水节气时间相近，白天人们舞龙舞狮踩高跷，晚上观灯赏月猜灯谜，全家团圆吃元宵。元宵节期间，北方大部分地区都有"散百病"的习俗，时间多定于正月十六。这个习俗最早仅限于妇女的活动，给长年累月不敢站立于人前的妇女们一次见世面的机会，时间还仅限于晚上。《清嘉录》说："元夕，妇女相率宵行，以却疾病，必历三桥而止，谓之走三桥。"这里所说的"疾病"，主要是指妇女的杂病和不孕症。后来，"散百病"的对象逐渐扩展到男女老幼，"散"的时间也移到了正月十六的白天，以下午居多。

- 雨水有雨，一年多水。
- 雨水落于三大碗，大河小河都要满。
- 雨打雨水节，二月落不歇。
- 雨水东风起，伏天必有雨。
- 雨水有雨庄稼好，大麦小麦粒粒饱。
- 雨水有雨庄稼好，大麦小麦一片宝。

春夜喜雨

（唐）杜甫

好雨知时节，当春乃发生。
随风潜入夜，润物细无声。
野径云俱黑，江船火独明。
晓看红湿处，花重锦官城。

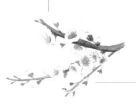

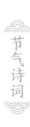

春日田园杂兴（其二）

（南宋）范成大

土膏欲动雨频催，万草千花一饷开。

舍后荒畦犹绿秀，邻家鞭笋过墙来。

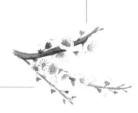

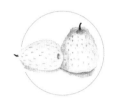

惊蛰

春雷惊蛰万物苏
倒寒风起百病出

　　惊蛰是二十四节气中的第三个节气，也是春季的第三个节气，一般在每年的3月5日或6日到来，标志着仲春时节的开始。《月令七十二候集解》说："二月节，万物出乎震，震为雷，故曰惊蛰，是蛰虫惊出走矣。"古人将惊蛰分为三候："一候桃始华；二候仓庚（黄鹂）鸣；三候鹰化为鸠。"是说惊蛰时节，桃花红、李花白、黄莺鸣叫、燕飞来的自然现象。

　　3月份全国日平均气温在3～13℃，但由于我国国土广阔，南北温差较大，东北、西北地区尚有冬日景象，气温多在0℃以下，其他大部分地区气温已经升到0℃以上，华北地区的日平均气温在3～6℃，江南地区气温为8℃以上，而华南和西南等地气温已经达到10～15℃，早已是春日融融、春暖花开的景象。现代气象科学表明，惊蛰前后，大地湿度渐高，促使近地面热气上升，与北方冷空气交汇后形成降雨。所以从惊蛰开始，我国的降水量逐渐增多，3月份全国平均降水量29.5毫米，各地逐渐开始春耕。惊蛰节气正处于乍暖还寒的时候，北方的冷空气仍较强，谚语有"冷惊蛰，暖春分"之说。同时，惊蛰节气的风也可用来预测后期天气，如"惊蛰刮北风，从头另过冬""惊蛰吹南风，秧苗迟下种"。

　　惊蛰节气虽已进入春季，但是早晚温差较大，冷暖变化无常，部分北方地区也到了停暖气的时候，老年人太早减衣很容易导致血压波动，引发心脑血管疾病，所以不宜过早脱去御寒衣物，应该适当"春捂"，预防心脑血管疾病的发生。同时，惊蛰之后天气逐渐变暖，春风渐起，蛰伏中的万物被春雷惊醒，民间有打小人和吃炒豆的习俗，有驱走污蔑不堪之物（小人、蛇鼠虫蚁等）的寓意。在平时生活中各种致病微生物（如细菌、病毒等）也开始繁殖，各种传染病也开始流行，以呼吸系统疾病和消化系统疾病多见。呼吸系统疾病中常见的流行性感冒和上呼吸道感染，如治疗不当或者休息不足易进一步转变成肺炎，甚至引发心肌炎等严重并发症，危及生命。所以应当少去人口密集处，室内适当通风透气，减少与致病微生物接触的机会，早晚可用淡盐水漱口、洗鼻子，提高自身对致病微生物的抵抗力。春季的消化系统疾病多因饮食不洁或多食生冷引起，易出现腹痛、腹泻等消化道症状，所以应注意饮食卫生，包括食物卫生和自身卫生，不要吃生冷食物，减少消化道疾病的发生。

　　春季多风指的是外感风邪，外风易引动内风，春季属肝，在人体与"筋"相应，风邪容易引起筋脉肌腠出现异常，导致风湿类疾病发作。西医学表明，风湿病的病原体如链球菌在春季处于高度活跃的状态，且春季乍暖还寒，人体不太适应，也容易诱发风湿病或使风湿病加重。这时候需要防寒保暖，防湿防潮，清淡饮食，适当锻炼，预防风湿病的发作。

　　总而言之，春季是万物欣欣向荣的时节，我们应该保持良好的心态，舒展阳气，避风避寒，调整好身体的状态，迈向充满活力的明天。

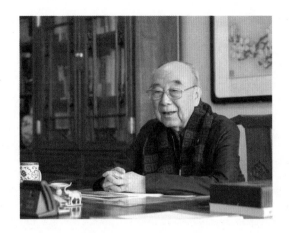

名医小传

吴咸中

　　中西结合，开路先锋；天津咸中，探骊得珠。他率先将"通里攻下"之法应用于现代外科临床，开创了中西医结合治疗急腹症的先河，在急性重症胰腺炎、急性重症胆管炎等国际公认的外科危重症治疗上取得了重大突破；他首先提出在传统"理、法、方、药"中要以"法"为枢要，上溯求"理"，下达寻"方"，为建立中西医结合理论体系找到立足点；他探索用西医学方法研究"急腹症治疗八法"的代表方剂、药组及单味药物，促进了中西医药学在理论上的结合与提高；他就是我国中西医结合事业的奠基人——吴咸中院士。他先后获得国家科技进步二等奖、天津市科技进步一等奖、天津市重大科技成就奖等重大奖项。《中西医结合治疗急腹症》《新急腹症学》《腹部外科实践》《急腹症方药诠释》《证与治则的研究》《承气类方的现代研究与应用》等为其代表性著作。

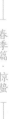

吴咸中院士谈惊蛰养生

正气坦荡　邪不可干

惊蛰时节，气温回升，雨水增多，是春暖花开的季节。有诗云"平地一声春雷响，惊得万物醒梦乡"，在寒冷冬季蛰伏已久的动物、昆虫纷纷被惊蛰的春雷叫醒。但真正使冬眠动物苏醒出土的，并不是隆隆的雷声，而是气温回升到一定程度时土地中的温度。

时年93岁高龄的中国工程院院士，首届国医大师，我国中西医结合事业的开拓者吴咸中院士，精神矍铄、身体硬朗、思路清晰，至今仍坚持每周在南开医院出诊，定期参加外科大查房，参加疑难及危重病历讨论与指导，关心医院建设、学科建设和中青年医生的培养。他把这归功于多年坚持的中医养生习惯。他认为，中医养生学的指导思想是注意养神、调节七情，保护脾胃、饮食有节，重视运动、勿使过度。

惊蛰温暖的气候条件利于微生物（包括可以引起疾病的细菌、病毒）的滋生，流行性感冒、流行性脑脊髓膜炎、流行性出血热、急性胃肠炎、水痘、麻疹、手足口病、结膜炎等传染病也活跃起来。《黄帝内经》中讲道："正气存内，邪不可干""邪之所凑，其气必虚"。所以，预防春季传染病，大家要增强体质，维护好身体的正气，以抵御病菌或病毒的侵袭。

吴咸中院士建议市民，春天早上不要赖床，日出而作，有利于体内阳气升发。家庭卫生要常打理，在户外空气质量良好时，经常打开门窗通风，以改善室内空气质量。可定期在房间内采取熏醋的方法进行消毒。不到人口密集、人员混杂、空气污染的场所去，不去凑热闹，以远离传染源。外出归来一定要洗手，不要只是简单地用自来水冲一冲，而需要用肥皂、洗手液认真清洗，平时还应尽量避免用手接触眼睛、口、鼻。打喷嚏、咳嗽和清洁鼻子时，应用卫生纸掩盖，毛巾等个人卫生用品切勿混用，外出时注意戴口罩。

食饮有节，清淡为宜。吴咸中院士说，家庭一日三餐，坚持多吃粗粮，少食荤腥厚味。即使节日聚餐或公务宴会，也都点到为止。饮食不宜辛辣、油腻。戒烟、限酒，多饮水。新鲜时令蔬菜，如香椿、蒲公英、油菜、芹菜、菠菜也将陆续上市，可根据个人喜好，选择品尝。剩饭要充分加热，不吃变质、不清洁的食物，不生吃海鲜和肉类，不喝生水，瓜果蔬菜要洗净。

由于春季传染病初期会出现发热、咳嗽、流涕、食欲不振、恶心、呕吐、头疼和腹泻等症状，常常被当作普通感冒而被忽视、误治。因此，当身体有不适症状时应及时就医，特别是出现发热时，更应尽早明确诊断，及时进行治疗。如确诊为传染病，应与家人分餐，以免相互传染。

在明媚的春天，大家应积极参加体育锻炼，多呼吸新鲜空气，以畅通气血，舒展筋骨，增强体质。吴咸中院士推荐中老年人习练传统养生功法"八段锦"。"八段锦"历史悠久，简单易学，功效显著。长期锻炼可培元补气、疏通经络，使弱者壮、老者健，防病治病，益寿延年。

谈到大众养生，吴咸中院士指出，人的健康程度受很多因素影响，但其中个人生活和心理状态的影响最大，占60%左右，其他如父母遗传、气候、社会等因素对健康的影响分别只占15%、7%和10%。健康长寿是人们普遍的希望，也是人们可能实现的愿望，关键在于使自己保持健康状态，远离亚健康和不健康状态。有了健康的心理，就能够战胜外部因素。因此，人们如果能够自觉保持无病、体力充沛、良好的精神和心理状态，就等于掌握了保持健康状态的三大要素。

现在的人大多都是吃得过多、压力太大，加之吸烟、熬夜，对身体损害很大。日常应注意，45~50岁不要得癌症，50~60岁要避免冠心病等心血管疾病，到了70~80岁身体应该是比较平稳的阶段。吴咸中院士特别强调，当下社会上兴起了一股保健养生热，这对全民保健意识的增强和健康素质的提高，必将起到重要的促进作用。但是，科学的东西不能以搞运动的形式来推广，保健养生一定不能搞成运动，一哄而起。而要像《黄帝内经》中说的那样，"法于阴阳，和于术数，食饮有节，起居有常，不妄作劳""虚邪贼风，避之有时，恬淡虚无，精神内守，病安从来"。也就是说，"道法自然"，要遵循自然规律，循序渐进，通过持久深入地推动，逐步使科学的养生知识成为人们的共识，进而成为整个社会的生活方式。

吴咸中院士表示，以前人们是因为缺乏营养而不健康，近几年来大家生活条件越来越好，健康水平也在不断提高，但有些人"以酒为浆，以妄为常"的放纵生活是更不健康的，要获得长寿一定要规律生活。起居规律是身心健康的基础。一方面规律的起居可以推掉许多应酬和消费，降低人的欲望；另一方面，规律的起居保证了人体各个系统的平稳运行。吴咸中院士说："由于工作和职务的关系，我每天的时间主要用在工作和学习上。1983年担任天津医学院院长后，我给自己制定了如下时间表：一年当两年，一日三单元(上午、下午、晚上)，假日干半天。直至近几年才稍有改变，但仍然坚持每周出一次门诊，参加一次外科大查房，晚上仍用于学习、上网或写作。每天大约晚十一点半以前入睡，早晨六点半以前起床。一直到80岁仍坚持早晨起床后散步半个多小时，这是步入老年后的主要运动方式。条件允许时，每日午睡约1小时。"

吴咸中院士认为急腹症、肠胃溃疡等疾病和心情有很大的关系，所以大家在遇到烦恼、身处逆境时，要学会做自己的思想工作。面对现实，不生气，保持轻松愉快的心态，牢记知足常乐，多助人为乐，便可自得其乐。正气坦荡，邪不可干。吴咸中院士说："我还经常给同事们讲，人活在世上无非是吃一碗饭、睡一张床，关键是要保持平和心态，多想别人的好处，少记他人的不是，努力为老百姓多做些事情，树立正确的人生观和价值观。面对物欲横流的机会，不管是物质享受，还是精神享受，一定要有节制，过分了都会有损健康。有学者研究称，腐败分子平均寿命远低于正常人，这恐怕就是人们常说的'无德损寿，少欲添寿'吧！保持平和心态，不仅是对别人，也是对我们自己的态度。希望大家加强身心修养，做到宠辱不惊，处之淡然，成为一个身心健康的人。"

起居养生

惊蛰时节是春色盎然的时候，应该早睡早起，不可恋床，多到室外活动，舒展形体，正如《黄帝内经》中"夜卧早起，广步于庭，披发缓行，以便生志"的春季养生之道。但是北方3月份乍暖还寒，气候变化频繁而剧烈，不宜过早地脱去冬衣，要随气温的变化而增减衣服。

运动养生

惊蛰节气正处阳气生发的春季，中医认为春季属肝，五行属木，所以肝气与草木的属性相似，在春季的时候萌芽、生长、升发。因此，人们在养生方面应该顺应春季阳气生发的特点，保持心情舒畅，加强运动，如踏青郊游、打太极拳等，都是比较适合的运动。这个时节的运动，不宜太过激烈，特别是老年人，对温度的耐受性较差，剧烈运动后全身耗氧量增加，心脏负荷增大，心血管疾病发生的概率增高，所以运动应该循序渐进。

饮食养生

惊蛰吃梨是民间的传统习俗，在陕西、山西及江苏北部一带流传有"惊蛰吃个梨，一年都精神"的民谚，但是3月份北部和西部温度还较低，脾胃虚弱的人可将梨煮热后使用，避免胃肠道不适。由于惊蛰节气气温变化大，冷热刺激可使人体免疫功能下降，易感冒，此时可以多吃西红柿、荠菜、柑橘、柠檬等富含维生素C、增强人体抵抗力的新鲜果蔬，也可多吃胡萝

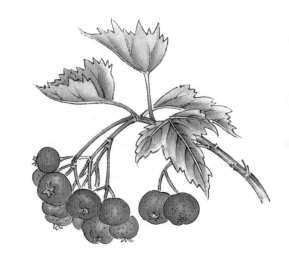

卜、苋菜等富含维生素A的食物，具有保护和增强上呼吸道黏膜和呼吸器官上皮细胞功能的黄绿色蔬菜，同时补充含维生素E的芝麻、青色卷心菜、菜花等，可提高人体的免疫功能，增强人体抗病能力。春季属肝，肝气旺，酸味入肝，有收敛的特性，不利于阳气生发和肝气疏泄，而肝气过旺会影响脾，容易出现脾胃虚弱病症。所以春季应顺肝之性，助益脾气，令五脏平和，忌过食酸味药食，如山楂、五味子、乌梅、白芍等，适宜选择辛、甘、温之品，如滋阴养血的春笋、菠菜、芹菜、山药、莲子、银耳、鸡蛋、牛奶、鸭血等食物。少吃动物内脏、肥肉等肥甘厚味，对刺激性的食物，如辣椒、葱蒜、胡椒等的摄入也应减少。惊蛰阳气始动，全身的阳气尚不充沛，食用寒凉食物易损害人体的阳气，不利于人体气机疏泄、条畅。所以惊蛰时节，人们应少吃冷饮、寒凉水果、生冷海鲜等寒凉食物。

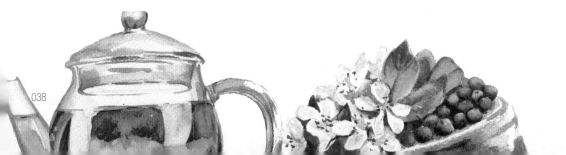

拌苦菜鱼腥草

功效：清热凉血。

原料：苦菜、鱼腥草各250克，食盐3克，香油8克。

制法：苦菜、鱼腥草同入开水中焯过，捞出加食盐、香油
拌匀即可。

用法：佐餐食用。

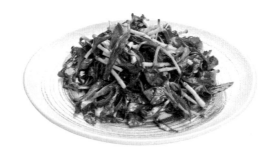

拌苦菜鱼腥草

肉丝炒芹菜

功效：补肾养血，平肝清热。

原料：猪肉200克，芹菜500克，花生油15克，食盐3克。

制法：芹菜洗净切丝，开水焯过，捞出待用；猪肉切丝，
待锅内油热时先炒肉丝，后下芹菜翻炒至肉熟，加
入食盐调味即可。

用法：佐餐食用。

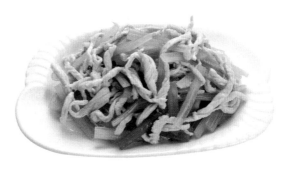

肉丝炒芹菜

节气民俗

惊蛰节气里会遇上农历节日"二月二"。这一天是我国众多节日中的一天。挑菜节、中和节、春龙节等节日，都世代流传在我国的不同地区，并且都要举行内容丰富的民间纪念活动。比如，人们认为这天是主管云雨的龙抬头的日子。北方流行在这一天理发，叫"剃龙头"。又如"二月二吃油条"，传说油条是为了纪念民族英雄岳飞而创制的食品，老百姓用面做成秦桧夫妇的模样放在滚开的油锅里炸熟，以发泄对卖国贼的愤怒。

节气谚语

- 惊蛰至，雷声起。
- 未到惊蛰雷先鸣，必有四十五天阴。
- 惊蛰刮北风，重头来过冬。
- 过了惊蛰节，春耕不能歇。
- 惊蛰不耙地，好比蒸馍走了气。
- 惊蛰闻雷，谷米贱似泥。

节气诗词

拟古（其三）

（东晋）陶渊明

仲春遘时雨，始雷发东隅。
众蛰各潜骇，草木纵横舒。
翩翩新来燕，双双入我庐。
先巢故尚在，相将还旧居。
自从分别来，门庭日荒芜。
我心固匪石，君情定何如。

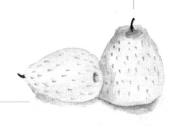

观田家

（唐）韦应物

微雨众卉新，一雷惊蛰始。

田家几日闲，耕种从此起。

丁壮俱在野，场圃亦就理。

归来景常晏，饮犊西涧水。

饥劬不自苦，膏泽且为喜。

仓廪无宿储，徭役犹未已。

方惭不耕者，禄食出闾里。

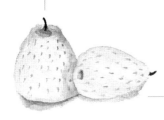

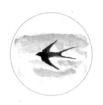

春分

风雷送暖入中春
桃柳着装日日新

春分又称"日中""日夜分",是二十四节气中的第四个节气,也是春季的第四个节气,于每年公历3月20日或21日到来。这一天太阳到达黄经0°,阳光直射赤道,昼夜长短平均,之后阳光直射位置逐渐北移,开始昼长夜短。立春至立夏为春季,春分正当春季三个月之中,平分春季。汉朝董仲舒《春秋繁露·阴阳出入上下》:"至于中春之月,阳在正东,阴在正西,谓之春分。春分者,阴阳相半也,故昼夜均而寒暑平"。春分是中国比较早确定的传统节日,《礼记》即记载春分有"祭日于坛"的仪式。

春分时节,我国大部分地区日平均气温均已稳定在0℃以上,严寒已经逝去,气温回升较快。春分后南方大部分地区各地气温继续回升,3月下旬,华南北部的平均气温多为13～15℃,华南南部的平均气温多为15～16℃,南方大部分河谷地区的平均气温已达18～20℃左右,迎来明媚的春天。我国有一句"春分麦起身，一刻值千金"的谚语，用以描述农作物开始由冬入春，进入生长阶段。

古代从气候学角度将春分分为三候："一候元鸟至；二候雷乃发声；三候始电。"春分前后华南地区常有一次较强的冷空气入侵，气温会显著下降，最低气温可低于5℃，有时还有小股冷空气接踵而至，形成持续数天的低温阴雨天气。此外，春分蒙古到东北地区常有低压活动和气旋发展，低压移动引导冷空气南下，北方地区多大风和扬沙天气，受冷暖气团交汇影响，会出现连续阴雨和倒春寒天气。

我国有"春困秋乏夏打盹儿，睡不醒的冬三月"的俗语。"春困"是人体为了适应冬春两季气候变化而进行自我调整的过程中的表现，是春分时节人体重要的生理特点。春季天气变暖，身体新陈代谢加快，体表毛细血管扩张，大脑供氧量相对减少，人体会感到困倦思睡。另外，春天日照时间变长，春天比冬天早起大约1小时，因此睡眠不足而犯困。针对春困，每天睡眠8小时左右即可，多睡则会降低大脑皮层的兴奋性。晨起可梳理头发促进头部血液循环，正如《养生论》中说"春三月，每朝梳头一二百下"。同时，适当喝些气味芳香的淡茶，也有助于芳香醒脾，醒脑助神，减轻春困。

春主肝、春阳升发，春天肝气升发太过则容易脾气暴躁、头晕脑涨，甚则血压波动，肝气乘脾则出现纳呆、不欲饮食等；肝气升发不及则容易肝气郁结、使人抑郁烦闷、失眠。春分前后北方地区暖气停供，若遇倒春寒气候，老年人血管弹性降低，调节能力下降，高血压患者则容易出现血压波动，甚至发生脑出血、脑梗死等脑血管意外。心血管疾病患者也常于此时因情绪波动、突然受凉等因素诱发心绞痛、冠脉痉挛、急性心肌梗死等心血管事件。因此，此类患者在春季应调畅情志，避免过于激动或愤怒。高血压患者还应定期监测血压，根据自身情况及时调整用药方案。冠心病患者应关注天气变化，随时增减衣物，遇倒春寒天气尽量减少外出，避免突遇寒冷刺激诱发冠脉痉挛、心绞痛等疾病。暖气停供前后，老人、儿童应随时关注天气预报，根据天气实时增减衣物，预防感冒。

春分天气转暖，细菌、病毒生长繁殖加快，流行性感冒、麻疹、水痘、流行性脑脊髓膜炎、腮腺炎、猩红热等传染性疾病易发。春暖花开，杨柳吐絮，花粉、杨柳絮等致敏原可诱发哮喘、荨麻疹、过敏性鼻炎等过敏性疾病。此外，红斑狼疮、类风湿疾病、精神病等也容易在春季复发。家长应及时为孩子接种相关传染病疫苗，避免带儿童进入拥挤的公共场所。过敏体质者当注意避开花粉、柳絮等过敏原，外出最好戴口罩防护。慢性疾病患者在春季不宜停药或减药，必要时还应在用药方面进行强化或调整，严防病情加重或旧病复发。

一年之计在于春，春分时节春已过半，养生保健应继续秉承春季"养阳"的特点，顺应自然，养生之气。从起居、饮食、运动、情志等方面做好调护工作，预防疾病发生，以良好的状态和精神面貌迎接一年的生活。

> 春分时节春已过半，养生保健应继续秉承春季"养阳"的特点，顺应自然，养生之气。从起居、饮食、运动、情志等方面做好调护工作，预防疾病发生，以良好的状态和精神面貌迎接一年的生活。

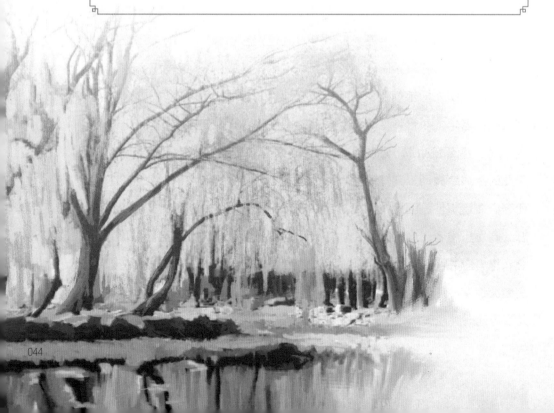

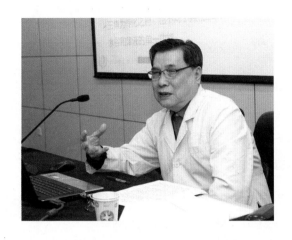

名医小传

黄文政

  首届全国名中医，著名中医肾病学家。天津中医药大学第一附属医院中医内科主任医师、教授、博士生导师。中华中医药学会联合会内科肾脏病专业委员会会长，全国第二批、第四批老中医药专家学术经验继承指导老师，国家中医药管理局"全国中医临床优秀人才研修项目"指导老师，享受政府特殊津贴。

  黄文政教授1962年毕业于天津中医学院，师从津门名医柴彭年教授，先后得到董晓初、哈荔田、李少川、张翰清、邱绍卿、顾小痴等诸位先辈的悉心指导，奠定了良好的临床基础。除在医院参加临床工作外，黄文政教授还先后参加了救灾医疗队、农村医疗队和部队医院（254医院）的中医临床及教学工作，在社会实践中得到了锻炼。曾在天津市第一中心医院西医内科进修，得到王金达、陈湛、赵志刚、叶文翔等教授的指导，为中西医结合临床和科研打下良好基础。曾先后赴刚果、加蓬、法国、缅甸、日本及我国台湾地区进行医疗、讲学和学术交流，开阔了视野，丰富了临床经验。

  从事中医内科临床工作，在脾胃疾病危重、疑难病症方面积累了丰富的临床经验，尤其在中医药治疗慢性肾脏病方面，应用和中降浊和扶正降浊治疗慢性肾功能衰竭，应用疏利少阳、益气养阴、清利通络法治疗慢性肾炎，均取得良好疗效。

春分时节防病不能松懈

首届全国名中医、天津市中医药大学第一附属医院黄文政教授指出："春分者，阴阳相半也，故昼夜均而寒暑平。在春分时节，大自然属于阴阳平衡的状态，我们所遵循的养生之道也应讲求阴阳平衡。"同时，他提醒广大读者，"春分季节防病与治病均十分重要"。

一、预防春季常见病

黄文政教授介绍，春在五行中属木，五脏属肝，六腑属胆，五气属风。五味为酸，色为青，五官属目，五志属怒，五体属金，其性多变。"春分"是病毒繁殖、细菌滋生的时节，人们应主要防治以下几种疾病。

1. 预防流行性感冒

流感是由流感病毒引起的急性呼吸道感染，也是一种传染性强、传播速度快的疾病。其主要病因是感受风邪、肺卫失和。轻症多为感受当令之气而发，谓之冒风、伤风；重症则为感受非时之邪，春季初暖乍寒，谓之重伤风；更有郁热伏蕴于内，风寒感受于外，内外相引，表里俱病者。普通感冒与流行性感冒的区别在于：普通感冒病情较轻，全身症状不重，少有传变。在气候变化时发病率可能会升高，但无明显流行特点。若感冒一周以上不愈，发热不退或反见加重，就应考虑感冒继发他病，传变入里。流行性感冒病情较重，发病急，全身症状显著，会发生传变，化热入里，继发或合并他病，具有广泛的传染性、流行性，"春分"时节是高发期，须积极预防。

据以往规律，春季防病的根本在于提高免疫力，特别是老年人和慢性病患者，除采取体育锻炼、饮食调节外，还应坚持每天按摩迎香穴，以对

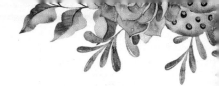

抗风邪的侵袭和疾病的困扰。

2. 预防肝病

春季阳气开始生发，肝气逐渐旺盛，是肝病复发的高峰季节，不仅正常人群要养肝、护肝，患有肝病的人更应及时做好复查，预防肝病发作。

甲型肝炎是由甲肝病毒所致的传染性肝炎，春季为好发季节。在这段时节，若出现饭后恶心、乏力、面黄、小便浓黄等症状时，应及时就诊。并做好粪便管理、病人隔离等预防措施，做好饮食和饮水卫生。此外，肝属木，喜条达、恶抑郁，与春令升发之阳气相应。因此，情思不畅、心情压抑，容易郁而化火，导致肝阳上亢，故调养肝脏应注意保持开朗情绪。同时，还要杜绝饮酒，酒精是肝病患者的天敌；保证足够的睡眠；避免过度劳累，过劳会降低人体的免疫功能，容易招致其他细菌和病毒的感染；饮食清淡，多吃新鲜果蔬，可满足身体对维生素和膳食纤维的需求。

3. 预防皮肤病

以皮肤瘙痒为主的疾病，多因春天风气过胜而引起。主要有过敏症、接触性皮炎、湿疹、带状疱疹、瘙痒症、光敏性皮炎等。基本预防措施为：按时注射疫苗；每天开窗通风，保持室内空气新鲜；不到人口密集、空气污染的场所去，避免接触传染病人；勤洗手，并用流动水彻底清洗干净，包括不用污浊的毛巾擦手；到医院就诊最好戴口罩，回家后洗手，避免交叉感染；注意不要过度疲劳，防止感冒，以免造成抵抗力下降；如出现发热或其他不适症状，应及时就诊。总之，就是早发现、早隔离、早诊断、早治疗，以便有效地控制传染病的流行与传播。

二、防治亚健康状态

黄文政教授认为，由于遗传、环境、工作等因素存在各种不确定性，人们在其一生中不生病是不太可能的，关键是生病之后如何对待。首先不要讳疾忌医，其次得病后要心态好、保持乐观自信，最后要自己调整得病以后的生活方式，争取带病生存，积极争取长寿。当人体处于亚健康状态时患者要积极调理治疗。有病及早检查，及早治疗。没有明显症状，也应去做检查，以确定自身健康状况。亚健康状态表现为非特异性的疾病前状态，有向多种慢性疾病转化的可能性。黄文政教授通过多年临床发现，亚健康状态主要表现为精神、胃肠道、心血管及肌肉等四大方面的症状。发病人群多在中青年，也可见于学习负担较重的学龄儿童及青少年。黄文政教授在治疗亚健康状态的过程中积累了很多值得借鉴的病例，其总结的主要治疗经验如下：

首先，黄文政教授认为亚健康状态的主要原因是中青年人的社会压力大，生活和工作节奏快，过度劳累或劳心，思虑过度，暗耗心阴；过度劳累，或逆时而作，耗伤肾脏气阴。故心肾受损，水不济火，可渐涉及其他脏腑，引起五脏六腑阴阳气血失调，进而影响身体各系统的正常生理功能，久之导致疾病。其主要病机为心肾不足，水不济火，心肾不交。治疗应侧重养心益肾，滋阴降火，养血安神。常用三才封髓丹降心火，益肾水，滋阴养血，润补下燥。定志丸以治心气不足。

其次，黄文政教授临床辨证时强调性别体质不同，治疗也有区别，宜因人而异，制定个体化治疗方案。亚健康状态的男子多与肾中精气亏虚有关，为体劳及心劳所致，多耗伤肾精肾气，临床辨治时可加杜仲、枸杞子以补肾；女子以血为用，临床多以肝郁、血虚、血瘀为常见病因，治疗时宜加丹参、远志等以养血。

三、不同体质养生

1. 气郁体质

主要表现为平素性情急躁易怒，易于激动或胸闷不舒，善太息。家庭关系紧张，工作压力大可导致气郁体质。饮食上宜少饮酒，可以服用橙子、韭菜、茴香、大蒜、橘皮、荞麦等行气疏肝的食物。生活上应学会发泄，勿太敏

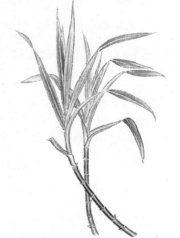

感，应常看喜剧、相声、小品等幽默风趣的文艺节目。可以多听音乐，多去旅游。运动可以选择散步、慢跑等舒展形体的运动方式。

2. 气虚体质

是指人的体力及精力不足，稍作劳动就感觉疲乏。常表现为少气懒言，语声低微，疲乏少力。营养过剩和营养不足均会导致气虚，身体过于劳累及过多思虑均会变成气虚体质。大病之后、过多体力劳动、过度用脑都有可能导致气虚。饮食上禁过饱或过少，寒热要适中。可以多吃小米、粳米、扁豆、牛肉、猪肚、鸡蛋、鸡肉等食物。生活上宜少思虑，情绪不要过多波动。春秋保暖要做好，冬夏要平补。身体和大脑要充分休息，不能过于劳累。可以按摩中脘、神阙、气海以增加补益功效。体育锻炼可以采用适合自己体能的活动，如太极拳、太极剑等。

3. 阴虚体质

主要表现为形体消瘦、面红潮热、五心烦热、口干咽燥、心烦眠少、不耐春夏，多喜冷饮，舌红少苔，脉细数。情绪压抑，长时间熬夜，常吃辛燥食物是造成阴虚体质的重要原因。生活上宜少参加竞争胜负的文娱活动，节制性生活，生活工作要有条不紊。饮食上多吃水果，少吃辛辣。多吃清淡食物，如糯米、芝麻、蜂蜜、蔬菜、甘蔗、乳品、豆腐、鱼等。有条件的人可食用一些海参、龟肉、蟹肉等。运动不宜过于激烈。打太极拳是较为合适的运动项目，着重调养肝肾。

4. 阳虚体质

这种人形体虚胖，或面色偏白，手足发冷，小便清长，大便稀，怕寒喜暖。长期服药、长期贪凉，或久病后会造成阳虚体质。生活上注意保暖，多动而不要过于劳累。夏天不要贪凉，冬天可以温补。饮食上忌食生冷，多吃温热食物。可以多食壮阳食物，如羊肉、狗肉、鸡肉、鹿肉等以壮人体之阳气。阳虚体质的人应加强体育锻炼，可采取散步、慢跑、太极拳、五禽戏等项目。可以按摩神阙、气海、关元、中极等穴位。

5. 血瘀体质

凡是具有面色晦暗，口唇色暗淡，肌肤干燥，眼眶黑暗者多为血瘀体质之人。此类型的体质多由于七情长期不调、伤筋动骨、久病不愈导致。饮食上忌食寒凉，饮食调养宜常吃具有活血化瘀作用的食物，如桃仁、黑豆等，经常煮食一些山楂粥和花生粥。也可以选用一些活血养血的药品。精神调养对血瘀体质的人也非常重要，因其多有气血郁结症状，所以培养乐观的情绪很重要。精神愉悦则气血和畅，经络气血运行正常，有利于改变血瘀体质。反之，苦闷、忧郁则会加重血瘀状态。所以生活上应培养多方面的兴趣爱好，多交朋友，多做运动。体育锻炼宜多做促进血液循环的活动，如交谊舞、太极拳、保健按摩等，使身体各部位都活跃起来，有助于气血运行；少用电脑防止血液停滞。衣着上秋冬要充分保暖防止寒邪，促进血液循环，防止血瘀。还可以按摩神阙、膈俞、肝俞、委中以改善体质。

6. 痰湿体质

形体肥胖，肌肉松弛，嗜食肥甘，神倦身重，是痰湿体质之人的明显特征。多吃、少动是产生痰湿体质的重要原因。饮食调节应多食清淡，宜食用健脾利湿、化痰祛湿的食物，如白萝卜、扁豆、生姜等。少食肥甘厚味，少喝饮料、酒类等，且每餐不宜过饱。不要服用补药。生活上要少用空调，衣服应宽松，应多交一些朋友，多参与社交活动，适当听一些节奏强烈的音乐。运动应以长期坚持散步、慢跑、各种舞蹈、球类等为主，活动量应逐渐增强，让松弛的脂肪逐渐转变成结实、致密的肌肉。还可以按摩中脘、水分、神阙、关元以健脾化痰祛湿，改善体质。

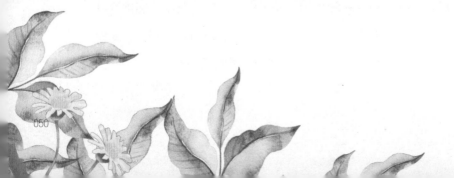

起居养生

　　春分气温回暖，自然界一派生机勃勃的景象，人们养生保健应顺应自然界的变化。春分已进入二之气，北半球的白昼逐渐增加，应早睡早起，适宜多接触土地和绿色植物，升发肝胆之气。虽然进入春分以后，天气逐渐暖和起来，但是昼夜温差还是比较大，且不时还有寒流侵袭，雨水增多，甚至阴雨连绵。老人、儿童等抵抗力较低者尤其要注意及时添减衣被，不应减衣太快，穿衣宜下厚上薄，注意下肢及脚部保暖，最好微微出汗，可散去冬天潜伏的寒邪。

运动养生

　　春季运动应采取有助于阳气升发、增强脏腑功能的方式，如散步、踏青、郊游、放风筝、打太极拳等。春分时节与家人朋友结伴出游，登山、踏青、赏花，欣赏美景的同时可以活动筋骨，增进感情，舒缓压力。放风筝是春分前后的一个传统活动，"儿童放学归来早，忙趁东风放纸鸢"即是对古人放风筝的欢快场景的描述。放风筝还具有一定的防病康复作用，《续博物志》记载"放风筝，张口仰视，可以泄热"，同时放风筝双眼极目蓝天，远望风筝千姿百态的飞行动作可调节视力，消除眼肌疲劳，对改善视力、预防近视有较好的效果。春分活动也应有所选择，身体虚弱或患有慢性疾病的人，不宜进行剧烈运动。晨练不宜太早，应选择太阳出来之时，运动量不宜太大，以微微汗出为宜。剧烈运动，汗出过多耗伤津液，损伤人体正气，会引起疾病加重或复发。

情志养生

春分情志调节方面与整个春季一致，总体应保持情绪平稳。春应肝木，情志当顺应肝气升发，以舒畅条达为主。春季人们容易脾气急躁，怒伤肝，因此在顺应、抒发情志的同时要有节制，学会自我宽慰或与他人倾诉，缓解郁怒，预防情志过极致病。

饮食养生

春天具有吃"春"的饮食传统，清代人称春天采摘、食用香椿的嫩叶为"吃春"，有迎接新春之意。香椿有多种吃法，如"香椿芽拌豆腐""炸香椿鱼"。此外，春天还可食用很多春芽，如蒜苗、豆苗等，以预防春季最常见的呼吸道感染。春分属于仲春，肝气旺，饮食宜"省酸增甘，以养脾气"，适当选用辛、甘温之品，忌酸涩。煲汤喝既可补充

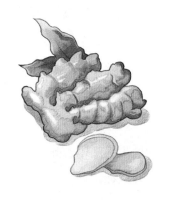

人体在季节过渡时需要的水分，又可增加蛋白质的摄入，有助于增强人体抵抗力。此外，春季阴雨连绵易生湿邪，可食用姜、葱、韭菜、怀山药、土豆、鲤鱼、鲫鱼等食物，以外散寒湿、健脾祛湿，或结合药膳养生食疗。

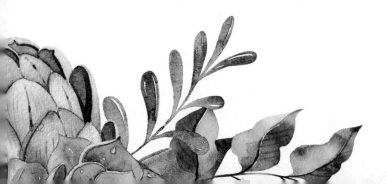

枳壳青皮猪肚汤

功效：疏肝健脾，行气和胃。

原料：猪肚1个（约500克），枳壳12克，青皮6克，生姜4片，食盐3克。

制法：猪肚切去肥油，用食盐擦洗，再用清水反复漂洗干净后放入开水中去腥味，刮去白膜；陈皮、枳壳、生姜洗净。将全部原料一同放入锅内，加适量清水，武火煮沸，再用文火煮2小时，调味即可。

用法：随量饮汤食肉。

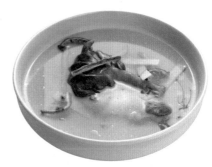

枳壳青皮猪肚汤

韭菜猪骨粥

功效：健脾和胃，温中助阳。

原料：猪骨500克，韭菜50克，粳米80克，生姜15克，大葱10克，黄酒20克，白醋5克，食盐适量。

制法：韭菜切段，粳米洗净浸泡0.5小时。猪骨放入锅中，加清水、黄酒、生姜末，旺火烧开，滴入醋，放入粳米煮至米粒开花。转文火，放入韭菜熬煮成粥，加入食盐调味，撒上葱花即可。

用法：每日2次，早晚分服。

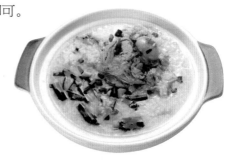

韭菜猪骨粥

节气民俗

春风和煦，草长莺飞，正是放风筝的好时节。人们牵着风筝迎风奔跑，五颜六色、形态各异的风筝高高升起，在空中自由翱翔。风筝又叫纸鸢，它起源于中国古代，至今已经有2000多年的历史了。"春分到，蛋儿俏"，春分这一天，还有好多人喜欢玩"竖蛋"游戏。我们选择刚生下4～5天、表面光滑匀称的鸡蛋。让鸡蛋大头朝下，轻轻放在桌面上，静下心来，集中注意力，耐心多试几次，鸡蛋就能站起来了。

节气谚语

- 春分刮大风，刮到四月中。
- 春分早报西南风，台风虫害有一宗。
- 吃了春分饭，一天长一线。
- 春分有雨是丰年。
- 春分前，整秧田。
- 春过春分昼夜忙。

节气诗词

春分日

（北宋）徐铉

仲春初四日，春色正中分。
绿野徘徊月，晴天断续云。
燕飞犹个个，花落已纷纷。
思妇高楼晚，歌声不可闻。

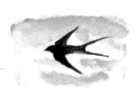

癸丑春分后雪

（北宋）苏轼

雪入春分省见稀，半开桃李不胜威。

应惭落地梅花识，却作漫天柳絮飞。

不分东君专节物，故将新巧发阴机。

从今造物尤难料，更暖须留御腊衣。

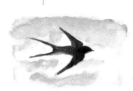

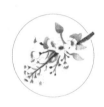

清明

燕子来时新社

梨花落后清明

清明，既是节气又是节日。清明在春分之后15日，是二十四节气中的第五个节气，也是春季的第五个节气。故将清明分为三候。第一候为"桐始华"，即此时桐树开始开花。第二候为"田鼠化为鴽（rú）"，指田鼠因烈阳之气渐盛而躲回洞穴，喜爱阳气的鴽鸟开始出来活动。田鼠为至阴之物，鴽鸟为至阳之物。田鼠化为鴽，意指阴气潜藏而阳气渐盛。第三候为"虹始见"，虹为阴阳交会之气，纯阴纯阳则无，若云薄漏日，日穿雨影，则虹见，意指阴消阳长。《月令七十二候集解》介绍清明为："三月节……物至此时，皆以洁齐而清明矣。"此时气温回暖，雨量增多，大自然呈现出生机勃勃，春和景明之象。无论是大自然中的植被，还是人体本身，都在此时"叶故纳新"实现由阴到阳的转化。

"清明时节雨纷纷"是唐代诗人杜牧对江南春雨的写照。清明时节，江南常常时阴时晴，长江中下游降雨明显增加，除东部沿海外，江南大部分地区4月的平均雨量可达100毫米以上，而黄淮平原以北的广大地区，清明时节的降水量仍然很少，特别是华南西部常处于春旱时段，当地4月上旬的雨量一般仅达10~20毫米，尚不足江南一带的一半；华南东部虽然春雨较多，但该地区4月上旬的雨量一般也只有20~40毫米。清明时节，除东北与西北地区外，中国大部分地区的日平均气温已升到12℃以上，但清明前后，仍然时有冷空气入侵，甚至使日平均气温连续3天以上低于12℃，而南方在清明中后期，已经有初夏的感觉。此时气候具有变化快、早晚温差大的特点。

清明时节气候多变，早晚温差大，老人、儿童、孕妇和身体虚弱之人容易外感风寒而感冒，着装可以适当"春捂"以固护阳气，"春捂"原则讲究"上薄下厚"，即下身的裤子、袜子、鞋子要穿暖和点，而上身可以略减衣物。当然，"春捂"的过程也应因人而异，根据自己的身体素质决定衣服增减。一般来讲，应根据气候变化，随时增减衣服，注意防寒保暖，以助人体生发，抵御外邪侵袭，才有助于身体健康。正所谓"春日春风有时好，春日春风有时恶。不得春风花不开，花开又被风吹落"。

立春之后，体内肝气渐盛，在清明之际达到最旺，若肝气过旺，会对脾胃产生不良影响，如消化不良，还可造成情绪失调，气血不畅，从而引发血压升高。饮食方面，宜减甘增辛，少吃发物。所谓发物，就是指特别容易诱发某些疾病（尤其是旧病宿疾）或加重已发疾病的食物。如鸡肉、羊肉、狗肉、笋、芋头等，可多吃山药、西红柿、土豆、苋菜等；可以选择具有疏风散热、清肝明目功效的菊花茶饮用。注意调畅情志，保持好的睡眠，可以选择动作柔和、动中有静的太极拳作为主要的锻炼方式，防治心脑血管疾病发生。

清明时节正是花粉传播的时期，有些人一到春天就特别容易感冒，除了打喷嚏、流鼻涕、鼻塞、头疼，还伴有眼痒、流泪、鼻痒等症状，有花粉过敏史的人应尤其注意戴口罩、手套等，尽量躲避花粉，避免诱发过敏症状；外出还需注意别被春天滋生的昆虫蛰咬草木划伤等。

总体而言，清明是人体阳气生发的难得时段，应顺应自然，遵循人与自然为一个整体的原则，让人体肝气调畅，阳气生发，万物复苏，更有活力。

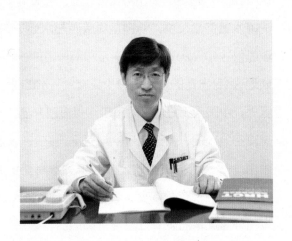

名医小传

刘华一

天津市名中医，主任医师、医学博士、博士研究生导师。天津市"131"人才培养工程第一层次人选，国家中医药管理局第二批老中医学术经验继承人，现任天津市中医药研究院副院长，国家中医药管理局重点专科脾胃病专科学术带头人。

兼任中华中医药学会脾胃病分会常务委员，中国医促会胃病专业委员会常务理事，天津市中医药学会脾胃病专业委员会主任委员，《天津中医药》杂志常务编委等。先后获中华中医药学会科技二等奖、天津市科技进步二等奖、三等奖等多个奖项；先后获《人民日报》中华优秀发明创造者、天津市"十五"立功奖章、天津市青年岗位能手、中华中医药学会科技之星、红桥区拔尖人才等称号。

擅长以中医、中西医结合方法治疗各种慢性胃炎、胃癌前病变、中晚期胃癌、中晚期食管癌、各种消化性溃疡、溃疡性结肠炎及急慢性肝胆胰疾患。

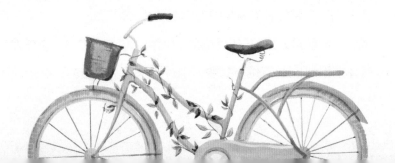

顾护阳气　调养脾胃

　　清明时节正是桃花初绽，杨柳泛青之时，处处是明朗清秀景致。《历书》曰："春分后十五日，斗指丁，为清明，时万物洁齐而清明，盖时当气清景明，万物皆显，因此得名。"清明时节，自古以来就是人们祭祖扫墓的日子，作为中国人更是重视"祭之以礼"的追远活动。《清明日对酒》云："南北山头多墓田，清明祭扫各纷然。纸灰飞作白蝴蝶，血泪染成红杜鹃。日暮狐狸眠冢上，夜归儿女笑灯前，人生有酒须当醉，一滴何曾到九泉。"民间还把清明前一两日称为"寒食节"。在民间传说中寒食节虽与介子推有关，但寒食起源，并非为纪念介子推，而是沿袭了远古的改火旧习，即《周礼》所谓"仲春以木铎修火禁于国中"。寒食节有不动灶火，忌食热食的习俗。在农业生产中，清明作为重要的节气，更有"清明谷雨两相连，浸种耕田莫拖延""清明前后，种瓜点豆"的说法；在我们城市里也有"植树造林莫过清明"之说。

　　天津市名中医、天津中医药研究院副院长刘华一教授认为，万物生长此时，皆清洁而明净，故清明亦有"天清地明"之意。中医所讲的"五行"——木火土金水，对应着生长化收藏，春主生、夏主长、长夏主运化、秋主收、冬主藏。阳气从冬天处于闭藏的状态到春天开始升发，到清明时节，阳气已升发到最高的阶段，我们要顾护身体的阳气，切忌不可伤阳。顾护阳气，我们可以从以下几个方面入手：

　　密切关注天气变化，及时增减衣物。中医认为，这个季节天地阴阳平衡尚未完全建立起来，正处于剧烈变动的时期，我们体内的阴阳平衡也随之受到影响，人体要顺应自然界的变化规律。避免在升温时冷食冷饮，降温时触冒风寒，以保护人体刚刚建立起来的阳气。

春季篇·清明

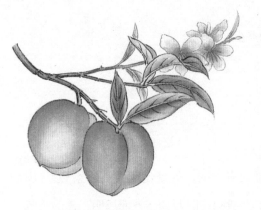

调适起居与饮食。应"夜卧早起","夜卧"不是说熬夜，而是入夜即睡，适当地缩短睡眠时间，不要睡得太多，顺应阳气升发。我们在保护阳气升发的同时又要保护阳气不要升发太过。

春主肝，肝主怒。应该控制好情绪，保持情志的调畅。若情绪控制不好，肝阳过亢，容易引起肝木克脾土，影响脾胃的运化，会出现情绪烦躁、食欲不振、痞满不适等症状。

清明时节人体阳气旺盛，要少吃辛热、发性的食物，如羊肉、狗肉、海鱼、虾、蟹、辣椒、姜、蒜等。应以清淡为主，减少油腻食物的摄入。注意不要酗酒。多吃新鲜的蔬菜、水果。水果分为寒性与热性，这时候要适当减少食用热性太过的水果，可以吃一些比较清凉清淡的，比如梨子。老百姓讲"桃养人，杏伤人"。桃是温性的，适当吃一些对虚寒证是有好处的，但是春天不要吃得太多。而杏也较温热，吃得多了容易引发疮疡、痈疖等旧病，所以食用不宜过量。

适度运动，注意防护。春天顺应阳气生发，人们应从冬天蛰伏的状态中走出来，多参加运动。老年人应该循序渐进，选择适合的运动，如散步、快走、八段锦、太极拳等。春天各种花开了，户外花粉比较多，容易引发哮喘、鼻炎、皮炎等过敏性疾病。容易过敏的朋友在外出时应及时防护，戴好口罩、帽子，远离过敏原。中医认为花粉过敏与春天肝木主气有关，因为花粉也属木，吸入太多，肝火会比较旺，容易出现过敏症状。

刘华一教授提醒我们，凡是因过敏引发支气管哮喘的病人，平时应少吃或不吃鱼虾海腥、生冷炙煿腌菜、辛辣酸咸甘肥的食物，最常见的有带鱼、螃蟹、虾类，韭菜花、黄花、胡椒等，宜以清淡、易消化且富含维生素的食物为主。西医学研究表明，高钠饮食会增加支气管的反应性；在很多地区，哮喘的发病率与食盐的销售量是呈正比的，这说明哮喘病人不宜吃得过咸。在食物的属性中，不同的饮食有其不同的"性""味""归经""升降沉浮"及"补泻"作用。不同的属性，其作用不同，适应的人群也不同，因此，每个人都要随着节气的变化而随时调节饮食结构。对于那些因体质过敏而引发的疾病，在饮食调节上更要慎重。

中医认为脾胃为人体后天之本，气血生化之源，调养脾胃是长寿与健康的关键。由于运动较少、饮食过精导致的便秘困扰了很多中老年朋友，很多人过度依赖泻药，长期服用而渐渐无效。长期服用泻药还会造成结肠黑变病，影响规律排便。所以建议便秘患者调整生活方式、改变饮食结构，及时咨询专业医师加以治疗。

脾胃较弱的朋友日常饮食要有规律，定时定量，少食多餐，不宜过饱，应细嚼慢咽，且放松心情。食物最好有稀有干，有荤有素。食物要软，避免坚硬，米粥、面片汤、鸡蛋羹对胃都有好处。而像花生米、瓜子、年糕、硬馒头、硬米饭等坚硬不好消化的食物，对胃都有一定的损伤。少食或不食油炸、油煎、烟熏、烧烤、腌渍、过咸的食物。少进食甜食，因为甜的饮食进入胃中，经过发酵会变酸，增加胃内的酸度，从而加重对胃黏膜的损伤。食用黏滞类食物应适量，尤其是脾胃虚弱平常就容易消化不好的人应尽量避免食用。

对于脾胃虚弱之人，我们可以采取中医按摩或者食疗的方法帮助其缓解症状。中医按摩穴位：足三里、神阙穴。足三里穴在外膝眼下3寸，距胫骨前缘1横指，当胫骨前肌上。取穴时，由外膝眼向下量4横指，在腓骨与胫骨之间，由胫骨旁量1横指，该处即是。足三里穴是"足阳明胃经"的主要穴位之一，它具有调理脾胃、补中益气、通经活络、疏风化湿、扶正祛邪之功能。按摩足三里穴防病健身简便易行，一是每天用大拇指或中指按压足三里穴1次，每次每穴按压5～10分钟，每分钟按压15～20次，注意每次按压要使足三里穴有针刺一样的酸胀、发热的感觉。二是可用艾条做艾灸，每周艾灸足三里穴1～2次，每次灸15～20分钟，艾灸时应让艾条的温度稍高一点，使局部皮肤发红，艾条缓慢沿足三里穴上下移动，以不烧伤局部皮肤为度。以上两法只要使用其一，坚持2~3个月，就会使胃肠功能得到改善，使人精神焕发，精力充沛。

神阙穴在肚脐中央，按摩可促进胃肠蠕动，有助于消化吸收，大便溏泻者可调，秘结者可通。方法：仰卧，两腿弓起，先以右掌心按于脐部，左掌放于右手背上，顺时针轻轻按摩36圈。然后，换左掌心按于脐部，右掌放于左掌手背上，逆时针轻轻按摩36圈。每晚睡前空腹，将双手搓热，掌心左下右上叠放贴于肚脐处，逆时针做小幅度揉转，每次20~30圈，也可起到温养神阙穴的作用。经常坚持揉按肚脐，可以健脑、补肾、帮助消化、安神降气、利大小便，加强肝脏肾脏的新陈代谢，使人体气血旺盛，对五脏六腑的功能有促进和调整作用，而且可以提高人体对疾病的抵抗能力。

脾胃虚弱的朋友可以多吃一些补中益气的食物，推荐一款食疗药膳"人参果薏米养生羹"。这款食疗汤羹主要治疗脾虚湿重的情况，具有健脾祛湿之效。它的做法是将人参果、薏仁米洗净，浸泡1小时；山药洗净，切片；锅中加水，煮沸后加入所有材料，慢火煮熟成稀粥。可根据个人口味进行调味。

> 脾胃虚弱的朋友可以多吃一些补中益气的食物，推荐一款食疗药膳"人参果薏米养生羹"。这款食疗汤羹主要治疗脾虚湿重的情况，具有健脾祛湿之效。它的做法是将人参果、薏仁米洗净，浸泡1小时；山药洗净，切片；锅中加水，煮沸后加入所有材料，慢火煮熟成稀粥。可根据个人口味进行调味。

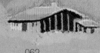

起居养生

立春之后，体内肝气渐盛，在清明之际达到最旺，肝木过旺，必然伤脾。脾为后天之本，司气血运化。清明是人之阳气生发的难得时段，若损伤阳气则伤肝，木不生火，夏季阳气不足，容易出现着凉、肚子疼等症状。所以清明既要生发阳气，又要避免肝木过旺，要以"生发阳气，调肝健脾"为养生要点。应晚睡早起，以使阳气生发舒畅，但是晚睡只是相对于寒冬而言，并不是熬夜。可穿着宽松衣服，多到空气清新之处，如公园、树林等地慢走、打拳、做操，选择动作柔和的锻炼方式多活动，使阳气增长。

运动养生

清明节气随着气温升高，人们的活动也增多，虽然清明养生以"生发阳气"为特点，但《素问·评热病论》云"汗者，精气也"，要注意运动时"勿大汗，以养脏气"。可多晒太阳，活动筋骨，增加抵抗力。但需要注意的是，不宜做运动量太大的活动。特别是平时活动较少的人群，做运动需要量力而行，运动量不应过大。老年人活动时的心率应控制在可以承受的范围以内，中青年因人而异可适当放宽。患有心脏病、高血压等疾病的人，不要逞强做登山等强度较大的活动，可进行散步、骑行、太极拳等较柔和的运动方式。

情志养生

清明节是重要的祭祀节日，一些人难免睹物思人，导致情绪激动、血压升高，诱发心脑血管疾病。要注意调养情志，保持心情舒畅，避免情绪大幅度波动。

饮食养生

有些地方还保留着禁火吃冷食的习惯，但是脾胃虚寒的人群不宜吃冷食。"春气者诸病在头""春与肝相应"，肝阳上亢的老人（部分高血压患者），特别容易出现头痛、眩晕。老年慢性支气管炎也易在春季发作，饮食防治方法是多吃具有祛痰、健脾、补肾、养肺的食物，多食清淡新鲜的蔬菜水果以清补肝脾，如芹菜、木耳、荠菜等。荠菜是清明当令的野菜，《玉壶清话》中讲"物无定味，适口者珍，荠汁为美"，荠菜性味甘平，可柔肝养肺，益肝和中。此外，应季的春菜还有香椿、茵陈蒿、苦菊等，也可选择饮用菊花茶饮以疏散风热、清肝明目。

清明节气不宜食用"发"性食品，以免肝木生发太过。患有慢性病的人食"发物"易动风生痰、助火助邪。饮食调摄须定时定量，不暴饮暴食。对形体肥胖者，须减少甜食，限制热量摄入。对老年高血压患者，应特别强调低盐饮食，同时还应增加钾的摄入。清明过后雨水增多，尤其是南方，气候潮湿，容易使人产生疲倦嗜睡的感觉，这就是所谓的"春困"，而甜腻性食物有助湿作用，食后更易使人产生和加重"春困"的感觉，避免吃甜腻食物。《金匮要略》曰："春不可食肝——肝旺时，以死气入肝伤魂也。"春季宜少吃动物肝脏。

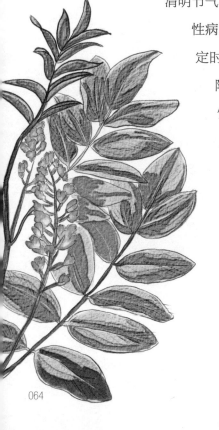

鲫鱼汤

功效：健脾和胃。

原料：鲫鱼2条，冬瓜10克，大葱2克，生姜2克，食盐2克。

制法：鲫鱼刮鳞、去内脏后清洗干净，大葱、生姜切丝，冬瓜切小片。将鱼下冷水锅，用武火烧开，加入大葱、生姜后，改用文火慢炖。当汤汁颜色呈奶白色时，加调味品，稍煮即可。

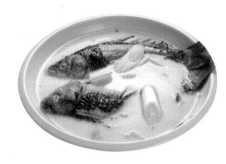

鲫鱼汤

用法：佐餐食用。

菊花肉片

功效：清肝明目，补肾养血。

原料：菊花瓣100克，猪肉600克，鸡蛋2个，黄酒3克，淀粉2克，食盐3克。

制法：将菊花瓣洗净，猪肉洗净切成薄片；将鸡蛋放入碗中打散，加入淀粉、黄酒、食盐，调成糊状，放入切好的肉片拌匀，腌制入味。将锅烧热，倒入适量食用油，烧至七成热，放入肉片，炸至金黄色捞出；锅内留少许油，放入大葱、生姜煸炒片刻，加入已经炸好的肉片、清汤及菊花瓣轻轻翻炒均匀，出锅即可。

用法：佐餐食用。

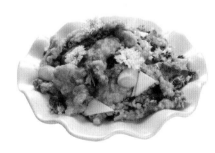

菊花肉片

节气民俗

清明不仅是节气，也是中国人祭祀祖先、缅怀先人的传统节日。远足踏青，亲近自然是清明节的习俗，此时天气回暖，到处生机勃勃，踏青的人们结伴而行，赏花游玩。

清明节前一两天为寒食节，关于寒食节的起源有不同说法。其中民间有一种说法是，寒食节是为了纪念春秋时期晋国的介子推。相传介子推与晋文公重耳流亡列国，割肉饲主，忠心耿耿。晋文公登上王位后，介子推不求利禄，和母亲归隐绵山。晋文公焚山逼迫，介子推却坚决不出山，最终和母亲抱树而死。晋文公下令介子推亡故的这天禁火，只吃冷食，后相沿成俗。中国过去的春祭都在寒食节，后来改为清明节。

节气谚语

  ◎ 清明冷，好年景。

  ◎ 二月清明你莫赶，三月清明你莫懒。

  ◎ 阴雨下了清明节，断断续续三个月。

  ◎ 清明前后，点瓜种豆。

  ◎ 麦怕清明霜。

  ◎ 清明前，去种棉。

节气诗词

清明

（唐）杜牧

清明时节雨纷纷，路上行人欲断魂。
借问酒家何处有，牧童遥指杏花村。

破阵子

（北宋）晏殊

　　燕子来时新社，梨花落后清明。池上碧苔三四点，叶底黄鹂一两声。日长飞絮轻。

　　巧笑东邻女伴，采桑径里逢迎。疑怪昨宵春梦好，元是今朝斗草赢。笑从双脸生。

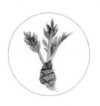

谷雨

谷雨将应候

行春犹未迟

　　谷雨是二十四节气中的第六个节气，也是春季的最后一个节气。《月令七十二候集解》中说："三月中，自雨水后，土膏脉动，今又雨其谷于水也……盖谷以此时播种，自下而上也，故此得名。"雨生百谷，这时"句者毕出，萌者尽达"，田中的秧苗初插、作物新种，最需要雨水的滋润，所以说"春雨贵如油"。此时春生之气盛极，既有"谷雨洗纤素，裁为白牡丹"的繁丽，"独惭出谷雨，未变暖天风"的微凉，又有"红紫妆林绿满池，游丝飞絮两依依，正当谷雨弄晴时"的明艳，夏将至矣，花草繁茂，最是荣华。

　　"清明断雪，谷雨断霜"，谷雨节气的到来意味着寒潮天气基本结束。我国南方的平均气温可达20℃左右，在长江中下游、江南一带，雨量增多，平均降水量一般为30～50毫米，特别在华南地区，往往形成较长时间的降雨天气，故有"杨花落尽子规啼"的暮春之景。淮河流域是江南春雨和北方春旱区之间的过渡地区，从秦岭、淮河附近向北，春雨急剧减少，故有"清明谷雨雨常缺"的谚语。同时，由于春旱，北方地区土壤干燥、疏松，加之空气层不稳定，锋面气旋活跃，大风、沙尘天气在北方也较为常见。

谷雨节气后降雨增多，空气湿度加大，风湿类疾病易复发，如遇风、寒、湿邪侵袭经络，也会多发神经痛类疾病，如肋间神经痛、坐骨神经痛、三叉神经痛等。对于这类情况，人们在日常生活中要注意关节部位的保暖，避免久居潮湿之地，穿潮湿的衣服，天气晴朗时应多到室外晒太阳，适当锻炼身体。如果出现关节肿痛、肿胀等症状，并且日久不见好转，应及时到医院就诊。

同时，由于天气转温，人们开窗通风及外出次数增加，花朵次第开放，杨絮、柳絮四处飞扬，易导致过敏体质人群发生花粉症、荨麻疹、过敏性鼻炎、过敏性哮喘等过敏性疾病。因此过敏体质的人要格外注意，除了在饮食上减少高蛋白质、高热量食物的摄入外，应尽量减少开窗通风时间，可使用空气清洁器或过滤器去除室内花粉、粉尘等，外出时配戴口罩，或给鼻腔使用过敏原阻隔剂，减少与过敏原的接触。常用冷水搓洗鼻翼，可改善鼻黏膜的血液循环，有助于缓解鼻塞、流涕、打喷嚏等过敏性鼻炎症状。

此外，由于温度上升，细菌、病毒随之活跃，气候时见寒冷干燥，特别是在北方，人们经历了寒冷的时节，当天气回暖，人体内环境很难迅速与外界环境相适应，免疫力相对低下，细菌、病毒等致病微生物趁机而入，特别容易引起流行性感冒、过敏性脑髓膜炎、流行性腮腺炎等呼吸道传染病。因此，人们在谷雨时节要及时增减衣物，避免到人口密集、空气不流通的场所，预防传染病的发生。

关于谷雨，还有一些特色的民俗。例如，谷雨这天沿海地区渔民要举行海祭，祈祷海神保佑，寓意能够出海平安、满载而归。"谷雨三朝看牡丹"，山东、河南、四川等地还在谷雨时节举行牡丹花会，供人们游乐聚会等。过了谷雨，春天也就过去了。一年之计在于春，春天是一年的开局，此时无论南方的惜春，抑或北方的探春，都是大自然在春季上演的最美的表演。所谓"谷雨将应候，行春犹未迟"，让我们珍惜春天的时光，顺应自然，去迎接夏日的灿烂与华章。

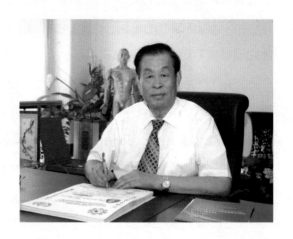

名医小传

石学敏

石学敏院士从事临床、教科工作已逾60年。他创立的醒脑开窍针刺法治疗中风病取得了显著疗效，创造了世界医学史上的神话。他率先提出针刺手法量学理论，并开展相关研究，对捻转补泻手法确定了新定义和量化操作，使传统针刺手法向规范化、量化发展，极大的推动了中医现代化进程。石学敏院士依据传统中医理论，整合多年的临床研究和现代药理研究成果，采用国际公认的诊疗标准，针对中风病的病因病机特点，开创"醒脑开窍针刺法"，配合康复训练、饮食、心理、健康教育等疗法形成一整套完整的、独特的、规范的中医中药治疗中风病综合治疗方案——石氏中风单元疗法，被国家科技部及中医药管理局列为十大重点推广项目之一。

主持完成包括国家973项目在内的科研课题43项，其中获国家科技进步奖1项，省部级科技进步奖33项（次），国家教委及天津市教学成果奖3项，获国家专利6项。教学方面，多年来，共培养硕、博士、博士后百余名，学生遍布中国各地和世界各国，硕果累累，桃李满天下。出版专著50余部，其中由他主编的千万言巨著《中医纲目》被专家誉为继《医宗金鉴》之后的一部中医临床划时代巨著。石学敏院士亦致力于针灸海外学术交流，积极推动中医针灸走向世界。他先后赴世界30多个国家及地区讲学和诊疗，至今已做了100余场学术讲座，影响巨大，掀起海外针灸热。同时，并就针灸临床及机理研究，与德、法、日等多国开展国际合作，为中医针灸走向世界作出突出贡献，被誉为"针灸外交家"。

养护心脑预防中风　三位一体周身健康

　　常言道"清明断雪，谷雨断霜"，谷雨后的气温回升速度加快，从这一天起，雨量开始增多，其丰沛的雨水使初插的秧苗、新种的作物得以灌溉滋润，五谷得以很好地生长。谷雨后的农业生产已经进入到繁忙时期。谷雨是播种移苗、种瓜点豆的最佳时节。中国古代将谷雨分为三候："第一候萍始生；第二候鸣鸠拂其羽；第三候为戴胜降于桑。"是说谷雨后降雨增多，浮萍开始生长，接着布谷鸟便开始提醒人们播种了，然后是桑树上开始见到戴胜鸟。

　　世界著名中医针灸学专家、国医大师、中国工程院院士石学敏说："按中医理论来说，谷雨时节自然界正处于阳气升发阴气下降的状态，万物复苏，万物生长，花蕾含苞待放，花儿姹紫嫣红。人体顺应自然，也处于生命活力最为活跃的时候。人们阳气足，精神好，阴阳之气调和，思维能力强，精力充沛，与万物是一致的。所以这个时候应顺其时节，早卧早起——晚上早点入睡，早上早点起，锻炼锻炼身体或读读书看看报，不要错过一天记忆力最佳的时候。"

　　石学敏院士指出："在春季，中老年人心脑血管疾病发病率最高，脑中风、心肌梗死都应引起注意。得了这样的病，即使不丢了命，也会让你因病返贫。"石学敏院士是中医脑科学的创立者，更是"醒脑开窍针法"的创始人，56年来坚持在临床、科研的第一线，他强调："大脑是生命的主导，是指挥一切行为的司令部，大脑依赖于动脉血液供氧。从生理学讲，脑细胞缺乏供氧6分钟，人基本上就没有思维、没有意识了。人体因为衰老、疾病、过度劳累、无规律生活、无视自我保健等，使大脑供血、供氧减少，造成脑细胞损伤及退化，思维迟钝、精神无法集中、爱忘事，工作效率低下，严重的会造成心脑血管疾病。中老年人在春季做好中风的预防工作尤为重要。"预防中风我们可以从以下几方面入手：

1. 平稳血压、控制血糖

石学敏院士说："高血压、糖尿病是诱发中风的危险因素，平稳血压、控制血糖，是预防中风的中心环节。"春季气温变化较大，容易导致血压不稳，因此，高血压患者平时应有效地控制血压，坚持长期遵医嘱按时服用降压药物，并长期观察血压变化情况，养成每日测量血压的习惯，并做好记录。特别是在换季、调整降压药物的阶段，更应加强监控以保持血压稳定。糖尿病容易引发营养代谢障碍而导致脑动脉硬化症，进而损伤脑血管；血糖增高，血液变得黏稠，血小板聚集性增加，导致血流缓慢，极易形成血栓堵塞。石学敏院士说："谷雨时节人们的食欲最好，吃的多吃的杂，会加重糖尿病。"所以我们应该控制饮食，经常测量血糖，按时服用降糖药，遇到不适应及时就医。

2. 稳定情绪

春主肝，肝主怒，春季人们容易肝阳上亢，而激动、发怒。发怒的人比心平气和的人的心房发生纤维性颤动的风险高出10%，高血压患者如果发怒血压会陡然升高，增加中风的危险。石学敏院士认为心态平和十分重要，人们要学会自我减压。为了自身健康和家庭幸福，保持情绪稳定，谦让一步天下太平。

3. 科学饮食

建立科学、健康的饮食习惯，减盐、减油、减糖，多吃新鲜蔬菜和水果，少吃脂肪高的食物，如肥肉和动物内脏，可保护血管健康，降低中风风险。春季新鲜的蔬果陆续上市，石学敏院士主张将新鲜的蔬菜生吃，比如西兰花、大白菜、菜心、葱头，拌着沙拉酱吃，既新鲜又不会破坏其中的维生素。"石学敏院士一直保持着有节制的饮食，经常推掉很多高级宴请，一方面为了挤出更多的时间投入工作，另一方面也是避免肠胃受累。他本人在吃饭时说控制不吃了，真就不吃了，即使碰上再高级再难得的美味，也绝不多吃一口。

4. 戒烟、限酒

吸烟不仅影响呼吸系统的功能，还会使血黏度升高，使中风发生的风险增加至少两倍。石学敏院士说："以前我也抽烟，后来戒了。用大家的话就是'咔嚓'一下就戒了，再也没碰，不像有些人非得经过一番反反复复的痛苦挣扎。"少量饮酒（每日100克以下）有活血之效，但过量饮酒会降低脑血流量，增加中风的风险。切记小酌助兴，大饮伤身，肝病患者必须忌酒。

5. 加强适当的运动

适度的运动可促进人体血液循环和新陈代谢，调节大脑神经中枢的活动，运动还可以提高睡眠质量，坚持适合自己的运动非常重要。石学敏院士说："谷雨时节的气候比冬季要舒服得多，更适合户外运动，做做导引、练练太极拳、跑跑步、游游泳、打打球……都可以锻炼我们的身体，不同年龄段选择不同的爱好，益于身心的即可。"锻炼身体并不是一蹴而就的，要养成经常运动的习惯。石学敏院士从少年起就坚持每天做锻炼，认为锻炼对于脑力劳动者尤其有益。他喜欢游泳，"我一般先自由泳，累了之后就仰泳，这两种泳姿搭配很适合老年人。"石学敏院士建议老年朋友下水前先做准备活动，以免发生意外，"可先用水拍打胸前背后，做热身牵拉，再缓慢入水"。

"三位一体"的养生心法

石学敏院士指出："人体保健最重要的是上、中、下'三位一体'的正常运作。上，就是保持灵敏、充沛的脑力；中，就是保持通顺、畅快的胃肠消化系统；下，就是保持一双强壮、有力的大腿。"

石学敏院士在繁忙的工作中坚持保证充足的睡眠。他认为最佳的睡眠时间在晚上11点至第二天早上5~6点，应养成早起早睡的睡眠习惯。他认为消化道是后天之本，人体靠摄入饮食保持生命活力。要保持胃肠有序蠕动、功能正常，使消化及排泄通顺、畅快，这对人体健康非常重要，消化受阻、大便不通，不仅会造成胃肠疾病，还会导致癌变。石学敏院士不抽烟喝酒，饮食注重清淡，注意摄入健脑补脑的健康食品，坚持"早吃好、午吃饱、晚吃少"的科学饮食习惯。他还有喝咖啡的习惯，指出咖啡可帮助消化，保持耐力充沛，但需因人而异。腿为肾之表，肾为先天之本。肾健则体强，有一双强壮、有力、灵活的大腿才是一个健康的人，即使外出参加各种会议，活动范围局限，他也会坚持步行，并使用步行测量器规范步行的数量。

"石氏秘诀"——指灸 + 运动

石学敏院士集自己40多年的养生经验而提炼出来的"石氏秘诀"：指灸 + 运动。所谓"指灸"就是用手指按压、按摩穴位。对于大众来说，指灸简单、易学，是最实用的健身养生方法。

用指灸健脑强体方法如下：

其一，坐于椅子或沙发上，靠背，头稍后仰，双目微闭，消除杂念，心平气和，将两大拇指放在颈项部耳垂后凹陷处，其余四指向后并排放在脑枕部，大拇指找准天柱穴、风池穴、翳风穴，依次按压、按摩三对穴位。

每对穴位的指灸时间，可长可短，几分钟至十几分钟均可。指灸健脑可随时随地做，比如睡前醒后、饭前饭后、午休前后、工作间歇时等，尤其是伏案工作超过1小时后做指灸，会感到双眼明亮，头脑轻松。

指灸健脑已成为一项科研成果。其健脑功效已通过国外最先进的脑部仪器的科学验证：指灸时，大脑的供血量急剧增加，血液的携氧量增加，脑细胞活力明显增强。

其二，取坐姿，双腿稍微前伸，在膝关节"膝眼"往下三横指处，找准左右两腿的足三里穴，用双手大拇指用力按压、按摩此穴位。足三里就是古代文献中记载的"强壮穴"，对健身强体有特殊作用。

指灸还要加上慢跑、游泳等运动。石学敏院士每天早晨坚持慢跑40分钟，如果没有特殊情况，下午还要游泳30分钟。运动功能属于人体生命之本，没有运动，人体的新陈代谢就会缓慢，甚至停滞。运则行，动则通，气血不行、不通则瘀，瘀则百病生。慢跑和游泳，不仅能够保持胃肠系统的健康和四肢强壮，还有利于增强全身脏器功能。许多人不运动，却听信药物可以排毒、减肥之类的谎言，殊不知运动是最好的、最廉价的、最实用的排毒和减肥方法。

石学敏院士特别提醒，运用"指灸+运动"疗法，不能急功近利、急于求成，要持之以恒，才会有收益！

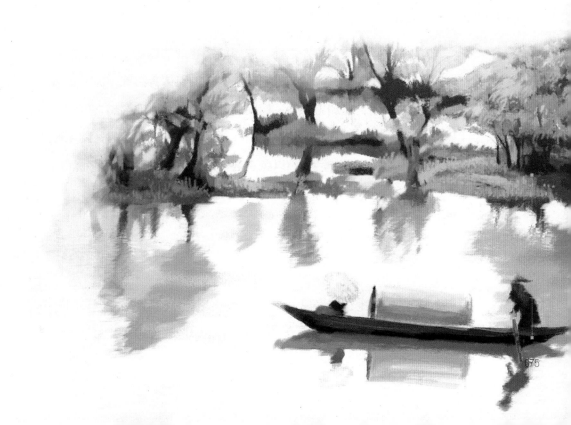

起居养生

谷雨前后，万物生长渐旺，天气渐热。中午气温较高，但早晚气温仍较低，因此时阳气渐长，阴气渐消，应该早睡早起、平心静气，保证充足的睡眠和充沛的精力，不要过度出汗，以适应春季生机勃勃的自然规律，调养脏腑之气。同时，家中的纺织品，如枕头、地毯等都容易引起过敏。因此，需要定期清理家中器具，保持卫生清洁，避免致敏原聚集。谷雨时节虽然气温逐渐升高，雨量开始增多，但早晚温差较大，如过早穿着较薄的衣物，湿气则易侵袭入体。对于捉摸不定的天气，很多人坚持"春捂秋冻"的原则实行"春捂"，但"春捂"也应该有度有节，气温超过15℃就要减衣，否则易诱发"春火"，若身体产生的热，与潮湿相遇，则更容易生病。

运动养生

可到空气清新之处，选择静中有动的运动，如打太极拳、踏青、慢跑、放风筝等运动，坚持加强体育锻炼，促进身体新陈代谢，增加出汗量，运用物理方法排除体内湿热之气，与外界达到平衡。同时也不宜出汗过多，以免阳气外泄；避免参加带有竞赛性的活动，以免造成情绪激动；避免做负重性活动，以免导致血压升高等。

情志养生

谷雨正值春夏之交，"春困秋乏夏打盹"，春季到来阳气振奋，但在谷雨时节，虽然阳气初生，但降雨也多，阴气制约了阳气的生发，所以谷雨时节人体容易表现为困倦和情绪低落。要保持心情舒畅，听音乐、钓鱼、春游、太极拳、散步等都能陶冶性情，避免忧愁焦虑，培养乐观向上的心态。

饮食养生

需注重养脾，宜少食酸味食物、多食甘味食物。同时，宜注重清热祛湿，益肺补肾，健脾祛湿，多吃一些祛湿利水的食物即可，包括赤豆、黑豆、薏仁、豆芽、山药、冬瓜、藕、海带、鲫鱼等。为了预防"春火"，在饮食上也要注意调养肝气。同时，谷雨时节人体肝脏气伏，心气逐渐旺盛，脾气也处于旺盛时期，可食用一些黑芝麻、冬瓜等益肝补肾的食物，以顺应阴阳的变化。除此之外，谷雨虽处春夏交替之际，温度升高较快，切勿过早贪凉，食用冷饮，导致肠胃不适。我国北方，谷雨当天有食香椿的习俗。谷雨前后，香椿正值采摘的最佳时期，香椿醇香爽口、营养丰富，有"雨前香椿嫩如丝"之说，但香椿为发物，食之易诱使痼疾复发，故慢性疾病患者应少食或不食香椿。"二月山家谷雨天，半坡芳茗露华鲜"，谷雨时节，南方有饮"谷雨茶"的习俗，此时温度适中，雨量充沛，故而芽叶肥硕，色泽翠绿，叶质柔软，富含多种维生素和氨基酸，喝起来滋味鲜活，香气宜人。传说谷雨这天的茶喝了会有清火、辟邪、明目等功效。

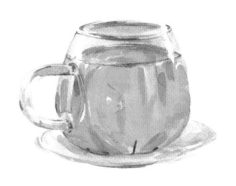

香椿炒鸡蛋

功效：清热祛湿，益气养阴。

原料：嫩香椿芽30克、鸡蛋3个、盐6克、植物油30毫升。

制法：将香椿芽用开水烫一下，然后用冷水过一遍，捞出后切末；将鸡蛋打入碗中，加入香椿末、少量料酒和食盐搅拌均匀；在锅中放油，烧热后把碗中的食材倒入锅中，翻炒至鸡蛋嫩熟即可。

用法：佐餐食用。

山药粳米粥

功效：健脾和胃，补肺益肾。

原料：鲜山药150克，粳米100克。

制法：将山药洗净切片后连同粳米一起下锅同煮，煮至粥成即可。

用法：佐餐食用。

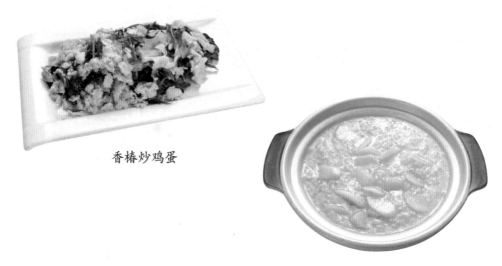

香椿炒鸡蛋

山药粳米粥

所谓"谷雨过三天，园里看牡丹"，此时正是欣赏牡丹花的最好时节。因此，牡丹也被称为"谷雨花"。牡丹花原产于中国，人工栽培1500多年。牡丹花大色艳，品种繁多，花瓣层层叠叠，雍容华贵，所以在谷雨时节前后，来公园赏花的人络绎不绝。

谷雨时节，春江水暖，鱼虾开始在浅海区活动，在中国沿海一带，渔民在谷雨这天有祭海的习俗，因此谷雨又被渔民们称为"壮行节"。

- 谷雨无雨，后来哭雨。
- 谷雨前后一声雨，胜似秀才中了举。
- 三月多雨，四月多疸。
- 谷雨种棉家家忙。
- 棉花种在谷雨前，开得利索苗儿全。
- 清明麻，谷雨花，立夏栽稻点芝麻。

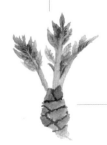

大观间题南京道河亭

（北宋）史徽

谷雨初晴绿涨沟，落花流水共浮浮。
东风莫扫榆钱去，为买残春更少留。

晚春田园杂兴（其九）

（南宋）范成大

谷雨如丝复似尘，煮瓶浮蜡正尝新。

牡丹破萼樱桃熟，未许飞花减却春。

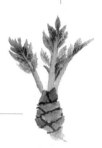

立夏  5月5-7日

小满  5月20-22日

芒种 6月5-7日

夏至 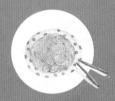 6月21-22日

小暑 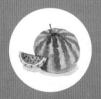 7月6-8日

大暑 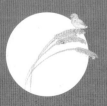 7月22-24日

夏季篇

初夏绝句（咏栀子花）

叶嘉莹

海燕归栖画阁前，人间小别又经年。
满园栀子花开遍，珍重清和五月天。

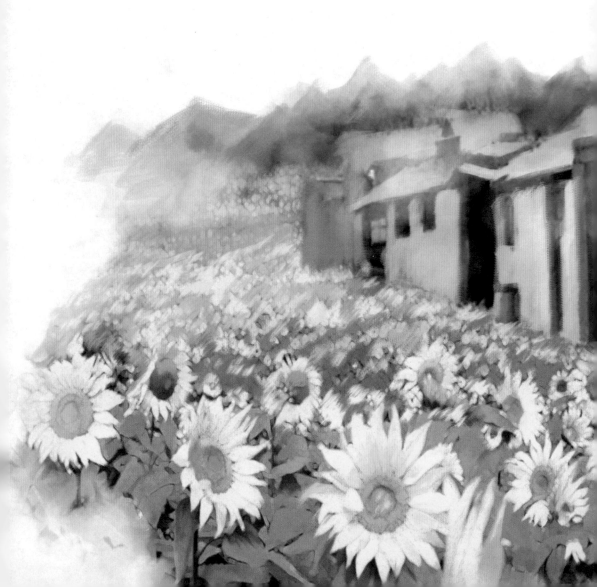

夏季是阳气最盛的季节，气候炎热而生机旺盛。那夏季该如何养生呢？中医经典著作《黄帝内经》中记载："夏三月，此谓蕃秀。天地气交，万物华实。夜卧早起，无厌于日，使志无怒，使华英成秀，使气得泄，若所爱在外，此夏气之应，养长之道也。逆之则伤心，秋为痎疟，奉收者少，冬至重病。"翻译成白话就是：夏时三个月，可以称作是茂盛华美的时节，天地之气上下交合，各种植物开花结果，此时宜晚睡早起，不要厌倦这长日，使志意静安无怒，使神光充盈明秀，使阳气开通宣泄，好像有所爱在外，这便是人与夏气相应，从而调养长气的方法。违反这一法则就会损伤心气，秋季时可能发生疟疾病，适应收气的能力就会减少，冬季到来的时候就会发生重病。总起来讲就是三个养生原则：早起、增加运动、控制自己的情绪和心态。

夏天的节气有立夏、小满、芒种、夏至、小暑、大暑，虽都属夏季，但气候不尽相同，养生原则也有一些差异。如立夏过后，温度会逐渐攀升，人们会觉得烦躁上火，食欲下降。立夏养阳重在养心，可多摄入牛奶、鸡肉、豆制品、瘦肉等，起到强心的作用。宜采取"增酸减苦、补肾助肝、调养胃气"的原则，饮食应清淡，以易消化、富含维生素的食物为主，大鱼大肉和油腻辛辣的食物要少吃。小满过后，天气逐渐炎热起来，雨水开始增多，预示着闷热、潮湿的夏季即将来临，根据此气候的特点，此时养生的重点是要做好"防热防湿"的准备，注意避免过量进食生冷食物，少吃辛辣肥腻、生湿助湿的食物。芒种后，空气中的湿度增加，人体内的汗液无法通畅地发散出来，容易感到四肢困倦，萎靡不振，容易导致痰湿内聚，人的消化功能相对较弱，宜多吃能祛暑益气、生津止渴的食物，掌握好低盐、多饮、清热、淡软的原则。在果蔬中，尤其推崇"瓜族"，如苦瓜、青瓜、冬瓜等。夏至，进入闷热多雨的暑夏，气候炎热，因此，饮食宜清淡不宜肥甘厚味，要多食杂粮以寒其体，不可过食热性食物，以免助热；冷食瓜果当适可而止，不可过食，以免损伤脾胃；厚味肥腻之品宜少勿多，以免化热生风，激发疔疮之疾。小

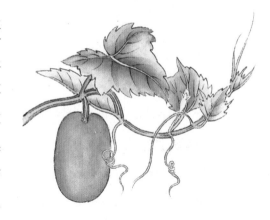

暑多雨、高温，夏季消化道疾病，更加多发，所以这一时节的饮食调养，一定要注意饮食卫生，而且饮食要节制，不可贪食、过量；而且饮食以清淡，富有营养为宜，外出时一定要做好防暑工作，带好遮阳工具，多喝水，并尽量避开午后太阳热辣时外出。大暑正是火热的仲夏，为一年中最炎热的时间，湿气也是一年中最重的时节，可以用粥来滋补身体，大暑喝粥，可以放一些拇指淮山、茯苓等药材，祛湿效果会更好。

总之，立夏、小满、芒种、夏至、小暑、大暑这六个节气都属夏季，但各个节气的气候不同，养生原则也有差异，具体会在下面各个节气养生的章节为大家详细讲解。

> 立夏、小满、芒种、夏至、小暑、大暑这六个节气都属夏季，但各个节气气候不同，养生原则也有差异，具体会在下面各个节气养生的章节为大家详细讲解。

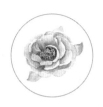

立夏

绿树荫浓天方霁
闲情意舒夏伊始

立夏是二十四节气中的第七个节气，也是入夏后的第一个节气。《历书》曰："斗指东南，维为立夏，万物至此皆长大，故名立夏也。"立夏标志春天渐远，初夏伊始，此时，夏日阑珊，万物繁茂，绿树成荫，雨水增多，农作物生长正酣。正如宋代诗人王安石《初夏即事》所描绘之景："石梁茅屋有弯碕，流水溅溅度两陂。晴日暖风生麦气，绿阴幽草胜花时。"立夏还是一年春播作物管理的重要时节，古代时帝王在立夏这天还要率领文武百官举行"迎夏"仪式，以表达对五谷丰登美好愿望的祈求。

立夏时节，太阳到达黄经45°，《逸周书·时讯解》从气候学角度将立夏分为三候："立夏之日，蝼蝈鸣。又五日，蚯蚓出。又五日，王瓜生。"在这个时节，蝼蝈开始鸣叫，蚯蚓翻松泥土，野菜藤蔓也开始日日攀长，预示着夏季的开端。立夏后，全国多地区逐渐升温，平均气温在

18~20℃，大部分地区还停留在春末。但我国纬度跨度大，南北气候差异较大，部分东北及西北地区5月份刚刚入春，局部地区气温平均在2~4℃；而华南大部、西南大部、四川盆地南部此时已经入夏，气温已达24℃以上，正是"绿树浓阴夏日长，楼台倒影入池塘"的景象。立夏后，降水普遍增多，全国5月份平均降水量在69.5毫米左右，其中长江中下游和华南地区正式进入雨季，降水量迅速增多，局部可达220~300毫米，民间有"立夏、小满，江满、河满"之说，此时需警惕特大暴雨、强雷暴及洪涝、泥石流等自然灾害；而华北、西北等地区降水量仍较少，加之春季多风，蒸发量增大，气候条件干燥，需注意适时灌水以抗旱防灾。

立夏时节，要注重养阳、养心，顺应"夏长"，保持心情舒缓畅，通畅自如，为安度酷暑做好准备。

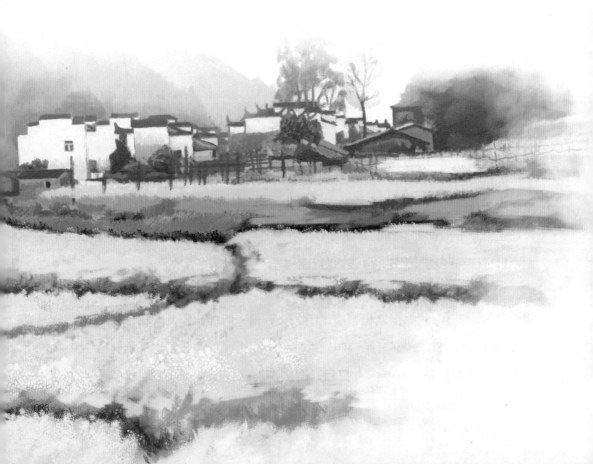

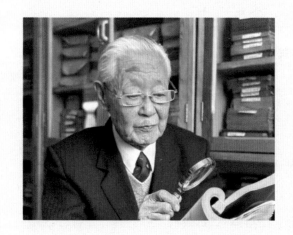

名医小传

阮士怡

阮士怡教授推动了天津中西医结合心血管学科与老年病学科的建立，率先开展了中医临床与基础研究，取得了一系列丰硕的研究成果，荣获中华中医药学会科技进步三等奖、天津市科技进步二等奖、天津市科技进步三等奖、天津市卫生局医学科技进步一等奖等10余项。提出"心-脾-肾三脏一体"整体观防治心血管及老年内科疾病，采用益气养阴法治疗冠心病，创造性地提出"益肾健脾、软坚散结"法保护血管，干预动脉粥样硬化进程的策略。发表学术论著5部，学术论文30余篇。主持研制了补肾抗衰片、降脂软脉灵Ⅰ～Ⅳ号、新生脉散片、活血保心丸、粘脂饮等8种医院制剂，开发上市国家三类中药新药——通脉养心丸，不仅疗效卓著，同时也创造了巨大的社会及经济效益。

阮士怡教授在倾力于临床与科学研究的同时，也重视对于大众疾病防治的科普教育，曾先后在《中老年时报》《开卷有益·求医问药》《家庭中医药》等报刊杂志发表科普文章65篇，向普通百姓传授了疾病预防理念，使中医"治未病"的理念深入人心。

作为中医药人才培养的辛勤耕耘者，他付出了自己的心血与艰辛，先后培养了13名研究生及数十名"师带徒"医生，他们当中大部分都在医学界各领域卓有成就，获得了医疗界同仁的认同。阮士怡教授因此于1994年获天津市卫生局系统颁发的"伯乐奖"、2007年获天津中医药大学第一附属医院"伯乐奖"。

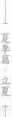

心为身之主　脉为气血路

　　102岁高龄的国医大师、我国著名中西医结合专家阮士怡教授讲道："心主夏，主血脉，属火，火通于心气，心气推动和调节血脉循行于脉中，周流全身。夏季气候炎热，腠理开泄，汗为心液，汗液外泄，耗伤心气，故应避免大汗，切忌大怒，使身体气机宣畅，通泻自如。饮食宜省苦增辛，补养肺气。坚持适度运动，适应夏日养长之气，但不可过于避热贪凉，尤其要尽量避免室外露宿或久卧潮湿之处及阴冷之地。暑热外蒸，汗液过泄，腠理开放，身体最易受风寒湿邪侵袭，导致手足麻木、面瘫等症。夏季人体消化功能较弱，尤忌贪凉，暴食生冷瓜果，适宜选较清淡、少油腻、易消化的食物，以增强食欲。"

　　立夏之时"斗指东南，维为立夏，万物至此皆长大"，标志着春天已尽，夏天开始。立夏时节气温升高，雷雨增多，万物繁茂，炎暑将至。古代君王会在立夏这一天，到城外去迎夏。古人将立夏划分为三候，分别是"初候，蝼蝈鸣""二候，蚯蚓出""三候，王瓜生"。所谓"初候，蝼蝈鸣"，表示在温暖、潮湿适宜的环境中，随着蝼蛄的鸣叫，夏天的味道浓了；"二候，蚯蚓出"，蚯蚓是地地道道的阴物，生活在潮湿阴暗的土壤中，当阳气极盛的时候，蚯蚓也不耐烦了，出来凑凑热闹；而所谓的"三候，王瓜生"，王瓜是华北特产的药用爬藤植物，在立夏时节会快速攀爬生长，还会于6~7月结出红色的果实。立夏后，夏收作物进入生长后期，冬

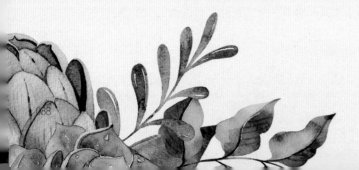

小麦扬花灌浆，油菜接近成熟，夏收作物年景基本定局，水稻栽插以及其他春播作物的管理也进入了最忙碌的季节。

阮士怡教授认为，养生不应从老年才开始，因为人到老年，五脏六腑俱已退化，此时养生为时已晚。养生应从孕胎始，按阶段与年龄进行养生，这样才能保持晚年身体健康。45岁是人体健康与否的关键转折点，此时的人体脏腑功能衰退、内分泌紊乱，容易罹患各种疾病，尤其是心脑血管疾病。所以许多中老年人都患有心脑血管疾病，在立夏时节更需要顺应节气的变化，保养心、脑与血脉，预防心脑血管疾病的发作。阮士怡教授认为心脑血管疾病的预防与保养关键在于调节情志、心情愉快、生活有节、适量运动、饮食规律、气血畅通，保持阴阳平衡，防止动脉硬化，保持微循环系统良好，使全身各个器官，如心、脑、肾、肠、胃等功能不衰。阮士怡教授还根据临床经验总结研制出补肾抗衰片，运用于临床可有效治疗动脉硬化等疾病。

血管是将气血运送至全身各处的通路，所以血管功能正常是身体健康不可缺少的条件之一。所谓"足受血而能步，掌受血而能握，指受血而能摄"，就说明了血液循环的重要性。气血两虚是百病之源，肝主疏泄，又主藏血，很多老年人退休后活动减少，常感寂寞，易生郁闷，精神情绪失调导致肝郁气血失调，使得心脑血管的血氧供济不足，血液运行不畅，从而引发一系列疾病。只要血液循环良好，脏器供血充足，身体各部分的功能就不会退化，基本上可以减缓衰老的进程。只要血管不硬化，内科的疾病就可解决一半，人的体质就会增强，寿命就可以大大延长。

《黄帝内经》曰："女子……七七任脉虚，太冲脉衰少，天癸竭，地道不通，故形坏而无子也；丈夫……七八肝气衰，筋不能动，天癸竭，精少，肾脏衰。形体皆极，八八则齿发去……天癸尽矣。"说明衰老是以肾脏为中心的肝、心、脾、肺等五种脏器的自然衰变。阮士怡教授认为，"正虚"往往是人体发生疾病的本质因素。如动脉粥样硬化，其本质是随年龄的增加而发生的一种不可避免的动脉管壁退行性病理变化，与脂质沉积有密切关系，治疗多从降脂入手。但因内皮细胞的损伤及功能障碍是动脉粥样硬化最早期的事件及发病的始动环节，所以维护血管内皮结构和功能的完整性在防治动脉粥样硬化性疾病中具有重要的意义。如果能保证动脉血管内皮（即"正气"）不受损伤，本身不退化，表面光滑，即使血脂（即"邪气"）高一点，也侵犯不了它，就不会形成粥样硬化。因此，预防疾病的关键在于养护正气，若人体内正气充足旺盛，邪气就不会导致人体发病。

阮士怡教授提醒大家："心脑血管疾病的预防主要在于顺应自然，心境平和，饮食有节与适量运动。"

在起居方面，阮士怡教授注重"顺四时而适寒暑"。他认为，人生活于自然中，理应顺应自然，在自然界面前，既要做到与天气相应，又要有效地避免不利因素，掌握自然界的变化规律，并与之适应。"我每晚十点睡觉，早晨七点起床。熬夜与晚起的生活规律违反了自然界的节奏，违反了一日里阴阳之气升降浮沉的规律，这是造成正气耗损的重要原因。"阮士怡教授说。因此，避免熬夜、规律合理的作息对于预防心脑血管疾病是十分必要的。

夏季人们容易情绪急躁。阮士怡教授指出，养生首先要从养神做起，最重要的养神方法是恬淡虚无，心境平和，避免大喜大悲。在老年阶段，人体的调节功能和免疫力下降，更容易发生严重的疾病，因此老年人平时要特别注意对精神、情志的调摄，保持思想上的安定、清静，使人体的真气和顺。阮士怡教授豁达的心境和随遇而安的态度也为他的长寿打下了基础。阮士怡教授认为，随遇而安并不是等同于得过且过，而是无论环境发生怎样的变化，都不要怨天尤人、自暴自弃，仍要尽力做好目前能做的事，把握住每一个到来的机会，并随着变化调整自己的步调。

在饮食方面，阮士怡教授注重饮食均衡，平日里以粗茶淡饭为主，认为食物中包含了所有人体所需的营养，所以不太主张吃补品。他平时较为注重饮食均衡，强调合理配膳，要多吃绿叶菜，外加一定量的海产品，如海鱼、海虾，以及适量藻类食品，如海带、裙带菜等。他也不喝饮料，不吃零食，不沾烟酒，不吃辛辣有刺激性的食品，谷肉果菜全面摄入，不偏食；大米、白面太过精细的，营养成分反而不全面，他说："我吃的主食基本是混合面，五谷杂粮反而能保证营养全面，益于健康。"阮士怡教授建议人到中年以后，应控制饮食及体重，多吃蔬菜水果、杂粮、豆制品，少吃动物脂肪及辛辣食品，戒烟限酒。

在运动方面，百岁高龄的阮士怡教授并未刻意去做太极拳或健身操等，但每天早上起床后和晚上睡觉前都会做10分钟的小幅度肢体活动。运动要注意劳逸结合，时间不要过长。同时，运动不应单是体力的，也包括脑力"运动"。每天坚持读书、看报纸、思考问题、写文章，可以使脑部也"运动"起来。阮士怡教授认为勤动脑不仅能使人精神焕发，思维敏捷，保持良好的心理状态，还可以起到延缓健忘的作用，对预防老年痴呆有一定好处。阮士怡教授建议，像散步、游泳、打太极拳、唱歌、跳集体舞等活动要注意劳逸结合，运动要适量，时间不要过长，既可以达到锻炼身体的目的，又能发挥陶冶情操的作用。阮士怡教授基本每天晚上十点睡觉，早晨七点起床，从不熬夜、晚起。他认为不恰当的生活习惯违反了自然界的规律，是造成正气损耗的重要原因。

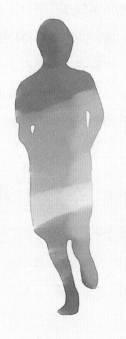
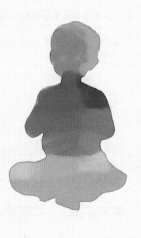

起居养生

立夏时节，阳气向下，地气向上，天地气交，雨水充沛，万物呈现茂盛的生长状态。元代养生古籍《摄生消息论》提到："夏三月，欲安其神者，则含忠履孝，辅义安仁，安息火炽，澄和心神。外绝声色，内薄滋味，可以居高，朗远眺望，晚卧早起，无厌于日。顺于正阳，以消暑气"。在日常起居方面，也应顺应自然之理，早睡早起，尽量减少熬夜，起床后适当活动，可进行太极拳、瑜伽、站桩、做操等运动，稍稍生发少阳之气，再开始一天的工作与生活。若午间饭后觉精力不济，可休息半小时左右，或欣赏音乐、闭目养生。在穿着上，注意气温变化，适时增减衣物，同时夏季不宜长时间待在空调环境中，以防"空调病"的发生。整体而言，立夏应注重养阳，与万物生长之势相应。

立夏后，气温增高，雨水较多，紫外线照射增强，因此也是恼人的皮肤病高发期，如丘疹、荨麻疹、汗斑、湿疹、光敏性皮炎、足癣和股癣等。尤其是湿疹，不少患者夏季时皮肤出现脱皮、发痒、红斑、水泡等，要注意保持患处局部清洁干燥，避免抓挠，室内常通风，勤换衣被、毛巾。此外，夏季空气中还常有花粉、絮状物漂浮，也是过敏性皮炎的高发期，外出可选择穿长袖、戴口罩，尽量减少在外界环境中的暴露。

运动养生

夏季与心气相通，因此夏季养生还要注意养护心气。中医理论认为心为一身之主，藏神气，全身脏腑均需听命于心，正如俗话说："立夏养好心，无病一身轻。"立夏后气温渐升，在运动保健方面，大汗淋漓易伤心阳，可选择散步、慢跑、打球、瑜伽、游泳等运动，活动强度以不感到疲惫为宜，减少心脏负荷。此外，运动后还宜及时补充水分，汗出较多可饮淡盐水。及时调整工作与生活节奏，适当减慢速度，多亲近自然，可去公园散步、郊游，也可选择绘画、书法、茶艺、下棋、养花、钓鱼等宜情养性的活动。

情志养生

立夏时节天气渐热，高温天气易使人"心躁"，暑气渐起也易伤心气，容易导致心火过旺，尤其是中老年人，受到天气变化或情绪起伏的影响，夏季发生血压不稳、心律失常的情况也不少见。因此，在此时节，要重视对精神情志的调养，节欲守神，保持神清气和、心情愉快的状态，戒躁戒怒，不宜大悲大喜，做好"精神养生"，使身心尽可能得到放松。

饮食养生

立夏之后，由于夏季阳气升浮，阴气渐弱，对应人体是肝气渐弱，心气渐强。因此，饮食方面宜以清淡、易消化食物为主，增酸减苦，补肾助肝，调养胃气，可多吃豆制品、芝麻、核桃、小米、笋、鸡肉、瘦肉、蜂蜜等，多喝牛奶。而少吃大鱼大肉及葱、姜、蒜、韭、椒等辛味之品。过食油腻、辛辣等食物，还会引发痤疮、咽痛、口疮、便秘等病症。若感觉夏日燥热，面赤心烦、口渴，则可多食水果蔬菜，如香蕉、西瓜、苦瓜、莲子、猕猴桃、番茄、莲藕等。

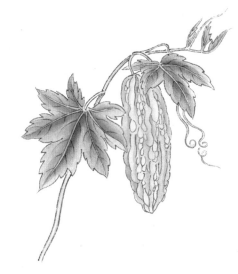

立夏时节，我国各地民间有许多有趣的传统习俗，如斗蛋游戏、"秤人"、吃粥等，还要变着花样吃各种饭，像用黄豆、黑豆、红豆、绿豆、青豆等豆类与大米煮成的"立夏饭"。江西、扬州等地区有立夏饮茶的习惯，夏日饮茶可清心祛暑。江浙地区还有"立夏见三新"之谚，

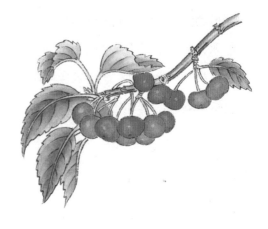

多吃樱桃、青梅、芥菜、白笋、咸鸭蛋、蚕豆、豌豆、螺蛳等时令食物，以祈求一年的健康与顺利。

进入夏季后，还要注意保护胃肠。入夏后多数人胃口变差，消化功能受到影响，胃痛、消化不良、反酸等胃肠道问题增多。同时，由于天热，不少人贪凉嗜好生冷食物，消暑方式不当，这不仅对胃肠是一种不良刺激，易伤脾胃阳气，而且有些生冷食物的卫生情况欠佳，还易引发细菌性痢疾、急性肠胃炎、食物中毒等问题。预防胃肠疾病，要注意饮食卫生，勤洗手，少食冷饮，多补充新鲜水果蔬菜，如苦瓜、西红柿、黄瓜、桃子、草莓等。患有皮肤病的人，也应保持饮食清淡，避免食用牛羊、海鲜等发物，还可将稻米、薏仁米、红豆三等份熬粥服用，祛除体内湿气。

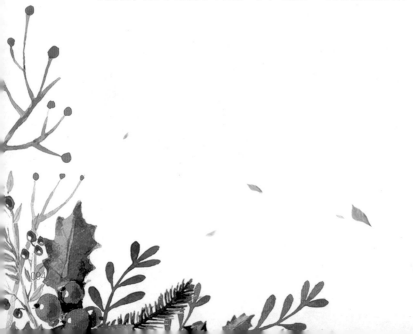

海带冬瓜薏仁汤

功效：健脾除湿。

原料：海带20克，冬瓜200克，薏苡仁30克，蜂蜜30毫升。

制法：海带放入清水中浸泡后洗净切成细条状；冬瓜洗净切成小块，与淘净的薏苡仁同入砂锅，加水煮至薏苡仁熟烂，调入海带条、蜂蜜拌匀，文火煨煮至沸即可。

用法：佐餐食用。

黄瓜拌三丝

功效：清热养阴，补血生津。

原料：黄瓜750克，猪肉100克，当归3克，白砂糖15克，食盐4克，生姜10克，白醋30毫升，香油10毫升。

制法：黄瓜洗净切粗丝，生姜洗净切细丝，当归洗净切片，备用；猪肉洗净，用开水煮熟，捞出放凉切丝，肉丝、黄瓜丝、生姜丝加食盐等调味品拌匀；在锅中将香油烧至八分熟关火，加入当归片，浸出香味后拣出当归，将香油淋在黄瓜丝、肉丝、生姜丝上拌匀即可。

用法：佐餐食用。

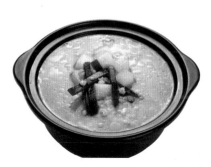

海带冬瓜薏仁汤

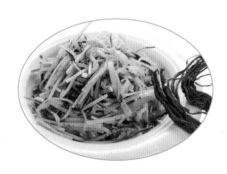

黄瓜拌三丝

民间有立夏吃蛋、挂蛋的习俗。相传从立夏这一天起，天气渐渐炎热起来，许多人特别是小孩子会有身体疲劳、四肢无力的感觉，食欲减退，逐渐消瘦。人们向女娲娘娘求助，女娲娘娘告诉百姓，每年立夏这一天，在孩子们的胸前挂上煮熟的鸡蛋、鸭蛋或者鹅蛋，就可以祛病免灾。因此这一习俗就流传至今。人们将煮熟的"立夏蛋"放入用彩线编织的蛋套里，挂在孩子胸前。而孩子们则最爱玩"斗蛋"游戏：两人各拿一个鸡蛋，以蛋尖的为头。两个鸡蛋头撞头，尾撞尾，最后蛋壳坚而不碎的获胜。

- 立夏不下，小满不满，芒种不管。
- 立夏不下雨，犁耙高挂起。
- 立夏小满田水满，芒种夏至火烧天。
- 立夏日晴，必有旱情。
- 立夏不热，五谷不结。
- 立夏种绿豆。

朝中措 · 立夏日观酴醾作

（南宋）管鉴

一年春事到酴醾，何处更花开。
莫趁垂杨飞絮，且随红药翻阶。
倦游老矣，肯因名宦，孤负衔杯。
寄语故园桃李，明年留待归来。

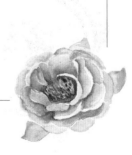

山中立夏用坐客韵

（南宋）文天祥

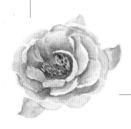

归来泉石国，日月共溪翁。

夏气重渊底，春光万象中。

穷吟到云黑，淡饮胜裙红。

一阵弦声好，人间解愠风。

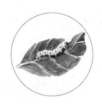

小满

小满天逐热

温风沐麦圆

　　小满是二十四节气中的第八个节气，也是夏季第二个节气。其名字来源于作物，夏熟作物的籽粒开始灌浆饱满，但还未成熟，只是小满，还未大满。《月令七十二候集解》中说道："四月中，小满者，物致于此小得盈满。"指的是小满过后，气温逐渐上升，雨水逐渐增多，寓意着闷热的夏季即将开始。

　　小满时节，全国由南至北依次入夏，南北温差逐渐缩小，降水进一步增多，容易有暴雨、雷雨大风、冰雹等激烈天气情况。进入小满节气后，全国降水量较前几个节气明显增多，民间有句谚语"小满小满，江满河满"，此时江南和华南大部总降雨量达到100毫米以上；北方地区雨水也呈上升趋势，东北东部及华北大部分地区雨量可以达10~25毫米，西北、内蒙古、西藏大部总雨量在1~10毫米之间。小满节气后，除东北和青藏高原外，全国各地平均气温都达到22℃以上，此时夏熟作物自南而北相继成熟。

小满节气正值五月下旬，虽气温明显增高，但由于降水量增加，昼夜温差较大，常出现乍暖还寒的现象，此时要注意保暖，衣物不宜骤减，应随气温增减衣物，以免着凉受风而引发风寒感冒。随着雨量逐渐增多，空气相对湿度较大，加之夏季气温炎热，故小满时节湿气较重，易引发风疹、湿疹等皮肤疾病。中医认为脾脏喜燥恶湿，湿热蕴脾后会导致脾脏的运化功能失调，影响食物的消化和营养的吸收，从而引发食欲不振、倦怠乏力等脾虚症状。小满后天气炎热，人们往往喜爱用冷饮消暑降温，但炎热时切莫贪凉，求冷不可太过，由于初夏伏寒未发，过食冷饮会导致腹痛、腹泻等病症。

小满时节，由于阳气渐长，天气渐渐炎热，人体的新陈代谢变得旺盛，汗液也随之增加。中医认为五脏主五液，心在液为汗，汗出过多则易耗伤心津，导致心火旺盛，从而引发口舌生疮、小便短赤等症状。

中医有一种治未病的方法叫"冬病夏治"。冬病是指在冬季易发的病，此种病的易发人群多为虚寒性体质，也就是阳气虚弱。常见手脚冰凉、畏寒喜暖、怕风怕冷、神倦易困等症状。根据"春夏养阳"的原则，由于春、夏季节阳气旺盛，人体的阳气也达到四个季节的高峰，这时将冬天好发、阳气虚弱的疾病于未发病且阳气旺盛的夏季进行治疗和调理，会取得事半功倍的效果，从而达到预防和治疗疾病的目的。比较适合"冬病夏治"且疗效较好的有慢性支气管炎、支气管哮喘、过敏性鼻炎等中医辨证为阳虚的呼吸系统疾病。

小满时节要顺应自然四时之气，以"养阳护心"为要，并辅以适当的健脾利湿的方法，把身体维持在一个平稳健康的状态，以迎接一年中最闷热的长夏季节的到来。

> 小满时节要顺应自然四时之气，以"养阳护心"为要，并辅以适当的健脾利湿的方法，把身体维持在一个平稳健康的状态，以迎接一年中最闷热的长夏季节的到来。

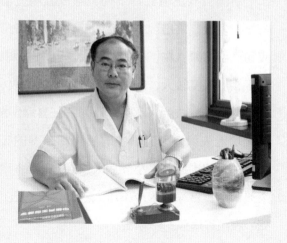

名医小传

张智龙

　　男，汉族，1961年生，天津市人，十三届全国人大代表。现任天津市中医药研究院教授。毕业于天津中医药大学，研究生学历，医学博士，主任医师，博士生导师，享受国务院政府特殊津贴专家，被评为全国优秀中医临床人才，中国首届百名杰出青年中医，天津市名中医。曾荣获全国五一劳动奖章、天津市劳动模范、天津市优秀科技工作者、天津市首届十大青年科技先锋、天津市新长征突击手、天津市十五立功先进个人等称号。

　　临床善于针药并用治疗脑血管病、糖尿病及其并发症、高血压病、冠心病、肿瘤等内科病症，并形成了自己的学术特色，提出了"重脾胃思想""重阳思想"等学术思想，研发了"调理脾胃针法""调神益智针法""项腹针法"等5个院内制剂以及"复脑膳"和"分级功能训练法""移情易性护理法"等调护方法。主持及参加完成国家级、省市级、局级课题26项，获省部级科技进步一等奖3项。主编出版《汉英对照针灸治疗糖尿病》《针灸临床穴性类编精解》等。参编《中华医学百科全书》《针灸高级职称考试指导丛书》《脑梗死》《中级中医药师考试题集》等。在国家及省市刊物上发表论文100余篇。

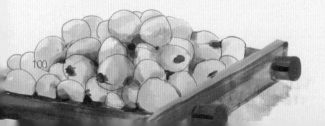

天津市名中医
天津市中医药研究院教授　　　张智龙教授谈小满养生

和喜怒而安居处　养生有节勿失度

　　天津市名中医、天津市中医药研究院副院长张智龙教授说："自然界的四时六气是人类生、长、壮、老的重要影响因素。人要顺应四时阴阳的变化，使人体和外界环境协调统一。慢性病患者、老年人和体质虚弱的人在节气到来前后特别要注意养生保健。需要结合体质，顺应自然以养生防病。当体质阴阳之偏与季节阴阳之偏性质相同时，宜防止人体阴阳之偏极；当体质阴阳之偏与季节阴阳之偏性质相反时，宜乘季节阴阳之偏势，纠正人体阴阳之偏颇。例如'冬病夏治，夏病冬治'，就是对于阳气虚弱，入冬辄发之病，在夏天给予养阳药物，如夏天三伏贴灸治咳喘，意在借助时令之阳气，弥补冬时阳气之不足，防治病发；对于阴精亏损，入夏辄发的夏病，在冬天给予养阴药物，如六味地黄丸，培植人体真阴，而济盛夏之阳，防治病发。"

　　小满之时，"斗指甲为小满，万物长于此少得盈满，麦至此方小满而未全熟，故名也。"从小满开始，大麦、冬小麦等夏收作物已经结果，籽粒渐见饱满，但尚未成熟，所以叫小满。民间有"小满小满，麦粒渐满""小满十日满地黄"等谚语。古人将小满分为三候："一候苦菜秀，二候靡草死，三候麦秋至。""一候苦菜秀"是说小满虽然预示着麦子将熟，但毕竟仍然处在一个青黄不接的阶段。在过去，百姓们在这个时候往往以野菜充饥。食苦菜在中国有着悠久的历史，苦菜的品种也多种多样。"二候靡草死"中所谓靡草应该是一种喜阴的植物。小满节气，全国各地开始步入夏天，而靡草死正是小满节气阳气日盛的标志。"三候麦秋至"中"麦秋"的"秋"字，指的是百谷成熟之时。因此，虽然时间还是夏季，但对于麦子来说，却到了成熟的"秋"，所以叫作麦秋至。

　　此时，天气逐渐变热，易让人烦躁，因此，小满养生保健的关键在于保持淡泊宁静的心境，处变不惊，遇事不乱，凡事顺其自然，静养勿躁，以免暴喜、暴怒伤及心阳。张智龙教授说："不良的情绪是人体致病因素，而良好的情绪是治病良药。"古人很早就发现了情志过用对人体的损伤，所以就有了"五知""六节"的养生法则。所谓"五知"，就是"知喜怒之损性，知思虑之销神，知语烦之侵气，知哀乐之损寿，知情欲之窃命"；所谓"六节"，就是"节嗜欲以养精，节烦恼以养神，节愤怒以养肝，节辛勤以养力，节思虑以养心，节悲哀以养肺"。历代养生家将怒列为养生之首忌，认为是情志致病的魁首，对人体健康危害最大。因此，调摄精神是养生防病之必须。

聪明人的养生方法，是懂得调和阴阳的重要性，不做对养生不利的事，能顺乎自然，以安闲清静为最大快乐，使自己的精神意志始终保持无忧无虑的境地，能够调摄精神，使它不涣散，来适应天地间阴阳之气的变化，以保持体内的阴阳之气与自然界的阴阳之气相互贯通、相互协调，因而可以长寿。善于养生的人要调情志、和喜怒、去悲忧、节思虑、防惊恐，以保养人体正气。精神内守，正气充沛，则脏腑功能协调，身体健壮，精力旺盛而长寿；反之不时御神，正气不足，则脏腑功能衰退，身体虚羸，精神不振而早衰。

张智龙教授提示，大家还可以通过融入自然而养生。孙思邈年老时就选择在山清水秀的环境造屋植木种花修池，独自在那里养老。曹慈山提倡"院中植花木数十本，不求名种异卉，四时不绝便佳"；"拂尘涤砚，……插

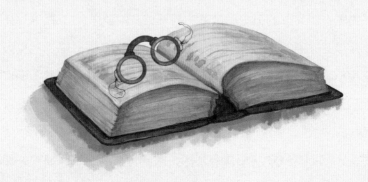

瓶花，上帘钩"；并要求"事事不妨亲身之"，这样既美化了环境，又锻炼了身心。此外，还可在空气新鲜、纯洁的溪流和瀑布附近进行空气浴；利用山地、海滨的美好环境进行气候康复；或者用温泉疗法、冷水浴、日光浴、森林浴等。这些都是利用大自然，使人与大自然协调一致，形成有利于健康的生活环境及气候条件，为恢复和增强人体健康服务。

张智龙教授认为，中医养生的精髓就是要掌握适当的度，《黄帝内经》曰："生病起于过用。""过用"即是"失度"，违背自然，百病之由，太过或不及都会引起人体发病。

饮食养生有"三节"，节五味节饥饱节寒热。饮食是人赖以生存的物质基础，饮食过用最终均会引起脾胃损伤，痰热内生，气血阻滞，造成形体肥胖，形成胃肠病、糖尿病等多种常见病。偏嗜辛辣，易发生便秘，诱发口疮或痔疮等病；嗜食甘腻往往引起腹胀、泛酸等症；暴饮暴食导致胃肠功能失调；盲目追求高能量、高蛋白饮食，容易造成内分泌疾病、心脑血管疾病；饮食过冷则易伤胃阳，过热则易伤胃阴，尤其是进食过热食物被认为是消化系统恶性肿瘤的主要诱因。饮食温度的原则是"热无灼唇，寒无冰齿"。

饮食过用最终会导致多种疾病的发生。例如过度食用肥甘厚味会导致高脂血症、脂肪肝、肥胖症、糖尿病的发生；过度食用海产品易致痛风发作；过度酗酒易导致酒精肝；即使长期食用纯素食点心也可能会导致心脑血管病的发生，因为纯素食点心中加用了氢化植物油，氢化植物油是反式脂肪酸，是普通植物油在一定温度和压力下，加氢催化的产物，其化学结构含有左旋结构，不能被分解，易与血中胆固醇聚在一起，形成凝块，增加了高血压、心脏病、中风等心脑血管病的发病率。因此，五味过用，会造成人体伤害，不仅可影响本脏，造成五脏之气偏盛偏衰，而且可涉及其他脏腑变生多病。

节情志养肝心脾肺肾，怒喜思忧恐都是情过用：七情六欲是人体精神情志的常态，情绪过激，喜怒不节，欲望无制，就是情志过用。"百病生于气也"，《黄帝内经》云"怒伤肝""喜伤心""思伤脾""忧伤肺""恐伤肾"。

对此西医学研究也有相关证明：过喜可使交感神经兴奋，肾上腺分泌增加，呼吸心跳加快，使耗氧量增加，会出现缺氧、心律失常、心绞痛等；过怒则使交感神经兴奋，血管收缩，大量血液进入肝脏，肝内压力增高，大量胆汁被挤入胆囊，导致胆绞痛、胆囊炎发作；过分忧思会引起大脑中枢功能失常，迷走神经兴奋，使胃蛋白酶增多，胃黏膜发生溃疡；悲伤、惊恐过度会使植物神经系统功能紊乱，导致内脏、血管、肌肤等受到损害，功能失常，如唾液、胃液分泌减少，肠蠕动减慢，使消化功能减弱。因此，在物欲高涨、生活工作压力较大的现代社会，此类过用尤应引起重视。

劳逸结合养气血筋骨，劳力劳心少动都是过用：《黄帝内经》有云"久视伤血，久卧伤气，久坐伤肉，久立伤骨，久行伤筋"，劳逸适度，能强体益寿，反之劳力、劳心或安逸少动，都能伤害人体，成为致病因素。由于现代社会的工作生活节奏加快，劳逸过用更多地表现在过劳上。要想做到身心健康，首先必须学会自我管理，包括时间管理、情绪管理、行为和生活方式管理、经济收支管理等；其次要调整生活方式，养成按时吃饭、保证充足睡眠的好习惯；最后要挤时间锻炼，如不能做到常规周期锻炼的话，空闲时伸伸懒腰，走楼梯不坐电梯都比完全坐着不动要好。

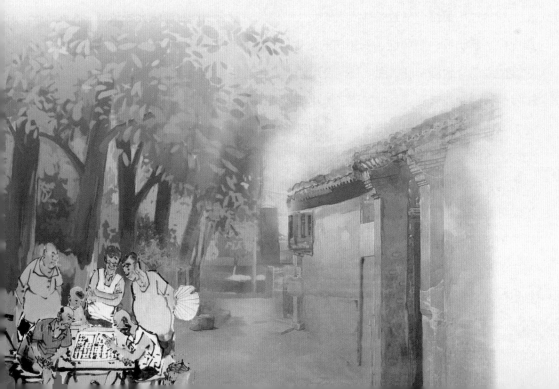

起居养生

　　小满时节万物蓬勃生长，大自然呈现一片生机勃勃的景象。中医认为人与自然是一个统一的整体，故养生保健应与大自然的规律相统一。在起居方面，小满节气日出时间约为清晨5点，日落时间约为19点30分，日出早而日落晚，白昼时间长，《黄帝内经》指导我们夏季要适当晚睡早起，以顺应自然界阳盛阴虚的变化。这里说的晚睡并不一定是熬夜，长期熬夜，会造成人的生理功能和新陈代谢系统紊乱，从而导致内热上火，所以"晚睡"适量为度。小满属夏季，与夏季对应的是心脏，故小满时节的养生保健重在养心。在一天的十二个时辰中与心脏相应的是午时（11：00~13：00），所以在正午时分适当进行午休是养心的好方法，时间无需过长15~30分钟为宜。

　　穿着方面由于南北差异，在小满时节北方常以干热为主，相比南方少雨。可以适当减少衣物，注意天气情况，出门携带雨具，下雨时气温会有小幅骤降，建议随时穿脱外套，防止感冒。南方常以多雨潮热为主，多雨并且可见暴雨发生。常备雨具、雨鞋，夏季毛孔开合防止湿邪外侵，并适当减少衣物。

运动养生

　　在小满节后早、晚天气较凉快，更适合户外运动，适量的运动可以舒筋活络，并且可以愉悦心情。小满时节运动要适量，避免运动过量，以免引起汗液流失过多，以太极拳、八段锦、散步等和缓的户外运动为佳，从而保存心津以避免冠心病等心系疾病的发生。

情志养生

在情绪方面，小满节气中属火主心，在情志上主喜，此时应保持心情愉悦。

饮食养生

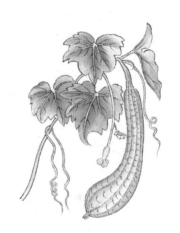

小满时的饮食养生应以健脾化湿，清热解毒为主。可以适当多吃一些具有清热、利湿、解毒作用的食物，如赤小豆、薏苡仁、绿豆、冬瓜、丝瓜、黄瓜、黄花菜、水芹、荸荠、黑木耳、藕、胡萝卜、西红柿、西瓜、山药、蛇肉、鲫鱼、草鱼、鸭肉等，小满节气有食苦的习俗，如"苦瓜"等，中医理论认为苦味主火主心，可顺应时节清利过剩心火。但不要过食以免清利过度、苦寒伤阳。小满时节尽量少吃膏粱厚味、甘肥滋腻、生湿助湿的食物，如油煎熏烤之物、动物脂肪、海鲜鱼类等。

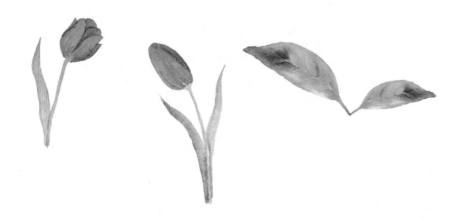

麦门冬肉馅酿黄瓜 ••

功效：健脾养胃，清热生津。

原料：麦冬粉3克，牛肉馅20克，黄瓜（净料）150克，菱角粉3克，鸡蛋1个，芝麻油25克，毛生姜水（生姜20克、大葱10克、花椒2克，开水浸泡5分钟）20毫升，黄酒3克，面粉1.5克，食盐2克，胡椒粉0.1克。

制法：黄瓜洗净，取中段，用专用戳刀将黄瓜瓤心捅掉，形成黄瓜筒。放入开水锅内煮烫2分钟，捞出后放入冰水中浸泡。在牛肉馅里放入麦冬粉、黄酒、胡椒粉、芝麻油、菱角粉、鸡蛋液、毛生姜水、食盐1.5克，搅拌均匀，调好牛肉馅。将黄瓜筒从水中捞出控净水分后在内壁沾上干面粉，再将调好的牛肉馅用小勺填满黄瓜筒。用面粉和鸡蛋调成鸡蛋糊，将黄瓜的两头洞口封住。放入热油锅里将鸡蛋煎至微嘎状取出，放入盘中加食盐0.5克，入笼蒸20分钟后取出，将黄瓜切成3~4段，盛在深盘中，将蒸黄瓜的原汁倒入锅内，置火上烧热，勾淀粉芡，淋在黄瓜上即可。

用法：佐餐食用。

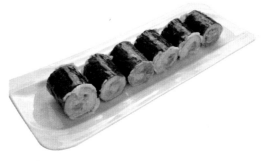

麦门冬肉馅酿黄瓜

鲫鱼芡实汤

功效：健脾祛湿。

原料：鲫鱼1条（约250克），芡实30克，食盐3克。

制法：将新鲜的鲫鱼宰洗干净。芡实洗净，加清水800毫升，煮20分
钟后，加入鲫鱼同煮，待鱼熟烂后，加入食盐调味即可。

用法：佐餐食用，吃鱼饮汤。

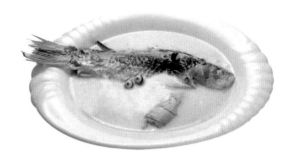

鲫鱼芡实汤

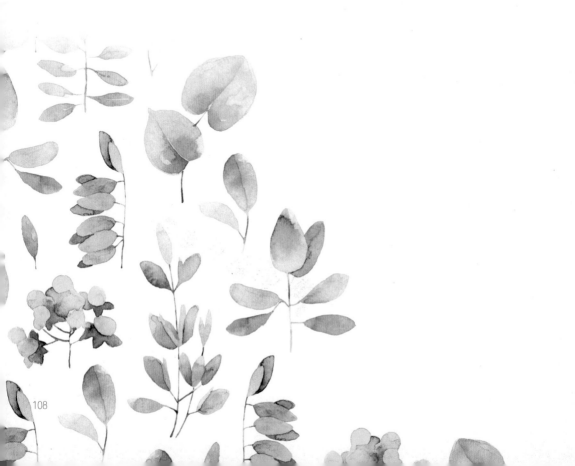

从小满开始到下一个节气，是最适合农作物生长的时期。人参菜、刺儿菜、灰菜、扫帚菜、野韭菜等野菜都长出了嫩苗。现在野菜已经成了人们餐桌上很受欢迎的一种健康菜。山坡上、田地里经常可见提着篮子挖野菜的人们。

◎ 小满天天赶，芒种不容缓。

◎ 小满小满，麦粒渐满。

◎ 小满不满，芒种开镰。

◎ 小满谷，打满屋。

◎ 小满十日见白面。

◎ 小满暖洋洋，锄麦种杂粮。

夏日田园杂兴（其三）

（南宋）范成大

二麦俱秋斗百钱，田家唤作小丰年。
饼炉饭甑无饥色，接到西风熟稻天。

小满

（元）元淮

子规声里雨如烟，润逼红绡透客毡。
映水黄梅多半老，邻家蚕熟麦秋天。

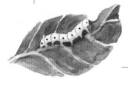

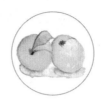

芒种

芒种时雨至
四野插秧忙

　　芒种是二十四节气中的第九个节气，也是夏季的第三个节气，常在每年公历6月5日前后到来。其字面上的意思为"有芒的麦子快收，有芒的稻子可种"，是一个典型的反映农业耕作的节气。之所以叫做芒种，是因为此时天气炎热，已经进入了典型的夏季，夏熟的作物要收获，夏播秋收的作物要播种，"芒种忙忙种"说的就是这个道理，所以芒种也被谐音为"忙种"，它的到来代表着仲夏时节的正式开始。芒种有很多民间习俗，三国时期"青梅煮酒论英雄"的典故相信大家并不陌生，其实早在夏朝，民间就有了芒种煮梅的习俗；芒种时节，百花开始凋落，所以在民间还常有着"送花神"的习俗，以此践行花神归位，表达对于花神的感激之情。

　　芒种时节，除了青藏高原和黑龙江最北部的一些地区还没有真正入夏以外，我国其余大部分地区的气温均开始升高，雨水量也开始增加，使得此时的空气非常潮湿，天气也十分闷热，尤其是在我国长江中下游地区，将正式进入梅雨季节。宋代诗人范成大在《芒种后积雨骤冷》中写道："梅霖倾泻九河翻，百渎交流海面宽。良苦吴农田下湿，年年披絮播秧寒。"这首诗描绘出了梅雨时节阴雨连绵不止，河满沟平，气温降低，农夫冒着寒冷身披棉絮播秧忙的画面；芒种除了会偶有低温，一些气象灾害，如龙卷风、冰雹、大风、暴雨也多发于这个节气。

时至芒种，湿热更重，这种外在的湿热气候很容易引动人体内在的湿邪，热蒸湿动，对人体带来影响。俗话说："芒种夏至天，走路要人牵，牵的要人拉，拉的要人推。"这描述的就是此时人们的通病——懒散。除此之外，我们还会出现吃嘛嘛不香、腹泻等症状，这些都是"苦夏"的表现，也叫作夏季倦怠症。如果人体此时有了这些症状，其舌象就会有很明显的表现，湿邪轻一点的，表现为舌苔薄，但是总有黏涎挂于舌面，口中也会感到黏腻不爽或有口气；湿邪稍重的，会表现为舌苔厚腻，甚至用牙刷都不易刮去。我们通过观察自己的舌象，便可了解自己体内湿邪的多少，从而及时控制油腻、酒类、含糖量高和不易消的食物的摄入量。

中医认为湿邪性质重浊黏腻，留于人体容易化生痰浊、阻滞气机、形成瘀血，是心脑血管疾病重要的致病因素。湿邪困脾则会影响人的消化系统；湿邪留于皮肤则会出现湿疹反复发作；湿邪性质趋下，还会对泌尿系统带来影响。除此之外，芒种天气潮湿闷热，各种物品容易发霉，蚊虫开始滋生，所以易于出现腮腺炎、水痘等传染性疾病，此时我们需要勤洗手，注意饮食卫生。

我们要注意芒种时湿热为主的气候特点，生活中要注意控制体内的湿气，在衣食住行方面要顺应夏季阳气旺盛、活跃的特点，从而播种下一个良好的生活习惯，为整个仲夏时节的到来做好准备。

中医名家谈节气养生与文化

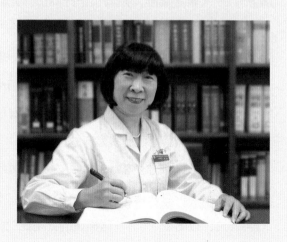

名医小传

刘维

医学博士，教授，主任医师，博士生导师，天津中医药大学第一附属医院风湿科主任，国家卫生健康委员会突出贡献中青年专家，岐黄学者，第六批全国老中医药专家学术继承工作指导老师，全国优秀中医临床人才，天津市名中医、优秀科技工作者，天津市三八红旗手，中国中西医结合学会风湿类疾病专业委员会候任主任委员。20世纪90年代自北京协和医院进修归来创立风湿科，作为学科带头人，带领其团队，将风湿科发展为国家中医药管理局重点学科、重点专科。

刘维教授擅长中医药治疗内科疑难病症、风湿病，如类风湿关节炎、痛风、骨关节炎、强直性脊柱炎、系统性红斑狼疮、干燥综合征、白塞病等。在研读经典，继承前人理论，结合临床的基础上，创立了"毒痹论""虚瘀毒论"。主持和参与国家"十二五""十三五"科技攻关项目、重大专项、国家科技支撑计划项目、国家自然科学基金面上项目、教育部博士点基金博导项目等30余项课题，产出成果获国家科技进步奖2等奖1项，省部级奖项多项。主编研究生规划教材《中医临床风湿病学》、全国第二轮中医住院医师规范化培训教材《中医内科–风湿分册》，副主编"十二五""十三五"规划教材《中医内科学》《中西医结合内科学》《养生名著选读》等5部教材及专著，培养硕博士70余名。

天津市名中医
天津中医药大学第一附属医院风湿科主任　　　　刘维教授谈芒种养生

风湿病的防治诀窍

　　天津市名中医、天津中医药大学第一附属医院风湿科主任刘维教授介绍道："芒种时节多发的风湿病，是因感染、免疫、内分泌、退行性病变及肿瘤等因素影响关节、骨、肌肉及滑囊、筋膜、神经等相关软组织的一组疾病，其中最重要的病因是自身免疫性问题。常见诊断有类风湿关节炎、干燥综合征、系统性红斑狼疮、强直性脊柱炎、银屑病关节炎、感染性关节炎、风湿热、痛风、滑膜肉瘤、雷诺氏病、骨质疏松、腱鞘炎、纤维肌痛综合征、周期性风湿病、药物相关的风湿综合征、自身免疫性肝病等，有十大类上百种之多，表现非常复杂，治疗难度很大。"

　　"芒种忙，麦上场。"芒种时节"斗指巳为芒种，此时可种有芒之谷，过此即失效，故名芒种也"。芒种节气是最适合播种有芒的谷类作物，如晚谷、黍、稷等。芒种也是种植农作物时机的分界点，已经进入典型的夏季，天气炎热农事种作都以这一时节为界，过了这一节气，农作物的成活率就越来越低。农谚"芒种忙忙种"说的就是这个道理。我国古代将芒种分为三候："一候螳螂生；二候鵙始鸣，三候反舌无声。""一候螳螂生"是说螳螂于上一年深秋产卵，到芒种时节，感受到阴气初生而破壳生出小螳螂；"二候鵙始鸣"中的鵙是指伯劳鸟，是一种小型猛禽，此时喜阴的伯劳鸟开始在枝头出现，并且感阴而鸣；"三候反舌无声"中的"反舌"是指一种能够学习其他鸟鸣叫的鸟，此时它却因感应到了阴气的出现而停止了鸣叫。

　　端午节多在芒种日的前后，民间有"未食端午粽，破裘不可送"的说法。此话告诉人们，端午节没过，御寒的衣服不要脱去，以免受寒。夏季气温升高，空气中的湿度增加，体内的汗液无法通畅地发散出来，即热蒸湿动，湿热弥漫空气，人身之所及，呼吸之所受，均不离湿热之气。所

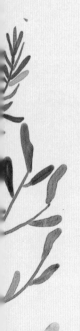

以，暑令湿胜必多兼感，使人感到四肢困倦，萎靡不振，风湿病多发。

中医将风湿病称作"痹病"，《素问·痹论》指出："风、寒、湿三气杂至，合而为痹。""痹病"是由于风、寒、湿、热等邪气闭阻经络，影响气血运行，导致肢体筋骨、关节、肌肉等处发生疼痛、酸楚、麻木，或关节屈伸不力、僵硬、肿大、变形等症状的一种疾病。轻者可导致肌肉关节疼痛、肿胀、僵硬、酸困等，重者可累及内脏，导致五脏六腑受损。

刘维教授说："不同年龄阶段的人易患不同类型的风湿病。"20~40岁的男性在芒种时节易发痛风，其主要有三方面的原因：一是芒种天气炎热，人体大量出汗，使得尿量较少，尿酸排泄不足，而引发痛风；二是夏季芒种之时很多人爱喝啤酒，吃烧烤、海鲜，进食高嘌呤食物明显增多，使尿酸生成过多而诱发痛风；三是芒种温度高，人们普遍用空调、电风扇等降温，皮肤温度变化过快易诱发痛风。痛风患者在芒种时节可从以下三个方面预防疾病发作：第一，调节饮食少嘌呤。不吃动物内脏、海鲜等嘌呤含量高的食物，应多喝水少饮酒。第二，切勿贪凉莫劳累。受寒、过度劳累都会使神经系统调节紊乱、血管收缩，导致尿酸排泄减少。第三，适度运动，但避免剧烈运动。剧烈运动会使人体大量出汗、尿量减少，影响尿酸排泄。运动过度还会增加关节肿胀、受损的风险。

50岁左右或更年期前后的中年女性，在芒种时节易引发类风湿性关节炎。这类人群的肝肾功能下降，湿气从内而生。中年女性往往上有老下有小，生活、工作压力大，引起肝气旺，肝木克脾土，导致脾虚，影响脾胃运化，脾虚湿盛，加重类风湿性关节炎的症状。类风湿性关节炎患者在夏季不要洗冷水浴或游泳，夜间不要在室外露宿，禁止睡地板，最好不穿短衣裤与裙子，以免风寒湿气伏积于经络之中。

老年骨关节炎患者在芒种时节也逐渐增多。在炎热的气候中，人体毛孔张开，过度贪凉会加剧关节疾病的发生。除了季节性的原因外，一些不当的运动也会造成关节病变，如游泳、暴走、广场舞、爬山等。夏季游泳时，气温、室温、水温的差异较大，长期泡在水里，易遭遇寒湿，诱发关节炎。暴走、广场舞、爬山等运动方式都需要关节剧烈摩擦，运动强度较大，容易导致关节磨损，引起膝关节炎，出现关节肿痛、屈伸活动受限、上下楼梯困难等症状。另外，不要过度贪凉，少食冷饮，不要对着空调、风扇猛吹，骑电动车时最好穿上长衣、长裤。

刘维教授指出，芒种时节天气逐渐潮湿闷热起来，自然界与人体中的湿气都达到极端，人体容易受到湿邪的侵袭，风湿病中以湿热为主的证型，到了此时则会加重。风湿病形成的病因有寒、有热、有湿，其中以湿最为难治，湿性凝滞，缠绵难愈。病人会出现又出汗又怕冷的难受感觉，关节肿胀发热的症状明显。另外，还会出现低烧、身热不扬（自觉发热，测量体温不高）和大便黏滞不爽的症状。所以，我们在治病、防病、调养方面应注意健脾化湿，防止外界湿气入侵。

刘维教授说："风湿病发展期，热量、蛋白、维生素的摄入要均衡；牛肉、羊肉、狗肉和海鲜等发性食物不可食用；多吃时令蔬果，再加一些瘦肉和鸡蛋即可满足身体所需。另外，风湿病是因为免疫系统紊乱造成的，盲目吃补药有时会使病情加重，所以吃补药要遵循医嘱。应该避免食用过去曾明显诱发和加重自己病情的食物，在保证营养全面、合理的前提下，不要过多吃肥腻食物、大量海产品及过酸、过咸的食品。其次，不宜服用对病情不利的食物和刺激性强的食品，如辣椒、糖类、脂肪等。另外，正确对待饮酒，要依据病情辨证对待。芒种时节在内调养，要健脾化湿、清利湿热，饮食要均衡，应以清淡为宜，少油腻、辛辣，少饮酒、少食糖以免加重脾胃负担徒增湿气。宜多食用养阴、生津、祛湿的食物，山药可健脾益气，茯苓、薏米、芡实、红豆可利水除湿，苦瓜清湿热，冬瓜皮煮水也有非常好的利湿效果。禁食冷饮，口渴时可选择绿豆汤、菊花茶、金银花茶清热消暑。还可以在三伏天之前找大夫开一些小中药调理，为度夏做好准备。"

风湿病种类繁多，要认清病症，正确治疗。在风湿病防治方面中医药独具特色，有中药汤剂、针刺、温灸、温针灸、三伏贴（三九贴）、风湿病中药敷贴、中药熏蒸、中药泡手浴足、穴位拔罐等疗法。总体来说，春夏养阳，秋冬养阴，风湿病又是由于正气不足，所以夏季治风湿变得异常关键，正所谓"冬病夏治"。

其中"三伏贴"是发挥中医治未病的特点，调节自身免疫力，增强人体脾胃功能，健脾化湿，起到未病先防与辅助治疗的作用。风湿疾病患者使用"三伏贴"可温经散寒，祛除体内的老寒气，安度盛夏。

在生活起居方面，刘维教授建议大家合理使用空调。在天气不是很热的时候尽量用自然风，炎热难耐而不得已使用空调时，应使用除湿模式，温度调节到26~28℃之间。同时，应避免居住潮湿的屋子，建议将花草搬到卧室外，避免在室内晾晒衣物。另外，适度锻炼，可加强脾胃的运化功能，提高肌体免疫力与抗湿能力。在疾病的进展期，患者不宜过度锻炼，要轻度活动，做关节屈伸及简单动作，平地活动时用拐杖、步行车来支撑身体重量，减轻对患处的刺激。老年人喜欢的扭秧歌及走鹅卵石地等锻炼方式都不适宜风湿病患者，易造成关节损伤，适宜风湿病患者的运动有散步、做操、打太极拳等，可循序渐进，适可而止。

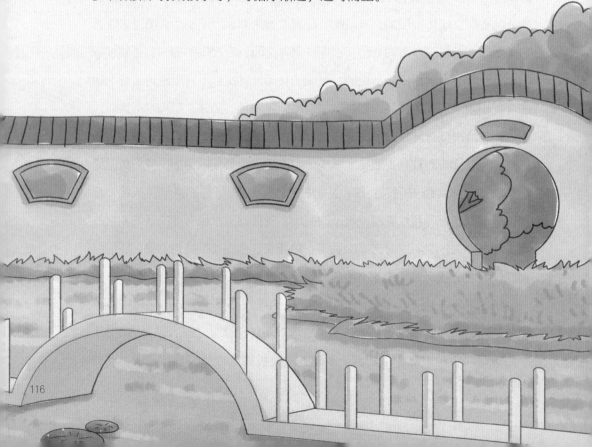

起居养生

芒种时节，忙碌的不能只是农民伯伯，我们普通人此时也该"忙着"养生了。在生活起居方面，我们要顺应此时昼长夜短的规律，做到"日出而起，日盛而小憩"，保持心情舒畅，适当的午休可更好地缓解此时的疲劳，使精力更加充沛；芒种天气较湿热，人体汗出较多，此时我们要多饮水、多吃应季水果补充维生素；贴身衣服要经常换洗，适当多洗澡也有助于阳热发泄，但是汗出时不要立即洗澡，否则容易导致皮肤疾病。俗话说"未食端午粽，破裘不可送"，芒种伊始，气温并不稳定，有时连续的雨天会使得天气比较阴冷，所以我们春天御寒的衣服不要过早收起来，在气温骤降时要及时加衣保暖。

运动养生

芒种时节积极的运动有助于我们消除懒散的状态，为生活注入新鲜的动力，但是运动时要注意避暑，运动汗出后要及时补充水分，值得注意的是，此时不要立刻喝过量的白开水或糖水，可喝些果汁或糖盐水，这样可避免血钾过分降低。除此之外，运动后还要及时更换衣物，保持身体清爽。

情志养生

芒种时节人们往往会有烦躁的情绪，尤其是在此时备战高考的学生情绪更加不稳，所以我们此时要调节自己的情绪，不要忧郁或者恼怒，学会正确排解不良情绪，保持放松、平静的心态。心情好，体内气机宣畅，自然有助于取得理想的成绩。

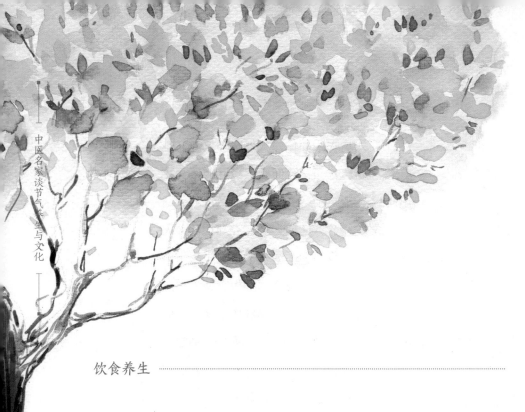

饮食养生

常言道："苦夏食苦夏不苦"。在饮食方面，芒种时节，我们应饮食清淡，少吃油腻食物，可多吃苦瓜、莴笋等苦味食物。湿热的天气容易让人身乏心烦，此时来一杯酸梅汤或者是梅子酒，祛湿又提神，是当令的消夏佳品。我们千万不要通过饮冰镇啤酒来解暑，这样不但会损伤我们的脾胃，还会助生体内湿热。湿热不去，后患无穷，我们可以在湿热的早期通过食疗的方法来祛除体内的湿热。如果你常感到口中黏腻、舌苔不厚但是黏涎多或口气重时，可以多吃香菜、芹菜等气味芬芳的蔬菜，芳香以化湿；如果你舌苔较厚腻，食欲不振时，可以食用"三豆粥"，即白扁豆、赤小豆、绿豆等分煮粥；或者是"二米饮"，即稻米和薏仁米等分煮粥，二者均有着健脾利湿的作用，是芒种时节，乃至整个夏季不错的粥品。

芒种时节湿热的气候易于传染病的流行，也被称为"百毒之月"。对此，我们可以在饮食上多吃葱、姜、蒜，或者早晚常用凉的淡盐水漱口和清洗鼻腔，这样可以在一定程度上减少细菌滋生，保护人体不被感染。

赤豆冬瓜汤

功效：清热利湿。

原料：猪肉150克，冬瓜150克，赤小豆150克，食盐2克。

制法：洗净上述原料，将冬瓜、瘦肉切成小块，备用。用适量清水，将瘦肉和赤小豆煮滚后，放入冬瓜，煮至瘦肉软熟，加盐调味后饮用。

用法：佐餐食用。

芹菜百合炒腰果

功效：平肝健脾，滋阴养血。

原料：芹菜100克，百合、腰果各50克，花生油10克，食盐3克。

制法：百合去头尾分几瓣，西芹洗净切段，锅内放花生油，油凉时放入腰果文火炸至酥脆后捞出，文火将油烧热后放入芹菜，武火翻炒约1分钟，加入百合及食盐，关火后撒入腰果，均匀混合后即可。

用法：佐餐食用。

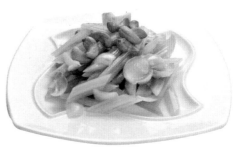

芹菜百合炒腰果

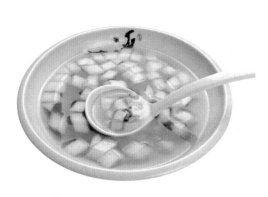

赤豆冬瓜汤

芒种一到，春天绽放的花朵就凋零了，盛夏即将来临。民间旧时有"送花神"的习俗，会举行祭祀仪式来表达对花神的感激之情，盼望着来年再次相会。

在南方，芒种时节还有煮青梅的习俗。每年5~6月是梅子成熟的季节，新鲜的梅子味道酸涩，需要加工后才好吃。这种加工过程就是煮梅。说到煮梅，大家一定不陌生，自然会想起《三国演义》中曹操、刘备"青梅煮酒论英雄"的故事。

每年农历五月初五是端午节，多数会赶在芒种期间。家家户户包粽子，吃粽子。

◎ 芒种火烧天，夏至雨涟涟。

◎ 芒种不下雨，夏至十八河。

◎ 芒种雨涟涟，夏至火烧天。

◎ 芒种打雷是旱年。

◎ 芒种节到，夏种忙闹。

◎ 四月芒种如赶仗，误了芒种要上当。

时雨

（南宋）陆游

时雨及芒种，四野皆插秧。

家家麦饭美，处处菱歌长。

老我成惰农，永日付竹床。

衰发短不栉，爱此一雨凉。

庭木集奇声，架藤发幽香。

莺衣湿不去，劝我持一觞。

即今幸无事，际海皆农桑。

野老固不穷，击壤歌虞唐。

约客

（南宋）赵师秀

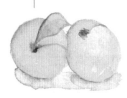

黄梅时节家家雨，青草池塘处处蛙。

有约不来过夜半，闲敲棋子落灯花。

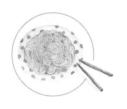

夏至

养生护阳亦重阴

昼至夏至已云极

夏至在每年的公历6月21–23日到来，是二十四节气中最早被确定的节气之一。早在3000多年前，周公采用土圭测日影的方法确定了夏至。据《恪遵宪度抄本》："日北至，日长之至，日影短至，故曰夏至。至者，极也。"可知夏至这天，太阳直射地面的位置到达一年的最北端，几乎直射北回归线，是北半球各地全年白昼最长的一天，且纬度越高白昼越长。同时，夏至是太阳的转折点，夏至过后，太阳直射点逐渐向南移动，北半球白昼缩短。对于北回归线以北的地区，夏至日过后，正午太阳高度也逐日降低。诗人的诗句中也有对夏至的描述，如"昼晷已云极，宵漏自此长"等。

古人通过观察自然界事物的阴阳转化规律将夏至分为三候："一候鹿角解；二候蝉始鸣；三候半夏生。"古人认为鹿的角朝前生而属阳，夏至日阴气生而阳气始衰，所以阳性的鹿角便开始脱落；雄性的知了在夏至后因感阴气之生便鼓翼而鸣；半夏是一种喜阴的药草，因在仲夏的沼泽地或水田中出生所以得名。由此可见，在炎热的仲夏，一些喜阴的生物开始出现，而阳性的生物却开始衰退了。

夏至到来，气温继续升高，并进入伏天，民间有"夏至不过不热"的说法。此时我国大部分地区气温较高，日照充足。由于地面受热强烈，空气对流旺盛，常易形成雷阵雨。这种雷雨骤来疾去，降雨范围比较小，人们称之为"夏雨隔田坎"。此时，长江中下游、江淮流域一带正值梅雨季节。空气非常潮湿、阴雨连绵，容易形成洪涝灾害，应注意加强防汛。

夏至过后，虽然太阳直射点开始从北回归线逐渐向南移动，北半球白昼开始逐渐缩短，对于北回归线及其以北的地区，正午太阳高度也开始逐日降低，但由于太阳辐射到地面的热量仍比地面向空中散发的多，故在一段时间内，气温仍将继续升高。

首先，夏季室外气温高，若突然进入有空调的温度较低的房间可导致感冒，且长期居住在有空调的房间中，皮肤长时间接受低温刺激会导致肌腠关闭，血行减慢，从而易引发一系列精神疾病，故应注意空调放置的位置和开放时间，室内温度以20~24℃为宜。

身体虚弱的人、在酷热或阳光照射下工作劳动强度过大且出汗多的人、有慢性疾病的人、在忽冷忽热温度变化剧烈的环境中的人等易出现中暑。因此，为防止中暑，人们要勤洗澡保持皮肤清洁，及时补充盐分和水分，注意乘凉，注意休息，勤通风。

夏至过后，天气多雨湿热，这种天气为细菌的生长繁殖提供了温床，因而食物也易腐烂变质，人们处理不当误食腐烂变质的食物易导致肠炎、腹泻等胃肠道疾病发生。由于夏季炎热，有的人由于过食寒凉的食物，伤及脾阳导致脾运化功能失调而发生腹泻。腹泻过度或服用抗生素易导致胃肠道菌群失调。所以，夏季应注意饮食清淡，忌食油炸、滋腻、辛辣，以及过分寒凉的食物，多吃新鲜水果蔬菜。应及时扔掉变质的食物，肠道菌群失调的人可以饮用酸奶来恢复，若病情严重者应及时就医。

同时，夏季也是高血压患者发病的高峰期。由于夏季炎热，人体水分易流失，因而血液易浓缩黏稠度增高而导致心脑血管疾病的发生。所以在夏至期间，高血压患者要更加注意血压的变化，同时高血压患者应注意避暑并及时补充水分，不要等到口干舌燥时再饮水。在夏至期间，高血压患者在饮食方面应注意少放盐，减少脂肪的摄取，补充适量的蛋白质，多吃新鲜的蔬菜水果，摄入足量的钾、镁、钙等微量元素。

由于夏至期间气温较高，糖尿病患者易烦躁，故此时糖尿病患者应注意及时疏导心情，避免不良情绪蓄积对身体造成影响。同时糖尿病患者脚部易出汗而引发感染，故此时糖尿病患者还应尽量保持脚底干燥，注意脚部护理避免感染，平时生活中还要注意皮肤卫生。

夏至既是昼以至极的标志，同时也是预示一年中最炎热的时间段即将到来的标志。在注意预防中暑、消化系统疾病及心血管系统疾病等夏至期间易发疾病的同时，在养生方面，根据"春夏养阳"的原则，人们要顺应气候特点，注意养阳也要重视补阴。

> 在注意预防中暑、消化系统疾病及心血管系统疾病等夏至期间易发疾病的同时，在养生方面，根据"春夏养阳"的原则，人们要顺应气候特点，注意养阳也要重视补阴。

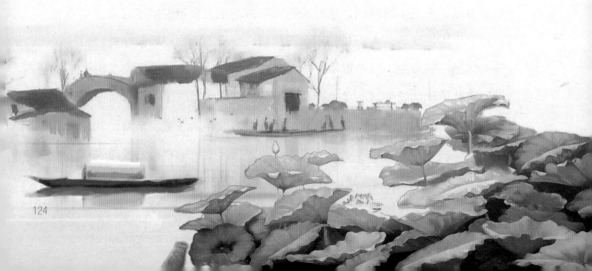

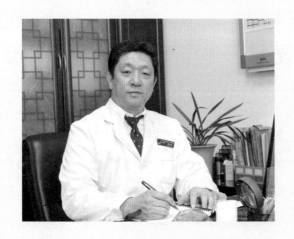

名医小传

贾英杰

　　主任医师，教授，医学博士，博士研究生导师，国务院特贴专家，天津市劳动模范，全国名中医，天津市"十佳"医务工作者，第六批全国名老中医专家学术经验继承工作指导老师，现任天津中医药大学第一附属医院主任医师，兼任中国抗癌协会肿瘤传统医学专业委员会主任委员等。

　　贾英杰教授致力于恶性肿瘤防治事业30余年，将天津中医药大学第一附属医院肿瘤科发展成了为华北地区最大、赢得群众良好口碑的中医肿瘤阵地。他在注重学习老一辈名老中医治疗肿瘤经验的基础上，跟踪肿瘤医学前沿，不懈求索，始终以中医理论为依托，注重中西医结合，科研密切结合临床，在大量临床实践和基础研究中，逐渐凝练出自己的学术思想和医疗特色，创新性的提出"正气内虚，毒瘀并存"为恶性肿瘤的临床病理变化，以"解毒祛瘀，扶正抗癌"为恶性肿瘤治疗的基本思路，并积极开展和引进新技术，逐步形成了多途径、多手段、多方法的"立体治疗"恶性肿瘤的医疗模式，开辟出一条中西医结合治疗肿瘤新路，在延长带瘤生存时间、改善生活质量、预防复发转移等多方面显示出了明显的优势。在此理念指导下的多项科研课题得到实验研究验证，并获得省部级科技进步奖，同时发表百余篇学术论文，更为可贵的是临床治疗取得了满意的疗效，众多国内外患者不畏途远慕名而来，年门诊量7000人次以上，为无数绝望中的癌症家庭带去希望。

顺时养生　安然度夏

　　天津市名中医、天津中医药大学第一附属医院肿瘤科主任贾英杰教授指出："夏至是阳气最旺盛的时节，此时盛阳覆盖于上，阴气始生于下，是自然界阴阳二气交接与转折的时期，人体气血阴阳的运行也势必会发生相应的改变。夏至到来意味着炎热天气正式开始，气温节节攀升，并常伴随雷雨天气，昼长夜短，地热蒸腾，空气中温度高、湿度大，万物生长茂盛至极，此时暑、湿、热（火）容易成邪为患，肿瘤患者在这一时节因手术、放化疗等治疗而困倦疲乏、口干口黏、食欲不振、心烦意躁等症状尤为明显。"

　　夏至这一天，太阳直射北回归线，是北半球一年中白昼最长的一天，是太阳在一年中所能达到北半球最高的纬度。夏至之后我国大部分地区将进入盛夏，天气持续高温，气压低，空气湿度加大。夏至日是我国最早的节日。清代之前的夏至日全国放假一天，人们可以回家与亲人团聚畅饮。我国古人将夏至分为三候："一候鹿角解；二候蝉始鸣；三候半夏生。"麋与鹿虽属同科，但古人认为，二者一属阴一属阳。鹿的角朝前生，所以属阳。夏至日阴气生而阳气始衰，所以阳性的鹿角便开始脱落。而麋因属阴，所以在冬至日时鹿角才脱落；雄性的知了在夏至后因感阴气之生便鼓翼而鸣；半夏是一种喜阴的药草，因在仲夏的沼泽地或水田中出生所以得名。由此可见，在炎热的仲夏，一些喜阴的生物开始出现，而阳性的生物却开始衰退了。

　　肿瘤是当代严重危害人类健康的重大疾病，是人们避之唯恐不及的恶魔，老百姓们谈瘤色变。谈到中医如何看待肿瘤的病因时，贾英杰教授说："中医认为肿瘤的形成主要是以下4种原因：① 气滞血瘀。历代医学文献均指出，血随气行，血受到阻滞凝结大多是由气行不畅引起，所以气滞血瘀时间一长就容易形成肿块。② 痰湿聚结。古人有'凡人身上、中、下有块者，多是痰'的论述。古人所说的'痰'跟我们现在理解的'痰'不完全是一回事，除咳吐而出的痰液外，还应包括留滞于体内因水湿凝聚而成的痰饮水邪和无形的痰饮病证在内，而留伏在体内的'痰'也会产生肿瘤病变。③ 邪毒郁热。癌症病人多见热郁之证，如邪热嚣张，发为实热之证，表示肿瘤正在发展，属病进之象。④ 脏腑失调，气血亏虚。历代医籍均指出，肿瘤发病多与脏腑功能失调有关，正所谓'正气存内，邪不可干；邪之所凑，其气必虚'。从中医理论讲，顺应夏至'阳胜于外'的气候特点，慎起居、调饮食、和喜怒，是能令肿瘤患者安然度夏的制胜法宝。"

1. 起居调养

起居应顺应自然界阳盛阴衰的变化，宜"夜卧早起，无厌于日"，保持每天6~7小时的睡眠。古人说："以一日分为四时，朝为春，日中为夏。"具体而言，就是每日上午9点至下午3点相当于夏季，中午11点至下午1点相当于一年中的夏至，此时阳气渐降，阴气渐升，阴阳交合最适午休安眠，对缓解疲乏、增强人体抵抗力极为有益。

气候闷热，腠理开泄，微微汗出是人体调节体温、排泄代谢废物的正常表现。肿瘤患者大多免疫力低下，不可过汗而伤津耗气，更不可过于避热趋凉，当风而卧，长期处于空调房中，使汗孔闭塞，伤于风寒发为感冒。尤其肺癌患者，肺部功能本已受损，感冒后更是雪上加霜，并发肺炎导致支气管痉挛、呼吸窘迫等，增加病情恶化的风险。

2. 饮食调养

饮食一向是肿瘤患者及家属锱铢必较之地，夏至气候炎热，且肿瘤患者大多消化功能相对较弱，饮食宜以清淡平和、营养丰富、易消化为主。不宜食用

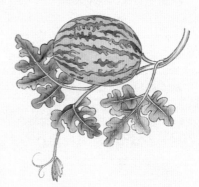

肥甘厚味、生湿助热的食物，如动物内脏、烧烤、油炸、生葱、生蒜等，以免助湿热阻滞脾胃，进一步加重食欲不振、食不知味的症状。正接受放疗的患者常常表现出口干渴、大便秘结等中医认为的"热毒缊结、阴液亏乏"征象，宜多饮温水，或适量进食凉性瓜果，如冬瓜、西瓜、小黄瓜、苦瓜等，可以增加生津止渴、清热泻火、排毒通便的效果。但冷食瓜果当适可而止，不可过食，尤其是对于使用奥沙利铂的胃、肠肿瘤患者来说，因该药独特的遇冷后神经毒性，此类患者更需注意避免到冰箱直接拿取食物、摄入冷食，以免加重手脚麻木等神经毒性。此外，还应特别注意饮食卫生，要进食新鲜食物，避免食用变质败坏的食物。尤其是合并化疗、靶向药物相关腹泻的患者，进食不洁食物导致急性胃肠炎引起腹泻，药物性腹泻和感染性腹泻叠加，会引起不可预估的不良后果。

作为预防肿瘤的重点，贾英杰教授特别强调，为避免烹调不得当产生致癌物，大家在日常做饭时应注意以下几点：① 烹调方式要科学，多使用蒸、煮、凉拌、微波烹调等方法，减少油炸、油煎、盐腌等方法，更不要在炉火上直接烧烤、烟熏食物，不使食品直接与炭火接触。② 炒菜温度不可太高，一般油脂加热到一定温度时，就会分解产生丙烯醛，有致癌作用。所以油温加热在中度时就可以炒菜了。③ 每炒一样菜要刷一次锅。炒菜用的食油是一类含碳有机物，研究证实，一切含碳有机物热解或不充分燃烧时，均会转化为强致癌物质。应提倡"炒一个菜刷一次锅"的做法，彻底清除锅底中的残留物。④ 绿色蔬菜的科学食用法。绿色蔬菜切后不要放置时间过长，长期搁置不仅使维生素C的含量大大减少，而且可能会使蔬菜氧化，产生致癌物质。蔬菜最好随洗、随切、随烹

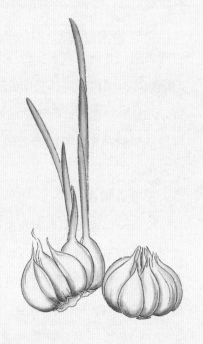

调、随吃，而且一次性吃完，若有剩余应放入冰箱中低温保存。

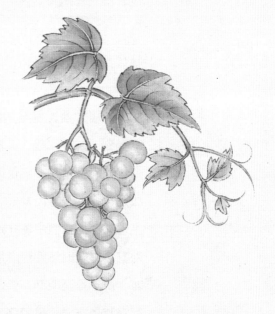

贾英杰教授特意列出了具有抗癌作用的九大类食物，提示人们适宜常吃，它们是：① 洋葱类：大蒜、洋葱、韭菜、芦笋、青葱等。② 十字花科类：花椰菜、甘蓝菜、芥菜、萝卜等。③ 坚果和种子：核桃、松子、开心果、芝麻、杏仁、胡桃等。④ 谷类：玉米、燕麦、米、小麦等。⑤ 荚豆类：黄豆、青豆、豌豆等。⑥ 水果类：橙子、橘子、苹果、哈密瓜、奇异果、西瓜、柠檬、葡萄、草莓、菠萝等。⑦ 茄科：番茄、茄子、马铃薯、番薯、甜菜等。⑧ 伞状花科：胡萝卜、芹菜、小茴香等。⑨ 其他蔬菜：黄瓜、青椒、红椒、菠菜、姜等。

3. 情志调养

炎炎夏日，酷暑难耐，蝉鸣繁杂，更显得令人心烦意躁。肿瘤患者由于要面对疾病的痛苦，治疗相关的不良反应，以及害怕复发转移的心理隐患，情绪波动更加强烈，常表现出心境不佳、爱发脾气、对事物缺少兴趣等，这就是常说的"情绪中暑"。从中医理论来讲，恼怒则肝木生火，夏本炎热，以火助火，其火愈烈，更不利于患者疾病恢复。此时宜给予患者更多关心，在病情允许的情况下带患者出去走走，多一些社交活动，或养花怡情养性，植物的生命力更能增加患者战胜病魔的信心。此外，还需鼓励患者保持"心静自然凉"的心态，使心平气和，神志舒畅。

"晚睡早起午休躺，暑伤津气炎热防，切忌饮食过寒凉，神清气和胸宽畅"，对提高、巩固肿瘤患者的治疗效果，减少治疗不良反应的发生，预防疾病的复发、转移，改善生活质量均有非常重要的意义。

夏至养生延伸阅读

起居养生

起居方面，夏至期间昼长夜短，《素问·四气调神大论》篇提到"夜卧早起，无厌于日"，故人们在夏至期间应顺应时令特点晚睡早起。不仅如此，午睡也是夏至期间养生保健的方法之一，其一方面补偿了夜间睡眠不足，另一方面也是对人体生理的养护。但午睡一定要注意时间不宜过长，以30分钟左右为宜；午睡时还要注意用毛巾被、衣物覆盖腹部，以免腹部受寒。由于夏至期间，全国大部分地区处于高温状态，很多房间都安装了空调、风扇等降温设施，因此一定要注意设备放置的位置和开放时间，室内温度以20~24℃为宜。

穿着方面，由于夏至期间，人们出汗量大、散热多，所以应选择宽大舒适、材料透气性好的衣物为宜。由于人们经常出汗，故应勤换衣物，防止皮肤感染。同时，夏至期间，太阳暴晒且人们衣着单薄，易晒伤出现皮肤疾病，故应采取诸如携带遮阳伞、佩戴墨镜、涂抹防晒霜等措施进行防晒。

运动养生

夏至期间应注意避开烈日炽热之时，合理安排出行和休息时间，此时运动最好选择在清晨或者傍晚天气较凉爽时进行，场所可选择空气新鲜的地方，运动不宜过分剧烈，以散步、广播操、太极拳等项目为宜。锻炼结束后，若汗出过多，可适当饮用淡盐水或者绿豆汤，切不可饮用大量冷饮及用冷水洗浴，否则易引起寒湿痹证等疾病。但每日可用温水洗澡，一方面可以洗掉汗水、污垢，另一方面温水洗澡还可以放松身体，加快血液循环，消除疲劳，改善睡眠，增强抵抗力。

情志养生

夏至期间，应注意不要思虑过度，虑多由脾主，思虑过度则气结中，影响脾运化功能，导致大脑反应迟钝、不思饮食、便溏、腹胀、纳呆等症状出现。同时夏季燥热，易影响心神，令人心烦，故应注意心神调养，保持心平气和，不大喜大悲，即所谓"心静自然凉"。

饮食养生

夏至当天，北方诸如北京、山东等地，民间流传"冬至饺子夏至面"的说法，故人们会在夏至当天吃面；岭南一带则有夏至吃狗肉、荔枝的习俗；无锡人则会在夏至当天吃上一碗馄饨，取"混沌和合"之意……古人在夏至节气养生既顾护身体阳气，又注重消暑养阴，常常在此时吃冷食、凉食、瓜果。清代文士顾禄《清嘉录》记载："街坊叫卖凉粉、鲜果、瓜藕、芥辣索粉，皆爽口之物。"夏至期间，气候炎热，且即将进入三伏天，人们多胃口不佳，此时饮食仍宜清淡，不宜肥甘厚味。食物搭配以五谷为主，可以多食荞麦、豆类。此外还应以新鲜绿叶蔬菜、时令瓜果等为辅，可以适量佐以瘦猪肉、鸭肉等补气养血、养阴清热的肉类。由于以上食物多寒凉清润，食用时一定注意摄入量，勿伤脾胃阳气。

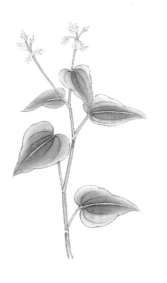

香薷饮

功效：发汗解表，和中化湿，利水消肿。

原料：香薷、红糖各15克，白扁豆、甘草各10克。

制法：将香薷、白扁豆、甘草洗净，加入清水煮25分钟，
饮用时加入红糖即可。

用法：代茶频饮。

扁豆大枣汤

功效：健脾祛湿。

原料：白扁豆25克，大枣10枚，红糖25克。

制法：白扁豆洗净与大枣一同煮沸后，再煮10分钟，加入
红糖溶化即可。

用法：每日2次，早晚分服。连服1周。

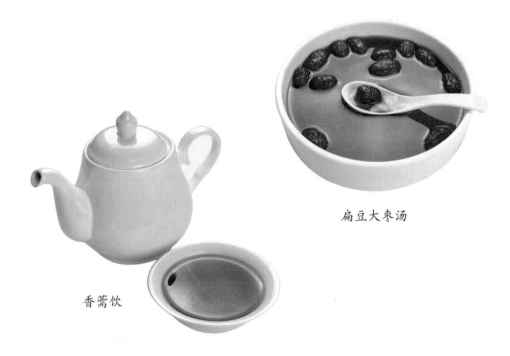

扁豆大枣汤

香薷饮

"冬至饺子夏至面"，很多地方在夏至这天有吃过水面的习俗，并且有"吃过夏至面，一天短一线"的说法。也就是说，夏至一过，白天就一天比一天短了。过水面，其实就是凉面条，很适合在炎炎夏日食用。

- 日长长到夏至，日短短到冬至。
- 夏至有雷三伏热。
- 吃了夏至面，一天短一线。
- 头伏萝卜二伏菜，三伏还能种荞麦。
- 夏至棉田草，胜如毒蛇咬。
- 清明高粱小满谷，芒种芝麻夏至豆。

夏至避暑北池

（唐）韦应物

昼晷已云极，宵漏自此长。

未及施政教，所忧变炎凉。

公门日多暇，是月农稍忙。

高居念田里，苦热安可当。

亭午息群物，独游爱方塘。

门闭阴寂寂，城高树苍苍。

绿筠尚含粉，圆荷始散芳。

于焉洒烦抱，可以对华觞。

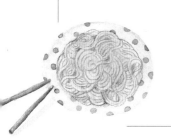

和梦得夏至忆苏州呈卢宾客

（唐）白居易

忆在苏州日，常谙夏至筵。

粽香筒竹嫩，炙脆子鹅鲜。

水国多台榭，吴风尚管弦。

每家皆有酒，无处不过船。

交印君相次，褰帷我在前。

此乡俱老矣，东望共依然。

洛下麦秋月，江南梅雨天。

齐云楼上事，已上十三年。

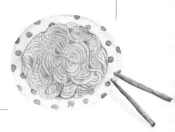

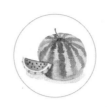

小暑

倏忽温风至
因循小暑来

　　小暑是二十四节气的第十一个节气，也是夏季的第五个节气，在每年公历7月7日左右。此时已过夏至，还未到一年中最炎热的时候，但在夏至后第三个庚日迎来三伏天，气温即将迅速升高。古人将小暑分为三候："一候温风至，二候蟋蟀居宇，三候鹰始鸷。"古人认为此时阳气下行，温风渐暑，雨水丰沛，万物华实，宜养长之气，避其锋芒。

　　《说文解字》言："暑、煮也，如水煮物也。"小暑时节，太阳由北回归线向赤道南移，体感温度不断升高，逐渐达到一年中最热的时期。据气象台报道，近60年小暑、大暑的平均气温在一年中最高，东北地区7月上旬的平均气温约在26.5℃左右，7月下旬的平均气温则达到27.3℃左右，而我国低纬内陆地区气温常最高可达40℃，故民间有"小暑大暑，上蒸下煮"的说法。南方江淮流域及华南、西南地区陆续结束了持续一个月左右的梅雨季节，受太平洋副热带高压和南亚高压影响开始进入伏旱期，此时的气候十分有利于农作物生长，即民间所说"伏天的雨，锅里的米"，但同时台风、雷暴等破坏性强的自然灾害也较为多发。南方民谚有"小暑一声雷，倒转成黄梅"之说，是指小暑如果下雷阵雨，则可能再次出现集中降雨，即"二度梅"。此时北方开始集中降水，水汽压平均变化显示为增湿趋势，部分地区平均降水量最大，可达到98.9毫米，缓解持续高温。

小暑时节梅雨季基本结束，即将进入潮湿闷热的伏天。暑热易扰心神，伤津耗气，兼夹湿浊之气侵犯人体，常使人们出现心烦不安、倦怠乏力、肢体酸重、少气懒言等不适。在日常生活中应当避免情绪过度波动，加强运动，多饮温水，并避免大量出汗。农历六月初六称为"天贶节"，即"天赐之节"。民间自唐代便有"六月六，晒红绿"的习俗，由于湿热的气候易导致衣物、书籍、木质家具霉变，尤其南方经过月余的梅雨季节，空气较长时间处于高湿度状态，所以一到晴朗时宜晾晒衣物、开窗通风，即民间所称"晒龙鳞"，以保持起居环境清洁舒适，防止真菌感染、湿疹等皮肤病的发生。

此外，脾主长夏，小暑时节也是胃肠道疾病高发时期。一方面，湿热的气候适宜细菌繁殖，若饮食不洁，易导致胃肠道功能紊乱，而引发腹痛腹泻；另一方面，人们常因天气炎热而贪食饮冷，尤其是儿童、老人等免疫力低下的人群，容易损伤脾胃阳气，寒湿内盛，引发泄泻。所以在暑热季节，应注意适度食用瓜果，注意饮食清洁卫生，不食用隔夜、生冷、霉变、腌制等食物，以防病从口入。同时，夏季人们常胃口欠佳，食少口淡，多因湿浊困脾、热盛伤津耗气，损伤脾阳，脾胃失于运化所致。清淡饮食为小暑季节的最佳选择，宜多食用时令果蔬，油腻、辛辣、刺激性食物及食入过饱等，都会给肠胃带来一定负担。

小暑是一年中最热时段的开始，如白居易诗云："散热由心静，凉生为室空。此时身在保，难更与人同。"养生当调畅情志、防暑降温、均衡饮食、生发阳气，安稳度夏，并为冬季的健康保驾护航。

"冬病夏治"是小暑时节常见的养生保健方法。《黄帝内经》讲"上工治未病"，对于素体阳虚、脉络不畅、阴寒体质的人群，及慢性支气管炎、风湿、哮喘、虚寒腹泻等疾病，冬病夏治具有"起沉疴、复阳气、通脉络"的良好功效。冬病夏治即把握天时，借助阳气旺盛的时机扶阳祛寒、通络复脉、引火归元，达到事半功倍的效果。夏季腠理疏松，可以在此时选择穴位贴敷、艾灸针刺等传统疗法，增强抵抗力，对冬季慢性病进行预防。

> 冬病夏治即把握天时，借助阳气旺盛的时机扶阳祛寒、通络复脉、引火归元，达到事半功倍的效果。夏季腠理疏松，可以在此时选择穴位贴敷、艾灸针刺等传统疗法，增强抵抗力，对冬季慢性病进行预防。

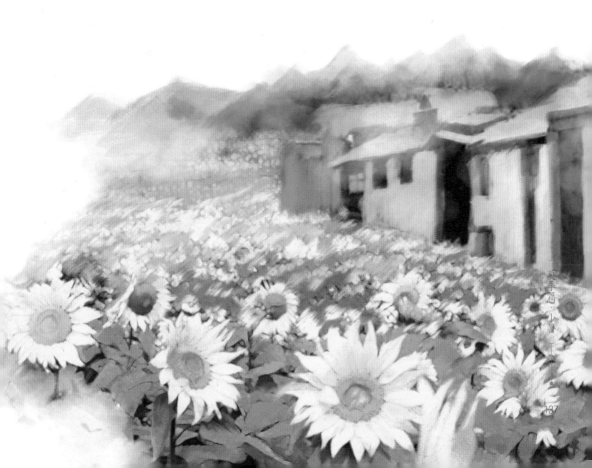

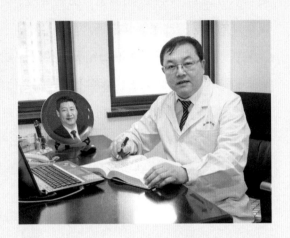

名医小传

张宗礼

1959年出生于天津。天津市中医药研究院原副院长，中华肾病学会中医药学会肾病专业委员会委员，中国中医药研究促进会常务理事，天津中医药学会副会长，天津市中医药学会肾病专业委员会副主任委员，第三批全国老中医药专家学术经验张大宁教授的学术优秀继承人，天津市中医药专家学术经验继承指导老师，天津市名中医，天津市首届中青年名中医，天津市劳动模范。

张宗礼师从第二届国医大师、中医著名肾病专家张大宁教授，继承了"肾虚血瘀论"和"补肾活血法"等学术思想，强调"肾虚血瘀"是构成多种慢性疾病、老年病及人体衰老的基础，以"补肾活血法"为治疗多种慢性疾病、老年病及抗衰老的基本疗法。近年来，在继承的基础上，勇于创新，提出芳香醒脾、化浊排毒法治疗慢性肾脏病，选药上突出轻清、宣透，使清阳上升、浊阴潜降，从而阴阳调和，气血和顺，临床疗效得以提高获得满意效果。临床实践中不断探索，注重发挥中医药特色优势诊疗各种肾脏病疾患，注重强调慢性肾脏病的早诊断、早干预、早治疗的重要性，体现中医"治未病"的理念，形成了独特的中医治疗各种慢性肾脏病的学术思想和方药。归纳总结张大宁教授学术思想，从中医辨证角度拓展该治疗大法临床应用领域，结合西医学研究寻找其共性规律，进而客观揭示其有效性。

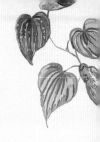

天津市名中医
天津市中医药研究院原副院长　　张宗礼教授谈小暑养生

利湿化浊脾肾调　巧用三宝暑气消

　　天津市名中医、天津市中医药研究院原副院长张宗礼教授指出，小暑正值初伏前后，空气湿度逐步加大，天气由干热转为闷热，因此也有"小暑过，每日热三分"的说法。小暑节气，高温多湿，民间有"小暑大暑，上蒸下煮"之说，是一年中气温最高且又潮湿、闷热的日子。对肾病患者来说，也是最难熬的时段。此时人体出汗多，消耗大，常常表现出"无病三分虚"，易感心烦不安、疲倦乏力，食欲不振，表现出口苦苔腻、胸腹胀闷、体重减轻等征象，所以中医养生强调补充体力，均衡营养，解热防暑，预防肾脏病的发生。

　　小暑时节"斗指辛为小暑，斯时天气已热，尚未达淤极点，故名也"。这时天气已经很热，但还不到最热的时候，所以叫小暑。时至小暑，已是初伏前后，到处绿树浓阴，很多地区的平均气温已接近30℃，时有热浪袭人之感，暴雨也时常在小暑节气光顾我国的大部分。由于这段时间的雨量集中，所以防洪防涝显得尤为重要。古人将小暑分为三候："一候温风至，二候蟋蟀居宇，三候鹰始鸷。""一候温风至"，是指小暑日后，大地上便不再有一丝凉风，而是所有的风中都带着热浪；"二候蟋蟀居宇"，小暑后五日，由于炎热，蟋蟀离开了田野，到庭院的墙角下以避暑热；"三候鹰始鸷"，小暑后十日，老鹰因地面气温太高而在清凉的高空中活动。

　　盛夏时节临床上有很多患者，因为过度贪凉、过食寒凉，引起胃肠道疾病，诱发肾炎；还有的患者因过度劳累，引起身体脱水，此时如大量喝下含有糖分等的饮料，可能会引起血糖一过性增高；还有一些功能饮料中含有咖啡因，过多摄入会导致神经系统兴奋，使人产生心慌、烦躁等现象；吃烧烤、喝啤酒是很多人用以消夏的方式，但食用过多嘌呤类食物会使人体产生过多的尿酸等代谢废物，加重肾脏排泄负担，大量饮酒也会导致高尿酸血症，这些习惯同时会引起高血脂等代谢疾病，引发肾脏疾病。

张宗礼教授在治疗肾脏病方面创新地提出芳香化湿、醒脾排毒法治疗肾病，提出心脾肾三脏一体的学术思想，创新性提出健脾补肾、活血软散祛湿排毒大法，从调理脾胃入手防治肾病的学术思想在指导小暑养生方面有着重要的意义。《景岳全书》中说："土气为万物之源，胃气为养生之王，胃强则强，胃弱则弱，有胃则生，无胃则死，是以养生家必当以脾胃为先。"通过调理脾胃，能够提高人的抗病能力，对整体状态进行调整，可以防止衰老。肾是先天之本，脾胃是后天之本。脾肾一虚，正气则虚，邪气则盛。因此扶养正气贵在温补脾肾。但中医很多专家更主张补脾胃，认为脾胃的强弱是决定寿命的关键。

张宗礼教授表示，人们常因气候炎热而食欲不振，其实这是湿热内蕴、肠胃缺乏运化动力的表现。调养胃气，才更有利于食物的消化与吸收。胃喜潮湿，因此多吃稀食是顺应胃气的重要方法。早晚喝些大米或薏米粥。体质弱的人还可以吃一些红枣或者生姜。这样既有助于生津止渴，还能帮助滋养胃阳。过量饮食与食用过多的肉类与油腻性食物则是阻碍肠胃消化的"绊脚石"，所以应在保证每日所需的营养元素以外，不宜饮食过饱，最好减少肉类的摄入，尽量少吃辛辣、油炸的食品。

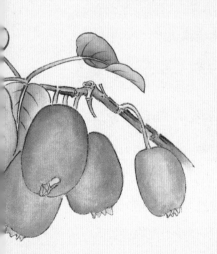

中医认为，脾为生化之源，是人体的气机枢纽。但如果脾气不足，吃进的食物就不能顺利转化为水谷精微，或者已经转化为精华的也不能顺畅地运送到身体各个脏腑。夏季更易发生脾胃不和及脾虚等症状。过食冰冷食物，往往最先损伤的就是脾胃。因此，护养脾气不能过多食用寒凉食品，而应以温补为佳。酸味食物有助于增强脾胃的消化功能，具有健脾的功效。夏季出汗过多容易损耗津液，常吃一些番茄、山楂、猕猴桃等略带酸味的水果，能够敛汗祛湿，有助于生津解渴、健脾消食。

张宗礼教授说："吃应季食物最为滋补，在小暑节气最应景的食物莫过于水中之莲。莲有三宝——莲花、莲藕、莲子，它们不仅清香可口，还有不少养生功效。"

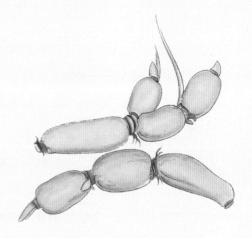

大热天，即使到了晚上，气温也降不下来，很多人热得睡不着觉。如果有条件，可以取适量的鲜荷花瓣，将其阴干后研成细末，煮小米粥时加少许，搅拌均匀，每天吃一次，能很好地防治失眠。如果买不到鲜荷花瓣，可以到药店买干花瓣，煮小米粥时加三五瓣即可。莲花有活血化瘀、清热解毒之效，能消暑、养心、安神。另外，莲花还有美容的作用，"爱面子"的人可以用莲花泡水，来改善面部色斑。

藕长在水里，性寒味甘，新鲜的生藕有生津凉血、健脾开胃的作用，在夏季食欲不振的人，餐前来点生藕可起到开胃的作用。而一旦做熟了，这种清热的作用就没了。可以将生藕切成片，拌着蜂蜜吃，口感清脆，味道甘甜。此外，鲜榨的藕汁可以说是一款夏季清除内热的好饮料。将新鲜的生藕切成小丁，不用加水，直接放到榨汁机内榨汁，清热开胃的饮料就做好了。生藕汁能起到凉血的作用，健脾又开胃。建议每次喝20~30毫升即可。

莲子有补脾、养心、安神的功效，但小小的绿色莲芯却容易被忽视。正是这不起眼的小莲芯，却能起到很好的消暑作用。夏天泡上一杯莲芯茶。不但能解暑，缓解烦躁的不良情绪，还可以缓解舌尖溃疡、口舌生疮等症状。莲芯味苦、性寒，苦味的食物本身就有降火清热的作用，身体内的火降下来了，心情自然也就随之平静安详。一小撮莲芯，一壶热水，简简单单就能造就舒畅的心境。

张宗礼教授还提醒大家要注意生活中的小细节，不要长时间坐在露天放置的木料上。正如民间谚语所言："冬不坐石，夏不坐木。"小暑过后，气温高、湿度大，久置露天里的木料，如椅凳等，经过露打雨淋，含水分较多，表面看上去是干的，可是经太阳一晒，温度升高，便会向外散发潮气，在上面坐久了，能诱发痔疮、风湿和关节炎等疾病。

由于夏天出汗多人们就懒于运动了。其实夏日仍需维持适量的运动，但要注意不应在阳光暴晒的时候运动。同时，由于夏天运动出汗量更大，对排毒有好处，但要注意及时补充水分，防止出汗过多导致血黏度升高。提倡饭后1小时进行运动，且运动不宜太激烈，不要流过多汗。散步、慢跑、游泳等运动就很适合夏季进行。同时，夏季一定要多饮水，及时补充水分，排除毒素，减轻心脏负担。同时应注意暑天过量出汗容易耗气，导致体力、元气不足，身体功能下降。日常起居应调节好居室温度、湿度，室温保持在27℃左右为宜，不宜太低，切忌因贪凉而引发各种疾病。

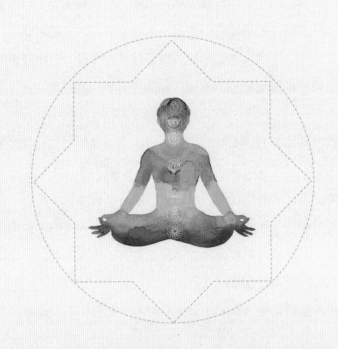

起居养生

"暑"字为上"日"下"者",意为太阳之下万物皆热,小暑时节气温即将达到一年中的顶峰,人体阳气充足,代谢活动最旺盛,养生保健宜遵循"春夏养阳,秋冬养阴",以固护人体阳气为主。由于暑热、汗出带来生理和心理不适,此时节人们常难以入眠、睡时汗出,睡眠时间减少,应注意调摄室内温度,预防中暑及"空调病"。同时,小儿面瘫也是暑期高发病,家长应注意防止孩子因贪凉而正对风扇、空调睡觉。此外夏季因太阳直射,出门时做好必要的防晒工作十分重要,在不妨碍机体散热的同时减少皮肤直接暴露面积。大量出汗、不慎淋雨之后应及时更换舒适干爽的衣物,避免感受风邪而发生一系列外感疾病。

运动养生

由于暑期天气炎热,人们常动则汗出、倦怠乏力、易于中暑,适宜的运动显得尤为重要。为避免中暑,运动应选在清晨、傍晚温度较低的时段,或河边、室内等区域,选择慢跑、太极拳等有氧运动,避免大量汗出,尤其是心肺功能不全的患者,应注意防止因炎热潮湿诱发胸闷气短、呼吸困难、眩晕呕恶的现象。室外运动时需要避免太阳直射,防止皮肤晒伤及中暑的发生,可随身携带降温冰袋、藿香正气水等,并及时补充淡盐水,尽量减少饮用高糖饮料。为了减少肠胃负担,运动后饮水应少量频服,保证每天8~10升的水分补充。从事高体力消耗工作的人群,可以采取机械通风的方式增加散热,防止因散热不当引起中暑。一旦长时间在户外活动后发现有皮温升高、口渴头痛、恶心呕吐、脉搏频促、大量出汗、动作不协调等征象，应停止继续运动，并将患者移动到阴凉通风处休息，服用清凉饮料，除去衣物，冰水擦浴，协助体温下降，较为严重者应及时就医。

情志养生

夏季为心之所主，炎热容易引发焦虑不安、烦躁易怒，暑邪耗气挟湿带来的昏沉乏力易导致精神萎靡。嵇康《养生论》言："夏季炎热，更宜调息静心，常如冰雪在心。"在保持饮食调摄、物理降温的同时，保持乐观豁达的心态，适当户外锻炼，以舒畅愉悦的精神迎接生活和工作。

饮食养生

夏季宜服用清凉解暑、健脾化湿之品，减少暑热对人体气机的影响。时令食材如绿豆、百合、豆芽、荷叶、莲子、莲藕等当为首选，民间有"春吃芽、夏吃瓜、秋吃果、冬吃根"的说法，黄瓜、西瓜、苦瓜等更适宜在暑热季节食用，南方地区的山竹清凉解暑、芒果清润肠胃、杨桃生津止咳、菠萝蜜醒脾益气，皆为时令佳品。此时中原地区的人们常进食羊肉，因为羊肉属火、通于夏气，以顺应养长之道；岭南地区人们常调制凉茶、龟苓膏等清暑益气饮料，以清解热毒、补充津液；自魏晋南北朝时期便有小暑进食汤饼的习俗，食用粥汤类食物有助于发汗排毒、温运脾胃，如《荆楚岁时记》记载"六月伏日进汤饼，名为辟恶"；小暑时节黄鳝品质最佳，黄鳝补中益气、祛湿壮骨，有助于降低胆固醇、防治动脉硬化，民间有"小暑黄鳝赛人参"之说。同时应注意饮食清洁，避免食用过多生冷寒凉之品。孙思邈《千金方》曰："夏七十二日，省苦增辛，以养肺气。"夏季适量食用大蒜、洋葱等辛辣之品有助于杀菌消毒，以防治感染性胃肠道疾病。

苦瓜茶 ···

功效：清热祛湿。

原料：鲜苦瓜1个，茶叶10克。

制法：苦瓜截断去瓤后，纳入茶叶，悬挂通风处阴干。用
时将外部洗净连同茶叶切碎混匀泡水即可。

用法：每次取10克，沸水冲泡频饮，趁热温服，每日可多
次饮用。

西瓜汁 ···

功效：清心火，利小便。

原料：西瓜1个。

制法：西瓜去籽，榨汁。

用法：频频服用。

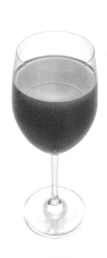

西瓜汁

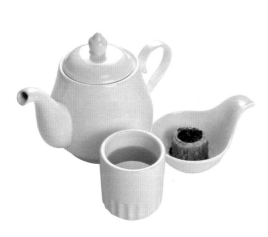

苦瓜茶

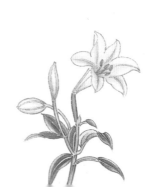

"小暑"的意思是天气开始炎热，但还不到一年中最热的时候。这时节，南方的梅雨季节即将结束，而人们常说的一年中最热的"三伏天"就要开始了。很多地方有"头伏"吃饺子的习俗，因为天气炎热，人们容易吃不下东西，而饺子在传统习俗里正是开胃解馋的食物。

- 小暑热得透，大暑凉飕飕。
- 小暑怕东风，大暑怕红霞。
- 小暑不见日头，大暑晒开石头。
- 小暑热过头，九月早寒流。
- 小暑不热，五谷不结。
- 小暑东风早，大雨落到饱。

夏日南亭怀辛大

（唐）孟浩然

山光忽西落，池月渐东上。
散发乘夕凉，开轩卧闲敞。
荷风送香气，竹露滴清响。
欲取鸣琴弹，恨无知音赏。
感此怀故人，中宵劳梦想。

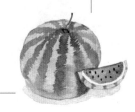

和答曾敬之秘书见招能赋堂烹茶二首（其二）

（北宋）晁补之

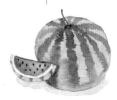

一碗分来百越春，玉溪小暑却宜人。

红尘它日同回首，能赋堂中偶坐身。

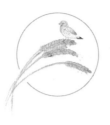

大暑

炎炎烈日似火烧
草木焦枯只待秋

　　大暑是二十四节气的第十二个节气，也是夏季的最后一个节气，之后便是立秋。《月令七十二候集解》中说："暑，热也，就热之中分为大小，月初为小，月中为大，今则热气犹大也。"此时正值中伏前后，是一年中最热的时期。有诗云"草木垂干，山坼海沸，沙融砾烂"，形象地描述了大暑时的景象。

　　俗话说"小暑不算热，大暑三伏天"。高温和潮湿是大暑时节的主要气候特点。大暑节气是我国一年中日照最多、气温最高的时期，许多地区的气温达35℃以上。著名的三大"火炉"城市（南京、武汉、重庆），甚至会出现40℃的酷热天气。在北方，常有"七下八上"的说法，就是说在大暑期间北方绝大部分地区暴雨天气相对集中，日降雨量有时可达到150毫米以上，且常伴随大风，天气开始变得闷热，同时容易发生洪涝、泥石流等自然灾害，各地需要提前做好防汛准备。而南方则多受台风影响，据统计，每年大暑期间我国东南沿海地区平均要遭受2次台风登陆，"风如拔山怒，雨如决河倾"就形象地描述了台风袭来时的景象。同时，大暑还是雷阵雨最多的时节，有谚语"东闪无半滴，西闪走不及"来形容大暑午后的雷阵雨，常常是这边下雨那边晴的特点，但长江中下游等地也有高温伏旱的情况，所以大暑期间的气候往往会对庄稼收成产生很大影响。

大暑时节，由于气温达到最高，而且多雨多湿，人体出汗量增多，易使腠理开泄，暑湿之气容易趁虚而入，心气易于亏耗，尤其老人、体虚气弱者往往难以抵御酷暑，而导致中暑等问题发生，出现头晕、心悸、胸闷、注意力不集中、疲乏等症状。儿童在此期间要防脾胃病，由于多雨多湿，空气湿度大，细菌病毒繁殖、传播迅速，再加上儿童喜欢吃冷食喝冷饮，易使儿童出现腹痛、腹泻等消化不良症状。大暑期间降雨增多，气压偏低，而且室内外温差太大，若频繁出入，会使脑血管反复收缩，易引起老年人心脑血管疾病发生。除此之外，由于食物容易腐坏变质，蚊虫繁殖快速，容易导致痢疾、甲肝、食物中毒等。在南方，湿邪尤重，善侵犯人体关节，所以一些有关节病的患者一旦发作，往往预示着天气又要下雨。

所以，在大暑期间，年轻人、老年人、儿童都应做好防暑准备，不可过度吹空调，保持室温在27~29℃之间，不可过食寒凉。注意个人卫生，食物卫生，防止暑湿邪气趁虚而入，防止传染性疾病在人群中大范围传播。不要长时间在潮湿的环境中，以免引发关节肿痛等疾病。

大暑节气首先要防止发生中暑，其次要注意饮食，防止消化不良，脾胃功能受损，最后要注意生活方式，保持良好的心性，把养生做到方方面面。

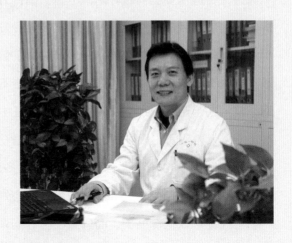

名医小传

王金贵

　　1965年出生于天津。医学博士，教授，主任医师、博士研究生导师，天津市名中医，现任天津中医药大学第一附属医院院长。先后荣获"霍英东教育基金会青年教师奖""全国百名杰出青年中医""全国优秀中医临床人才""天津市级教学名师""天津市有突出贡献专家"等荣誉称号。其主持承担国家科技支撑计划、国家自然科学基金等各级课题46项，以第一完成人获得省部级科技奖励9项，主持制定国家诊疗方案、指南、临床路径、操作标准7项，获得国家专利6项。主编世界中医学专业核心课程教材《推拿学》《中医养生技术方法学》等国家规划教材6部，主编出版学术专著16部。

　　王金贵教授作为全国中医领域知名专家，善于运用中医临床原创思维及经典理论作为指导原则。精于方药，通于推拿，提出"以内治用药之理指导外治施术之法"的内外兼治观点。经过30年临床经验，总结出对于疑难病证应遵循"针灸熨拓煎丸之法无所不备"的杂合以治理念，使得痉挛性斜颈、帕金森综合征、脊髓亚急性联合变性、脊髓侧索硬化症等疑难杂症在他面前都得到了临床有效控制。同时，他还总结出伤科疾患"针推熨拓治其标，口服煎丸治其本"、内妇疾病"针推引其经，方药调其脏"，儿科病证"急则遣方用药，缓则小儿推拿"等系列诊疗方法，进一步提高了临床疗效。被患者赞誉为"全能型名中医"。

天津市名中医
天津中医药大学第一附属医院推拿科　　　王金贵教授谈大暑养生

祛湿清热　省苦增辛

天津市名中医、天津中医药大学第一附属医院推拿科主任王金贵教授说:"大暑节气是我国一年中最炎热的时期,正所谓'小暑不算热,大暑正伏天'。南旱北涝是我国这个时节最常见的一种气候现象,这也造就了大暑节气湿重的气候特点。此时自然界阳气升发至顶点,养生宜顺时,所以我们需要护养体内阳气,使之保持充盈而升发的状态。在养生方面建议大家从调节饮食、起居、情志三方面入手。"

大暑时节"斗指丙为大暑,斯时天气甚烈於小暑,故名曰大暑。"大暑正值中伏前后,是一年中最热的节气。在我国很多地区,经常会出现40℃的高温天气,在这酷热难耐的季节,防暑降温工作不容忽视。南宋曾几说"赤日几时过,清风无处寻",古人也有谚语"大暑不见日头,大暑晒开石头",可见夏日炎炎,大暑实在难耐。

古人将大暑分为三候:"一候腐草为萤;二候土润溽暑;三候大雨时行。""一候腐草为萤"是说大暑时,萤火虫卵化而出。古人认为,萤火虫乃腐草所变,萤火虫又名"烛宵""耀夜",是大暑迎接立秋的诗意之虫,轻罗小扇扑流萤,萤火虫在静夜里穿梭时,其实凉爽的秋已经不远了。"二候土润溽暑"是说天气开始闷热,土地也很潮湿。溽是湿,大暑时,湿气浓重,湿热令人难耐。东汉刘熙在《释名》中说:"暑是煮,火气在下,骄阳在上,熏蒸其中为湿热,人如在蒸笼之中。""三候大雨时行"是说大暑时节,因湿气积聚而时常大雨滂沱,经常有大的雷雨,天气开始向立秋过渡。

由于这个时节湿重的气候特点,人体内的阳气很容易被湿邪郁闭导致升发不畅,再加之人体内本来就郁积了很多"热邪",所以该时节会引发一系列疾病。因此,此时的饮食调护原则要兼顾清热与祛湿。王金贵教授为大家推荐的食疗方法是"省苦增辛"。所谓"省苦增辛"，就是在以吃苦味食物为主的同时，增加辛味的食物，以苦、辛二味合力清暑祛湿。苦味的食物具有清热泻火的功效，多吃些苦瓜、黄瓜、芦笋、莴笋叶等苦味食物，可有效祛除内热。而辛味的食物能散、能行，有很好的祛湿效果，多吃一些萝卜、葱、蒜、姜等食物，可以通过辛散之力祛除湿邪。"药王"孙思邈曾在《千金要方》中提到夏日宜"增辛"。因为夏去秋来，秋天需要养肺。《内经》云"辛以润之"，辛味的食物具有润养的作用，辛味归肺经，适当多辛味食物，能补益肺气、行气活血。为下一个季节的养生打下良好基础。

王金贵教授介绍，古人养生有"三寒两倒七分饱"之说，其中"两倒"就是睡好子午觉。子午觉要求人们在每天的子时和午时按时入睡，其主要原则是：子时大睡，午时小睡。特别是在大暑时节心火旺盛，因此有心脏疾患的人群一定要注意对"心"的养护。午时指中午11~13点，正是中医理论中心经循行的时间，因此，每天中午在这个时间小憩一下，可以达到静心养心目的，以缓解旺盛的心火。每天午睡20分钟即可，时间不必太长。

作为非物质文化遗产"津沽推拿"的代表性传承人，王金贵教授讲到，推拿具有调"气"的作用。而"气"的正常运动是祛除"湿"的关键环节，中医认为"久卧伤气"，意思就是如果长时间卧床，躺着不动，会导致精神昏沉，萎靡不振，引起气的散乱，得不到凝聚，久之就会出现气散，无力化神，形成恶性循环。正所谓"动则气动""气动则湿动"。自我推拿的方法不仅可以调气还可以畅通三焦，因为人体的气、热、湿更多居于人体三焦，只有三焦畅通，食疗养生才能真正发挥功效。下面介绍三个自我推拿手法。

1. 掐揉大椎——清暑泻热。

① 穴位定位：正坐低头，大椎穴位于人体的颈部下端，位于第七颈椎棘突下，颈部高骨下凹陷中，用掐法，1分钟。

② 操作方法：一手置于颈后，中指置于大椎穴，颈部放松，利用中指指甲掐揉大椎穴，力度适中，掐揉1~2分钟。

③ 作用功效：大椎穴位于督脉上，是督脉与手足三阳经交会处。具有

清热祛风除湿的功效。

2. 按揉阴陵泉——"行水"以祛湿

① 穴位定位：位于小腿内侧，膝下胫骨内侧缘凹陷中。

② 操作方法：坐位屈膝，拇指置于阴陵泉，利用拇指指腹按揉阴陵泉穴，力度适中，按揉1~2分钟。

③ 作用功效：阴陵泉是脾经的合穴，是脾经经气注入的地方，脾经经气在这里最为盛大，具有健脾化湿功效。阴陵泉穴在五行中属于水，因此按揉阴陵泉可以有效将"水泻走"，可以辅助其他疗法祛湿。

3. 指揉外关——畅通三焦

① 穴位定位：腕背横纹上2寸，尺骨与桡骨之间。

② 操作方法：拇指置于外关穴，利用拇指指甲掐揉外关穴，力度适中，掐揉1~2分钟。

③ 作用功效：外关穴是手少阳三焦经上的重要穴道，为之络穴，可以起到畅通三焦，沟通内外的作用。刺激外关穴，可以有效通畅三焦，恢复气的正常运动，气动则湿动，辅助其他疗法将湿邪排除体外。

王金贵教授嘱咐读者，情绪也要顺应自然的规律来调节，大暑时节应"使志无怒""使气得泄"，就是遇到问题不要藏于心中，要通过不同方式及时宣泄出去，通过适当的运动微微出汗也是情绪宣泄的一种途径，应注意出汗后要及时擦汗、换上干爽衣服，以防感冒。气候炎热难耐之时，人们容易烦燥，中老年人血压波动较大，如果频繁出入空调房，忽冷忽热，就容易造成脑血管痉挛，出现脑部血液循环障碍而引发中风，这种中风又被称为热中风。热中风是发生在盛夏季节的脑血管疾病。王金贵教授提醒中老年朋友外出避免受寒。如果出现中风征兆（如一侧面部或肢体的无力或麻木；突然出现失语和认知、行为功能改变；出现短暂发作性晕眩、头晕或四肢突然无力跌倒；血压突然大幅度波动，伴头晕、眼花、耳鸣或耳聋；头痛突然加重，或由间断性头痛变为持续性剧烈头痛，伴恶心、呕吐、颈部发僵等）应及时就医，不可延误救治时机。

"小暑接大暑，热得无处躲。"大暑时节最突出的一个特点就是"极端的热"。因此大暑节气养生重在一个"清"字，包括饮食"清洁"、身体"清热"和在它们的前提下，适当进行"清补"。

起居养生

在起居上保证充足的睡眠，讲究"夜卧早起，午间小睡"；穿衣要宽松舒适、透气性好；注意室内降温，但不能过度降温，避免出汗后直对风扇或空调吹风；早晚可出门运动，中午时避免在烈日下暴晒，出门一定要打伞或戴遮阳帽，做好防暑措施。在生活上要合理安排工作，要尽量避免在高温下长时间工作，注意劳逸结合。

运动养生

大暑时节最好的运动就是游泳，适当的锻炼有助于去除暑热，运动过后不要立即冲凉，仍用温水最佳。

情志养生

大暑期间高温酷热，易动肝火，人们常会觉得心烦意乱、食欲不佳、急躁焦虑等，面对这种情况，我们应当遵守"急躁易中暑，心静自然凉"的原则，静心养生。

饮食养生

大暑期间，饮水必不可少，由于天气炎热，人体的水分蒸发消耗过快，需要及时补充水分，平时喝温开水最好，尽量不要饮用冰水，也可以饮用绿豆水、菊花茶等清暑药茶，出汗较多的饮用糖盐水、茶水等，适当补充盐分和矿物质，以维持身体的电解质平衡，避免脱水。但要注意在中暑时应采取少量多次的饮水方法。大暑节气常高温闷热，又多有暑雨湿气，东汉刘熙《释名》："暑是煮，水气在下，骄阳在上，熏蒸其中为湿热"。盛夏阳热下降，氤氲熏蒸，水气上腾，湿气充斥，故在此季节，感受湿邪者较多。在中医学中，湿为阴邪，其性趋下，重浊黏滞，易阻遏气机，损伤阳气，所以要重视健运脾阳，清解暑热。此时人们容易出现腹胀、食欲下降、乏力等症状，饮食宜清淡多样，以补气健脾、消暑生津为主，可多食绿豆、薏米、黄瓜、莲藕、冬菇、紫菜、西瓜、冬瓜、桃子、黄皮、芦根、白茅根、鸭肉、鲫鱼等食物及药食两用之品。同时，由于阳气外散，内阳不足，不可因热而贪凉饮冷，要避免过度喝冷饮、冰冻瓜果、甜腻食物。除此之外，还可多食一些苦味食物，苦味食物不仅清热，还能解热祛暑、消除疲劳。所以，大暑时节，适当吃点苦瓜、苦菜、苦荞麦等苦味食物，可健脾开胃、增进食欲，不仅让湿热之邪对您敬而远之，还可预防中暑，可谓一举两得。此外，苦味食物还可使人产生醒脑、轻松的感觉，有利于人们在炎热的夏天恢复精力和体力，减轻或消除全身乏力、精神萎靡等不适。

有人好奇夏天怎么进补，其实在大暑是要"清补"，而不是"大补"。首先要做到祛湿，可以吃些清淡、易消化的食物，避免伤及肠胃道功能。著名医家李时珍推崇药粥养生，像山药、莲藕等，都是进补的佳品，可以一起煮粥；绿豆清暑、薏仁祛湿，可以做成绿豆薏仁粥；还有荷叶粥、银耳莲子粥、冬瓜与莲叶薏米汤均可供大暑之季清热祛湿。南方部分地区还有"喝暑羊"的习俗，此时喝羊汤，同时把辣椒油、醋、蒜一起喝掉，必然全身大汗淋漓，通过排汗带走五脏积热，有益健康。

莲藕炒豆芽

功效：清热解毒祛湿。

原料：莲子50克，鲜藕100克，绿豆芽150克，花生油10克，盐3克。

制法：水发莲子加水煮汤，备用；藕洗净切丝，用热油煸炒至七分熟，加入绿豆芽、莲子及水，加食盐调味，炒熟即可。

用法：佐餐食用。

山药粥

功效：益气养阴，温肾壮阳，除热解毒。

原料：山药20克，羊肉20克，小米30克。

制法：将羊肉、山药丁，同小米一起煮粥。

用法：每日2次，早晚分服。

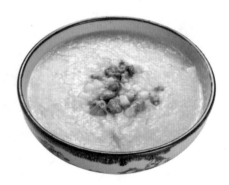

山药粥

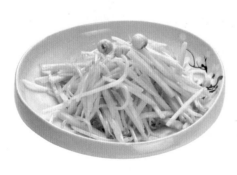

莲藕炒豆芽

凤仙花喜欢阳光、怕湿、耐热不耐寒，正好适合在大暑节气生长。凤仙花又叫"指甲花"，摘下新鲜的花瓣捣碎，可以用来给指甲染色。用这种方法染指甲，不仅对身体无害，据说还有去火静心的作用。

知了在炎炎夏日放声歌唱，有调皮的小朋友用棉絮做成黏黏的东西，固定在长杆子上，爬到树上去粘知了。

- 大暑热不透，大热在秋后。
- 大暑无酷热，五谷多不结。
- 大暑连天阴，遍地出黄金。
- 大暑不暑，五谷不起。
- 小暑吃黍，大暑吃谷。
- 小暑大暑，有米不愿回家煮。

大暑水阁听晋卿家昭华吹笛

（北宋）黄庭坚

蕲竹能吟水底龙，玉人应在月明中。
何时为洗秋空热，散作霜天落叶风。

苏幕遮

（北宋）周邦彦

燎沉香，消溽暑。鸟雀呼晴，侵晓窥檐语。叶上初阳干宿雨。水面清圆，一一风荷举。

故乡遥，何日去。家住吴门，久作长安旅。五月渔郎相忆否。小楫轻舟，梦入芙蓉浦。

立秋 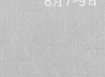 8月7-9日

处暑 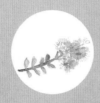 8月22-24日

白露  9月7-9日

秋分 9月22-24日

寒露 10月8-9日

霜降 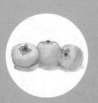 10月23-24日

秋季篇

浣溪沙·为南开马蹄湖荷花作

叶嘉莹

又到长空过雁时。云天字字写相思。荷花凋尽我来迟。
莲实有心应不死，人生易老梦偏痴。千春犹待发华滋。

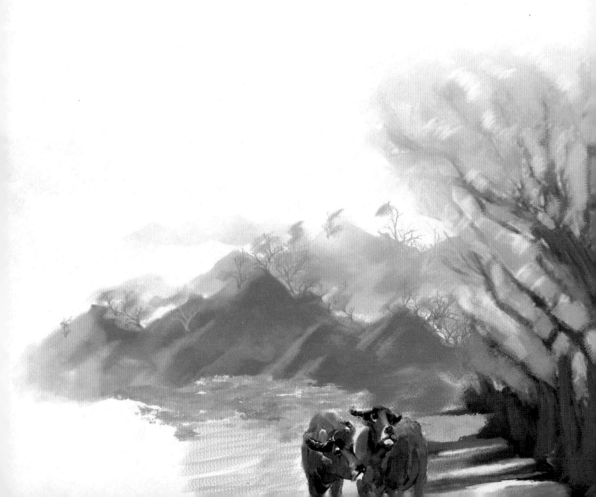

秋季包括立秋、处暑、白露、秋分、寒露、霜降六个节气。经过了莺歌燕舞，姹紫嫣红的春，紧张热烈的夏之后，就到了果香四溢的秋了。

立秋过后气温逐渐由升温转成降温，秋季的降温一般较冬季缓慢，气候学上认为连续5天平均气温稳定在22℃以下时就算进入了秋季，低于10℃时就表示秋季结束。资料显示，我国秋季的日平均气温在15～25℃，但是由于我国地域辽阔，各地进入秋季的时间也有差异，东北、西北地区阳历8月份就进入了秋季，而江淮以南的地区一般在阳历9月下旬才正式进入秋季。我国秋季各地的降水状况也存在很大差异，基本呈现"南多北少"的特点，北方气温渐降，加上降水量较少，常形成秋高气爽的天气，"高秋""爽节"之名即来源于此；而南方地区秋季多雨，常出现秋雨绵绵的情况，古有"秋风秋雨愁煞人"之句。在较冷的深秋，由于昼夜温差大，白天蒸腾的水汽会在夜间凝结，或为露，或为霜，"白露""寒露""霜降"节气的名称也来源于这一现象。

秋季包含着中秋节、重阳节这两个传统的节日，还有祖国的生日——国庆节。中秋节，又称"仲秋节"，为每年农历八月十五，其历史悠久，《唐书·太宗记》就有记载"八月十五中秋节"，它是与春节齐名的传统节日，自古便有祭月、赏月、拜月、吃月饼、赏桂花、玩花灯、饮桂花酒等习俗。每年农历九月初九是我国另一个传统节日——重阳节，又称"重九"，《易经》中把"九"定为阳数，"九九归真，一元肇始"。古人认为九九重阳是吉祥的日子，因此民间在重阳节有登高祈福、秋游赏菊、佩插茱萸、祭神祭祖及饮宴求寿等习俗。"国庆"一词，最早见于西晋。古代大多指皇帝即位、诞辰，现在则将国家建立的纪念日称为国庆节。我国的国庆节是每年的10月1-7日，是难得的"黄金周"假期，且气候适宜，适合人们出门旅行。

在养生保健方面古人提倡"春夏养阳，秋冬养阴"。"秋燥"是秋季最突出的特点，秋季阳气渐收，阴气生长，故保养体内阴气成为首要任务，而养阴的关键在于防燥，这一原则应具体贯彻到生活的各个方面。秋季属"肺"，顺应秋季的自然特性来养生——保肺，可起到事半功倍的效果。在起居方面，秋季应做到早睡早起，预防"秋乏"，注意添加衣物，防止因受凉而伤及肺部。在饮食方面，秋季宜多吃酸性食物，如苹果、橘子、猕猴桃、白萝卜、梨等，以收敛肺气；少吃辛辣食物，如葱、姜等，可避免发散泻肺。银耳、豆腐、百合、蜂蜜、糯米、粳米、豆芽等都有润肺作用，宜常吃。金秋时节天高气爽，是运动锻炼的好时期，尤其应重视耐寒锻炼，如早操、慢跑、冷水浴等，以提高对疾病的抵抗力，晨起运动要注意保暖，运动至微微发汗即可。"自古逢秋悲寂寥"，自然界中的萧条之象也会影响人们的心情，所以我们要保持内心宁静，情绪乐观，舒畅胸怀，抛开一切烦恼，避免悲伤情绪，是秋季养肺的一个好方法。

虽然秋季的气候特点和养生要点大致相同，但是不同节气中的注重点仍有不同，下面是秋季各节气养生的介绍。

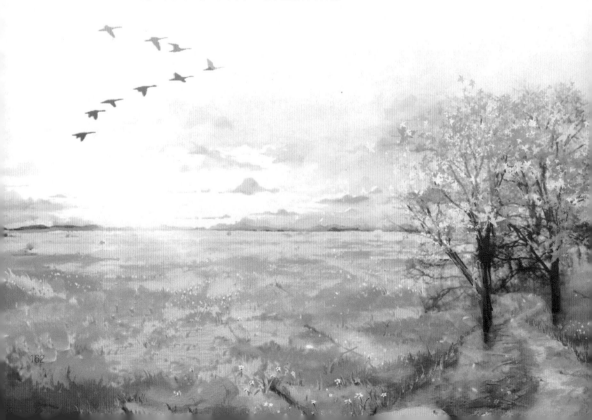

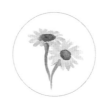

立秋

梧桐叶落知秋意
潇潇暮雨添秋凉

　　立秋是二十四节气中的第十三个节气，也是秋季的第一个节气，意味着秋季的开始，与立春、立夏、立冬一起合称"四立"，一般发生在每年农历七月初一前后（公历8月7–9日之间），故又称"七月节"。《月令七十二候集解》中说道"七月节，立，始。秋，揪也，物于此而揪敛也。""秋，禾谷熟也"，象征着收获，春华秋实，稻谷飘香，果实累累，开始兑现春天的承诺。

　　秋天是一个天气由热转凉，再由凉转寒的过渡性季节，立秋是秋季的第一个节气，故又称"交秋"。立秋过后，全国大部地区并未真正进入秋天的气候，日照时间变短，昼夜温差增大，日平均温度约为20～30℃，平均降水总量约140毫米，虽然一时暑气难消，还有"秋老虎"的余威，但总体趋势还是天气逐渐转凉，天高气爽，月明风清。古人将立秋分为三候："一候凉风至，二候白露生，三候寒蝉鸣。"生动形象地描绘了立秋过后，暑去凉来，秋意渐浓的气候特点。气候学上，通常以连续5天的日平均气温稳定下降到22℃以下的首日作为秋季开始。我国地域辽阔，南北差异较大，各地的地理位置不同，气候也有差别，入秋的时间也不一致。8月中旬，我国的黑龙江和新疆北部地区最早入秋，秦淮一带一般是在9月中下旬才正式进入秋天。"立秋"发生的早晚不同，气候也有很大区别，俗语讲"朝立秋，冷飕飕；夜立秋，热到头"。立秋后每下一场雨，气温都会随之下降一定的幅度，"一场秋雨一场寒"之说即在于此。但也有立秋后无雨的情况，其标志就是"秋前北风马上雨，秋后北风无滴水"，最直接的后果就是"立秋无雨秋干热，立秋有雨秋落落"。

立秋过后天气逐渐凉爽，昼夜温差增大，短期的回热还容易导致气温忽高忽低，老人、小孩等体质较差者难以适应多变的天气，很容易患上感冒、发热、咽喉炎、腹痛、腹泻等多种疾病。此时，更应注意养生保健，切忌贪凉，尽量减少空调、电扇等电器的使用，及时注意天气的冷暖变化，预防疾病"秋后算账"。经过了盛夏的高温长袭，人体的各个器官都处于津液亏耗的状态，秋天温度降低，空气干燥，年轻人较老年人火力旺盛，很容易成为咽喉炎的主力军，出现口咽干燥、红肿热痛等不适症状。应该多喝温热水，合理用嗓，少吃辛辣刺激性食物，多吃一些百合、银耳、黑木耳、梨等滋阴润燥的食物。

炎炎夏日，不少高血压患者自测血压后，看到血压下降，或担心降压药物的不良反应，常常会选择自行停药或减少药量。而90%以上的高血压患者会有不同程度的动脉血管硬化，对环境温度的适应能力较差，立秋之后早晚温差增大，血管骤然收缩舒张，很容易出现血压不稳，引起中风、心绞痛、心肌梗死等心脑血管意外。所以说，每到天气转凉的立秋之际，老年人和高血压患者应当注意监测血压，遵医嘱及时调整降压药物的服用剂量。

"秋后一伏热死人"，立秋后暑热邪气的余威还在，上班族、青少年喜欢蜗居在空调房里，夜晚多习惯不盖被睡觉，颈、膝、踝关节因长期受凉，很容易出现颈椎病、关节疼痛等问题，患上秋季空调病。所以，初秋时节，切忌贪凉，晚上睡觉要注意保暖，盖上薄被；同时，加强体育锻炼，增强体质，提高耐寒能力。此外，每逢季节交替，空气温度和湿度变化很大，病毒、细菌等微生物活跃。立秋之后温度下降，一部分致泻的病原微生物很容易滋生，引起肠道细菌感染、胃肠功能紊乱等肠道疾病。此时，要严格把好"进口关"，养成良好的卫生习惯，合理调整饮食，尤其注意腹部保暖，以防秋季腹泻发生。

四时养生要顺应"春生、夏长、秋收、冬藏"的自然规律。立秋是气候由热转凉的交接节气，也是阴气始下，万物收获的时节。秋季养生当顺四时之候，循古人之纲"早卧早起，与鸡俱兴，使志安宁，以缓秋刑，收敛神气，使秋气平，无外其志，使肺气清，此秋气之应，养收之道也"。

立秋之后，整个秋季的序幕渐次拉开，末伏夏尽，凉风渐至，正是养生好时节，要顺应其"收敛"之性，重视养阴润肺，保证充足的睡眠，适当增强体育锻炼，增强耐寒能力，为深秋时节的"秋冻"做足准备，以防埋下病根，正所谓"智者之养生也，必顺四时而适寒暑"。

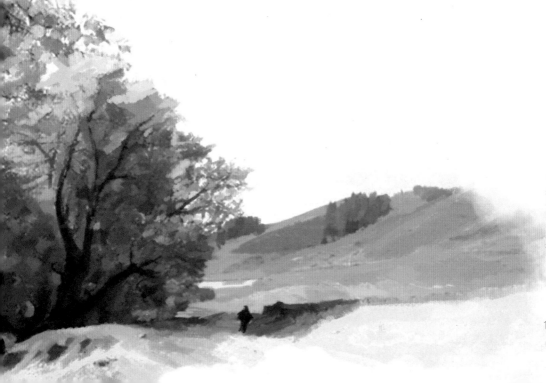

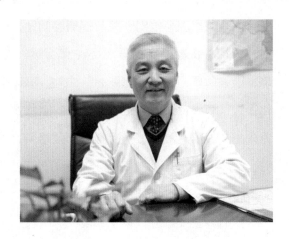

名医小传

赵建国

　　1952年生于天津市，天津市抗衰老学会理事长、天津市名中医、天津中医药大学第一附属医院主任医师、教授、博士生导师、中国中西医结合学会神经科专业委员会副主任委员、国务院特殊津贴专家。先后毕业于天津医科大学医疗系和天津市第八届西医学习中医研究班。从事中西医结合神经科临床工作40余年，擅长中西医结合治疗神经科疾病，心脑血管病，老年病，内科疑难杂症等。自1987年至今先后到美国、英国、德国、法国、西班牙、前南斯拉夫、日本、蒙古等欧洲、美洲、亚洲的国家和地区进行研修、医疗、讲学、科研合作及学术交流，为中国医学在海外的传播和西医学的前沿引进如卒中单元等起到了积极的推动作用。主编出版著作有《脑梗死》《中风病大讲堂》《中风病防治指南》《汉英·英汉常见医学病名词汇》、《汉英医学病名词汇》等十余部。曾多次在国内外担任英语、法语翻译，1991年在巴黎召开的第二届国际针灸大会上是唯一用英、法两种语言主持大会的中国代表。1993年在西班牙召开的第六届世界急救医学会议上，首次将中国医学打入之前一直由西医垄断的世界急救医学学术会议中，参会论文载入大会论文汇编。

天津市名中医　赵建国教授谈立秋养生

本于自然　率性天真

　　立秋时节"斗指西南维为立秋，阴意出地始杀万物，按秋训示，谷熟也。"从立秋这一天开始，暑气将渐渐消退，而迎来气候较为舒爽的秋季。天津市抗衰老学会理事长、天津市名中医、天津中医药大学第一附属医院主任医师赵建国教授指出："当今社会上关于保健的宣传五花八门，常常出现一个问题几种解释的现象，搞得百姓困惑不解，无所适从。大家应该根据季节因时制宜、根据所处条件因地制宜、根据个人情况因人而异，灵活地、智慧地调适生活。本于自然，率性天真才是养生大道。"

　　以自然之道，养自然之身。人体要顺应自然规律，才能维持正常的生命活动，古人云"逆之则灾害生，从之则苛疾不起"。在一年之中根据四时不同，采用春养生，夏养长，秋养收，冬养藏，以及春夏养阳、秋冬养阴的方法，取得人与自然的整体统一。秋季是阴阳之气转换的时节，自然界阳气渐弱阴气渐盛，人体也随之阳消阴长，但趋势是平衡，即如《黄帝内经》所言"秋三月，此谓容平"，秋季气温舒适，气候怡人，风调雨顺。人们走出苦夏，走出空调营造的反季环境，能更好地亲近自然，享受美景与丰收，心情大好，不急不躁，从容而平和。

　　《管子》中记载："秋者阴气始下，故万物收。"在秋季养生中，《素问·四气调神大论》指出："夫四时阴阳者，万物之根本也，所以圣人春夏养阳，秋冬养阴，以从其根；故与万物沉浮于生长之门，逆其根，则伐其本，坏其真矣。"此乃古人对四时调摄之宗旨，告诫人们，顺应四时养生要知道春生、夏长、秋收、冬藏的自然规律。要想达到延年益寿的目的就要顺应之，遵循之。整个自然界的变化是循循渐进的过程，立秋的气候是由热转凉的交接节气，也是阳气渐收，阴气渐长，由阳盛逐渐转变为阴盛

秋季篇·立秋

167

的时期，是万物成熟收获的季节，也是人体阴阳代谢出现阳消阴长的过渡时期。因此秋季养生，凡精神情志、饮食起居、运动锻炼，皆以养收为原则。人们在进行自我调养时切不可背离自然规律，而应循古人之纲要，"使志安宁，以缓秋刑，收敛神气，使秋气平；无外其志，使肺气清，此秋气之应，养收之道也"。

一日之中，分为白昼与黑夜，人体阴阳随着自然界阴阳的变化而变化，清晨太阳升起"阳出于阴"，阳气逐渐隆盛，人的阳气也随之向上、向外萌发，人即处于醒觉状态，以利于工作、学习；傍晚太阳落山"阳入于阴"，自然界的阳气向下、向内，人体的阳气也随之收敛，人即处于休息、睡眠状态，以利于恢复体能。所以"日出而作，日落而息"是顺水推舟式地顺应自然的生活方式。很多老年朋友白天容易坐着打盹儿，这种情况一般是由阳虚引起，可适当含一点西洋参片，可起到补益阳气，缓解疲劳之效。

民以食为天，在物质生活极大丰富的当下，吃饱已经不成问题，节制饮食却成了考验大家的一道关卡。"饮食有节"是维护后天脾胃的根本，古人云"饮食自倍，脾胃乃伤"。现代研究发现，长期饱食会使消化系统长期负荷过度，导致内脏器官过早衰老和免疫功能下降，而且过剩的热量还会

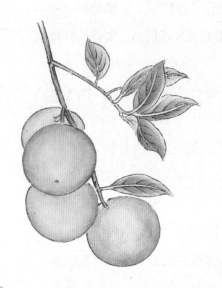

引起体内脂肪沉积，引发"富贵病"。糖尿病就是其中之一，赵建国教授提醒大家，有些糖尿病患者在饮食上存在误区，认为西瓜这类含糖较高的水果不宜食用。但与西瓜相比，主食中的糖分一点也不少。少吃几口米饭、几个饺子就完全可以抵消西瓜中的热量糖分。痛风曾经被称为"帝王病"，对于痛风患者，啤酒、海鲜并非完全不能吃，比如海蜇、海参中的嘌呤含量比有些蔬菜还低，而且营养丰富。人体内尿酸含量的80%是由自

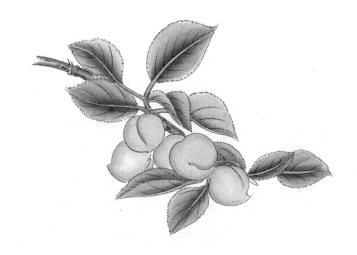

身产生，通过食物产生的不足20%。因此，痛风患者注意减少食物的总摄入量比单纯限制啤酒海鲜更重要。

在节制之外更要谨慎地调和五味，赵建国教授建议，饮食要做到不偏、不缺、不过，崇尚绿色与自然，现阶段重点不是考虑补充什么营养，而是要避免过多摄入含重金属和抗生素的食物。没有哪种食物好得不得了，吃了百病不侵，长生不老；也没有哪种食物坏得和毒药一样，一口都不能吃。过度吹捧或抵制某一种食物都是片面的。比如，好多人都说喝鸡汤好，要是天天喝鸡汤能健康吗？现在很多养鸡场在饲料中加入了激素、抗生素等以促进肉鸡生长，当我们的孩子长期食用这类鸡肉后，就有可能出现10岁的女孩来例假、孩子尚未发育成年就浑身长毛的异常早熟现象。有的专家告诉大家果皮中含有丰富的营养成分，劝告人们吃水果时不要削皮，但有的果农在种植时会使用大量农药，即使反复清洗，果皮上的农药残留仍然很难祛除。所以，宁可不要所谓果皮上的营养，也最好削皮减少果皮上的农药摄入，避免引起更多疾病，得不偿失。

起居养生

立秋之后午休时间减少，加上现代人生活工作压力偏大，睡眠时间和质量均有所下降，人们总会不自主地发困，甚至感觉浑身乏力，也就是常说的"秋乏"。此时，应注意保证充足的睡眠，合理调整作息时间，顺应收敛的气候特征，"早卧早起，与鸡俱兴"，以养"收"气。立秋时节白天依然炎热，但早晚寒气渐盛，体质虚弱的人容易受到寒邪侵袭。在穿衣方面，宜顺应"阴津内蓄，阳气内收"的需要，应薄衣御寒，适当"秋冻"，以提高身体御寒能力，但"秋冻"不宜冻脚，以免寒邪侵袭惹病上身，常言道"百病从寒起，寒从脚下生"。

运动养生

老话讲"动则不衰，乐则长寿"，秋季天高气爽，气温始凉未寒，正是户外活动的黄金季节，可以适当增加运动，锻炼心肺功能，增强体质，但运动强度不宜过大、时间不宜过长，以防汗出太过，耗损阳气，可以选择散步、太极拳、八段锦、五禽戏、慢跑等慢节奏的运动。

情志养生

自古以来，秋天在文人墨客笔下总是带有一抹悲伤之色，"悲哉，秋之为气也"，凉风萧瑟，草木渐疏，加上气候变化无常，在此时节，总会勾起人们心中凄凉、忧郁、烦躁等感伤的情绪，精神调养要顺应秋季的容平之气，保持内心宁静、心情舒畅，避免紧张、焦虑、恼怒等不良情绪的刺激。

　　立秋时节，民间流行以悬秤称人，将体重与立夏时进行对比。盛夏时节，酷暑难耐，很多人"苦夏"，或多或少出现体重下降，待到立秋天气凉爽，食欲好转，胃口大开，想要补偿夏天损失，"贴秋膘"的说法即来源于此。但从中医养生角度来看，立秋并非"贴秋膘"的最佳时节，为时过早，入秋尚有一伏，天气依旧炎热，人体的胃肠功能较弱，还没有完全调理过来，此时进食太多肉类反而会增加胃肠道负担，导致胃肠功能紊乱，结果适得其反。尤其对于素有胃疾的患者受到冷空气刺激后，胃酸分泌增加，容易发生痉挛性收缩，引起疾病复发。《素问·脏气法时论》提到"肺主秋……肺收敛，急食酸以收之，用酸补之，辛泻之"。秋季燥邪当令，立秋之时，盛夏余热尚未散尽，属于"温燥"，容易耗伤津液，饮食当多酸少辛，以清润、收敛为主，多吃一些滋阴润肺的食物，如蜂蜜、银耳、雪梨、百合、荸荠、莲藕等；还可辅以沙参、麦冬、石斛、木耳、百合等养阴生津润肺的中药煮粥煲汤饮用；避免食用太过辛散温燥之品，以防损伤肺气。

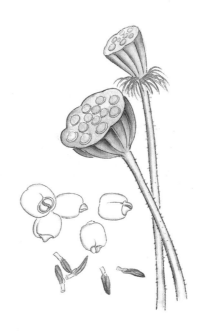

贝母梨罐

功效：清热润肺，生津止咳。

原料：梨2个（500克），川贝母粉5克，荸荠15克，莲子15克，红豆沙20克，冰糖10克。

制法：将莲子清水洗净，浸软。将梨洗净，在上1/4处切一刀（梨把儿不能丢掉），用小勺将梨核挖出，成为梨罐。将荸荠去皮洗净，切成黄豆大小的颗粒，与川贝粉、红豆沙馅、莲子一齐搅拌均匀，制成馅心。将馅心填入梨罐，再用梨把儿盖严，放入一个碗中，碗中加入冰糖、少量水，上屉蒸40分钟，取出即可。

用法：每日1次，餐后食用。

玉竹沙参银耳炖猪肉

功效：养阴润肺，生津养胃。

原料：玉竹、沙参、银耳各25克，猪肉200克，陈皮10克，食盐3克。

制法：猪瘦肉切片，锅中加800毫升清水用武火煮沸，加入全部原料，文火煮1小时，加食盐调味即可。

用法：每日1次，佐餐食用。

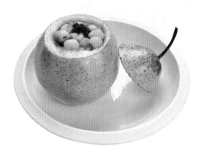

贝母梨罐

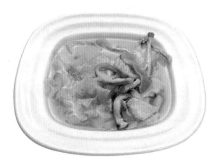

玉竹沙参银耳炖猪肉

立秋这一天，民间流行用秤称人，把体重与立夏时对比，看看是否消瘦了。因为夏天天气热，人们容易没有胃口，饭食清淡简单，两三个月下来，体重大都要减少一点。秋风一起，胃口大开，想吃点儿好的，补偿夏天的损失，补的办法就是吃各种各样的肉，这就叫"贴秋膘"。

农历的七月初七是民间传说牛郎织女鹊桥相会的日子。每年的这一晚，姑娘们都会仰望星空，寻找银河两边的牛郎星和织女星，希望能够看到他们一年一度的相会，祈求上天能让自己像织女那样心灵手巧，由此这天也叫"乞巧节"，也叫"七夕节"。

- ◎ 立了秋，把扇丢。
- ◎ 一场秋雨一场寒，十场秋雨要穿棉。
- ◎ 秋前秋后一场雨，白露前后一场风。
- ◎ 立秋荞麦白露花，寒露荞麦收到家。
- ◎ 雷打秋，冬半收。
- ◎ 秋不凉，籽不黄。

立秋日曲江忆元九

（唐）白居易

下马柳阴下，独上堤上行。
故人千万里，新蝉三两声。
城中曲江水，江上江陵城。
两地新秋思，应同此日情。

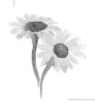

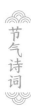

早秋客舍

（唐）杜牧

风吹一片叶，万物已惊秋。

独夜他乡泪，年年为客愁。

别离何处尽，摇落几时休。

不及磻溪叟，身闲长自由。

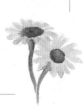

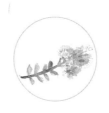

处暑

一度暑出处暑时
秋风送爽已觉迟

处暑是二十四节气之中的第十四个节气，也是秋季的第二个节气，这时太阳到达黄经150°。《月令七十二候集解》说："处，止也，暑气至此而止矣。""处"是终止的意思，表示暑气将于这一天结束，炎热即将过去，我国大部分地区气温逐渐下降。我国将处暑分为三候："一候鹰乃祭鸟；二候天地始肃；三候禾乃登。"是说此节气中老鹰开始大量捕猎鸟类；天地间万物开始凋零；黍、稷、稻、粱类农作物即成熟。

阳历8月底到9月初的处暑节气，单单用气温开始走低来描述是不够的。气温走低仅是其中的一个现象。产生这一现象背后的原因，首先应是太阳的直射点继续南移，太阳辐射减弱；二是副热带高压跨越式地向南撤退，蒙古冷高压开始跃跃欲试。

我国幅员辽阔，处暑期间，真正进入秋季的只是东北和西北地区。但每当冷空气影响我国时，若空气干燥，往往带来刮风天气，若大气中有暖湿气流输送，往往会形成一场像样的秋雨。每每风雨过后，特别是下雨过后，人们会感到较明显的降温现象。而在我国华南，尤其是长江沿岸低海拔地区，最高气温还时常高于30℃，人们还会感受到"秋老虎"的余威。需要说的是，长江中下游地区往往在秋老虎天气结束后，才会迎来秋高气爽的小阳春，此时一般要到10月以后了。

古人虽有"处暑寒来"一说，但天气还未出现真正意义上的秋凉，此时晴天下午的炎热也不亚于暑夏之季，这也就是人们常讲的"秋老虎，毒如虎"。处暑节气昼夜温差很大，气温不稳定，忽冷忽热，所以人们要注意强身防病，尤其是中老年人本身血管弹性欠佳，对环境温度耐受性差，受到这样的冷热刺激后，全身血管收缩，心脏负担加重，冠脉痉挛、心绞痛、心肌梗死、脑出血、脑梗死等发病概率增高。对于这种情况，首先应注重保暖，及时根据天气温度增减衣物；其次应加强锻炼，预防感冒，建议人们在天气转凉时接种流感疫苗。另外，还应合理服药，根据临床经验，对于心脑血管病患者，在天气转凉后要及时复诊，适当增加服药剂量，切不要盲目轻易停药和减药，如高血压患者，要时常进行血压监测，按需调整药物。

此外，处暑节气由于气温下降，加上多风，气候变得干燥，很多人都会感到皮肤变粗，甚至出现瘙痒。但要解决这样的问题，光靠外搽润肤是不够的，"外病"也要"内治"。中医理论认为，肺主皮毛，其通过宣发作用温养肌肤皮毛，所以皮肤的毛病还要靠养肺来调。在秋天除了多喝水以外，还宜多喝粥、豆浆，多吃萝卜、莲藕、荸荠等润肺生津、养阴清燥的食物。要尽量少吃或不吃辣椒、葱、姜、蒜、胡椒等燥热之品，少吃油炸、肥腻食物，以防加重秋燥症状。

总之，处暑节气是夏秋季节转换的过渡时期，人们应顺应自然，根据节气调整养生方式，增减衣物，舒缓情绪，增加休息，养阴护阳。

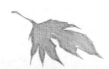

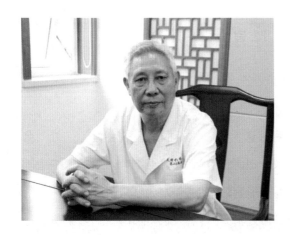

名医小传

邵祖燕

　　1939年出生，教授、主任医师，天津市首届名中医、天津中医药学会终身理事、国务院特殊津贴专家，天津市劳动模范，天津中医药大学第二附属医院原副院长。邵祖燕教授1963年毕业于天津中医学院，从医五十余年，宗《内经》《伤寒论》之旨，承东垣、叶桂之说，以中医相关理论为指导，突出中医辨证论治，中西医结合，联系西医学试验，取得了理论和临床方面的突出进展。对中医脾胃病的认识和治疗，具有独特的学术思想和丰富的临床经验，尤其对脾胃之升降理论独具见解，把中医辨证的"视野"延伸到胃镜下胃黏膜改变的表现上，对胃镜下"望诊"积累了丰富的经验；善理脾胃，重视气机，认为脾升胃降，升降有序是脾胃生理之特性，气机不调，升降失常是脾胃病理之关键，主张以调升降为纲，贯穿整个脾胃病的治疗，擅用五磨饮子双向调节；擅长于脾胃病和老年病的临床及实验研究。提倡与探索脾胃病外治法应用于临床以提高疗效。

天人合一取法阴阳　脾胃和合升降有常

处暑时节"斗指戊，为处暑，暑将退，伏而潜处，故名也"。"处"含有躲藏、终止的意思，顾名思义，处暑表明暑天将近结束，是暑气结束的时节。著有《清嘉录》的顾铁卿在形容处暑时讲："土俗以处暑后，天气犹暄，约再历十八日而始凉；谚云：处暑十八盆，谓沐浴十八日也。"意思是还要经历大约十八天的流汗日。

邵祖燕教授说，处暑节气，在立秋之后，谈起立秋，有公秋与母秋之分。一种说法是"单双日说"，"单日公秋、双日母秋"。另一种说法是"昼夜说"，也就是白天立秋为"公秋"，夜晚立秋为"母秋"。老百姓常把立秋分为早上入秋的"公立秋"和夜晚入秋的"母立秋"，并有"公立秋"冷飕飕，"母立秋"热死牛之说。

处暑，即为"出暑"，是炎热离开的意思。是农历二十四节气之中的第十四个节气，时间点一般在公历8月23日前后。处暑节气意味着即将进入气象意义上的秋天，处暑仍在三伏之中，尚未完全摆脱长夏季节，暑热之气较盛，暑热伤气，容易导致脾虚生湿，而暑必夹湿，湿邪最易困脾，这样的气候极易造成脾胃气机升降失调。

升降出入是人体气机的基本形式，脾胃同居中焦，是升降运动的枢纽，脾主升清，胃主降浊。"升清"是指水谷精微等营养物质的吸收和正常输布。"降浊"是指食物入胃，经胃的腐熟，下行小肠，经小肠的分清泌浊，将浊者由大肠排出。故脾升、胃降，两者概括了整个身体对所摄入的食物的消化吸收、输布和排泄的全过程，共为后天之本，气血生化之源。

胃主通降，以降为和。《灵枢·平人绝谷》曰："胃满则肠虚，肠满则胃虚，更虚更满，故气得上下，五脏安定，血脉和利，精神乃居。"《素问·五脏别论》中也有"胃实而肠虚""肠实而胃虚"之说,这种虚与满或实的更替变化特点,即体现了胃腑从上而下、以降为顺的运动过程。"六腑传化物而不藏",以通为用,只有胃气和降,才能保持腑道通畅,传导正常,故《温热经纬》曰"盖胃以通降为顺"。通降体现了胃气的生理特点。

脾主运化,以升为健。运即转运、输送,化即消化吸收。脾主运化,具有将水谷化为精微并转输至全身的生理功能。《素问·厥论》中有"脾主为胃行其津液者也"之说,《素问·经脉别论》也说"饮入于胃,游溢精气,上输于脾,脾气散精,上归于肺"。脾气升,则水谷精微得以正常吸收并上归心肺,通过心肺的作用,化生气血,以营养周身。故升是脾气的运动特点,升清是脾运化的结果。

脾升胃降协调平衡是脾胃运化功能正常发挥的重要环节,胃之通降赖脾之运化,脾之运化升清又赖胃之受纳和降。升降有序,气机调畅,则水谷精微得以输布,水谷之糟粕得以下行,从而维持"清阳出上窍,浊阴出下窍"之正常生理功能。故叶天士《临证指南医案》曰:"脾宜升则健,胃宜降则和。"

脾胃互为表里,胃主受纳,脾主运化,胃气主降,脾气主升,胃喜润恶燥,脾喜燥恶湿,两者相反相成,维持气机升降出入协调平衡。邵祖燕教授指出,若因四时气伤,起居失常,情志失调及饮食劳倦等损伤脾胃,或脾胃本虚均可致脾胃枢机不利,气机不调,升降失常。在胃则气机郁滞,通降失职;在脾则运化失健,清气不升。脾胃运化失常,升降失序,传导障碍,出入不利而容易出现食欲不振、气短倦怠、脘痞胀满、疼痛、腹泻、便秘等诸多病症。处暑季节养生防病应从以下几个方面入手:

1. 平稳情绪

《黄帝内经》曰:"阳气者,大怒则形气绝,而血菀于上,使人薄厥。"研究报道,暴怒后心脑血管疾病的发生率明显提高。"发怒"是一种很危险的情绪,暑湿之季,人容易焦躁和被激怒,宜疏解情绪,平稳心态。

2. 调适起居

处暑节气正是由热转凉的交替时期,自然界中阴气递增,阳气递减,人体的阳气也随之内敛。早晚温差逐渐加大，呼吸系统疾病和心脑血管疾病发病率增高。尤其脾胃病如胃痛、胃痞、腹胀、泄泻等也是常见病多发病。所以，要早睡早起，保持充足睡眠，这样不仅可以消除身体疲劳，还能使大脑达到良好的供血状态。平时应保持工作、休息的环境干燥、通风，潮湿、阴冷的环境容易导致湿邪入侵体内。

3. 健康饮食

饮食要清淡，多食清热、利湿的食物，如莲藕、黄瓜、白菜、苦瓜、冬瓜、绿豆、莲子等。少吃油炸辛辣、大补大热的食物，像羊肉、牛肉、葱、蒜等食物，烟酒也应戒掉，少吃甜食。西瓜虽然有清凉解渴、消暑除烦之效，但冰镇后的西瓜属寒凉之品，贪食过多，易引起腹痛腹泻，加重体内湿气。湿热困脾或脾虚生湿，都会使体内聚集大量的湿气。我们通过合理的饮食调理可以达到祛除湿气的目的，如薏米红豆粥就是去湿佳品。另外，绿豆百合粥、西瓜翠衣粥等也可以补气清暑。只有脾胃调理好了，体内湿气才能正常地转化代谢。

邵祖燕教授特别提醒，处暑时节的天气会发生变化，人体内阴阳之气的盛衰也随之转换，此时起居作息也要相应地调整。处暑时节的天气特点是白天热、早晚凉爽，阳气会逐渐收敛，这时容易出现"秋乏"现象。而睡眠不仅可以消除疲劳，还能使大脑、身体得到充分休息，是养生美容的重要方法之一，应充分利用睡眠来调养身体。建议每天多睡1小时，以养精蓄锐，为第二天准备好充沛的精力。这个季节要注意少吹空调多通风，使空气流通，让秋杀之气荡涤暑期潮热湿浊之气，更有利于人体健康。秋季养生不能离开"收、养"这一原则，运动也应顺应这一原则，处暑时节阳气由疏泄趋向收敛，所以这个时节我们运动不宜太过，尽量选择运动量较小的活动，避免大量出汗，以伤阳气，应以打太极、散步等轻松的体育锻炼为主。

邵祖燕教授表示，中医强调"天人合一"，人与自然界密切相关，四时节气与人体阴阳也是紧密相连，每年不同节气有其相应的养生之道。这样人与自然才能和谐相处，健康长寿，颐养天年。

起居养生

　　处暑时节正处在由热转凉的交替时期，自然界的阳气由疏泻趋向收敛，人体内阴阳之气的盛衰也随之转换。此时人们应早睡早起，保证睡眠充足，每天应比夏季多睡1个小时。早睡可避免秋天肃杀之气，早起则有助于肺气舒畅。午睡也是处暑时的养生之道，通过午睡可弥补夜晚睡眠不足，有利于缓解秋乏。午睡对于老年人而言尤为重要，因为老年人气血阴阳俱亏，易出现昼不精、夜不寐的少寐现象。古代养生家说："少寐乃老人之大患。"《古今嘉言》认为老年人宜"遇有睡意则就枕"，这是符合科学养生观点的。此外，处暑后天气日益干燥，主动饮水非常重要，但是主动饮水一次不宜大量快速饮水，要多次少饮。保持居住环境的湿度适宜也是润燥的重要环节。最简单的办法就是在家中种些花草或养鱼，不然的话早晚多往地上洒点水，或用湿拖把擦地等。

情志养生

　　处暑时节"宜安静性情"，时至处暑，秋意越来越明显，大自然逐渐出现一片肃杀的景象，此时人们容易产生悲伤的情绪，不利于人体健康。因此，在精神调养上，处暑时节要注重收敛神气，使神志安宁，使情绪安静，切忌情绪大起大落，平常可做听音乐、练习书法、钓鱼等安神定志的活动。

运动养生

　　合理运动，应该选择晨练或傍晚锻炼。跑步、快走、游

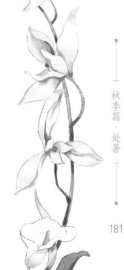

泳、瑜伽、太极等运动，有助气血循环，提高体内新陈代谢速率。

饮食养生

由于处暑时天气较干燥，燥邪易灼伤肺津，因此该时节宜多食具有养阴润肺作用的食物。其中最具代表性的是蜂蜜。李时珍《本草纲目》记载蜂蜜为："清热也，补中也，解毒也，止痛也。"蜂蜜有养阴润燥、润肺补虚、润肠通便、解药毒、养脾气、悦颜色的功效，因此被誉为"百花之精"。蜂蜜中含有与人体血清浓度相近的多种无机盐、维生素、有机酸，以及丰富的果糖、葡萄糖等，尤其是其中所含的果糖、葡萄糖，都可不经过消化而直接被人体吸收利用，所以蜂蜜是理想的营养佳品。睡前食用蜂蜜，可以改善睡眠，使人尽快入睡。银耳也是养阴润肺佳品。中医认为，银耳味甘淡性平，归肺、胃经，具有润肺清热、养胃生津的功效，可防治干咳少痰或痰中带血丝、口燥咽干、失眠多梦等病症。除此之外，还可多食用梨、百合、芝麻、莲藕、荸荠、甘蔗、牛奶、鸭肉等滋阴润肺食物。

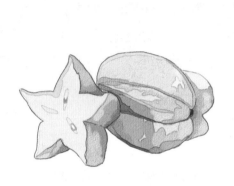
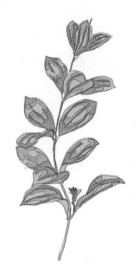

百合雪梨粥 ————————————————————

功效：清心润肺。

原料：雪梨3个，粳米50克，玉竹、百合各10克。

制法：将雪梨洗净切碎，加入适量水煮半小时。捞去梨渣，加入玉竹、百合、粳米共煮成粥即可。

用法：每日2次，早晚分服。

鲜藕蜜汁饮 ————————————————————

功效：清热生津，润燥止咳。

原料：鲜藕汁200毫升，蜂蜜20毫升。

制法：将鲜藕榨汁，与蜂蜜混匀即可。

用法：每日1次，每次30~50毫升，连服3~5次。

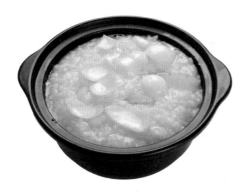

百合雪梨粥

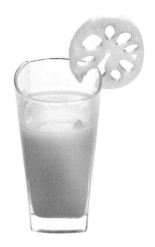

鲜藕蜜汁饮

节气民俗

处暑节气前后的民俗多与祭祖和迎秋有关。中元节在农历七月十五日，是民间祭奠逝去亲人的节日。白天，人们会带上刚刚成熟的枣、葡萄等瓜果去坟前祭拜。晚上，人们会把做好的荷花灯轻轻放在河面上，看河灯随水飘远，捎去对逝去亲人的思念。

节气谚语

- 处暑天还暑，好似秋老虎。
- 处暑天不暑，炎热在中午。
- 处暑谷渐黄，大风要提防。
- 热熟谷，粒实鼓。
- 处暑若还天不雨，纵然结子难保米。
- 处暑满地黄，家家修廪仓。

节气诗词

早秋曲江感怀

（唐）白居易

离离暑云散，袅袅凉风起。
池上秋又来，荷花半成子。
朱颜自销歇，白日无穷已。
人寿不如山，年光急于水。
青芜与红蓼，岁岁秋相似。
去岁此悲秋，今秋复来此。

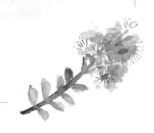

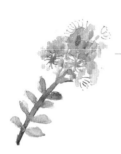

处暑后风雨

（元）仇远

疾风驱急雨，残暑扫除空。

因识炎凉态，都来顷刻中。

纸窗嫌有隙，纨扇笑无功。

儿读秋声赋，令人忆醉翁。

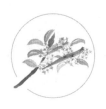

白露

秋风白露肃杀气
补虚润燥御寒冬

　　白露是二十四节气的第十五个节气，也是秋季的第三个节气，一般在每年的9月7-9日到来，标志着仲秋时节的开始。《月令七十二候集解》说："白露，八月节。秋属金，金色白，阴气渐重，露凝而白也。"农历八月，天气渐凉，清晨时分地面和叶子上会有露珠凝结。"白露"中的"白"字，其实并非指露水的颜色是白的，而是因阴阳五行中"秋属金，金色白"而来。古人认识白露节气有3个特征："一候鸿雁来；二候玄鸟（燕子）归；三候群鸟养羞"。是说白露时节，秋风萧瑟，鸿雁南迁，燕子北归，诸鸟感受到秋天的肃杀之气开始储食备冬。

　　阳历9月份，全国日平均气温在16～26℃。一般白露节气前后，夏季风逐渐被冬季风代替，气温开始逐渐下降，冷空气南下往往带来一定程度的降温，所以人们常说"白露秋风夜，一夜凉一夜"。我国国土广阔，南北温差较大，白露时节，北方大部、黄淮、江淮，以及川、贵等地开始正式步入秋天，西北及北部地区最低气温可达8℃，已有仲秋的感觉。而江南、华南地区的天气还普遍比较热，最高气温能达到30℃以上。9月份全国平均降水量85毫米，在白露时节，我国南北降水量差异也很大。北方的降雨通常很少，秋高气爽的同时，天气也比较干燥；而在我国的南方地区，则是秋雨绵绵，尤其是如果遇上冷空气和台风相持不下的情况，较易形成持续的强降雨天气，影响人们的健康和农作物的生长、收成。

白露节气进入了仲秋时节，早晚温差较大，有"过了白露节，夜寒日里热"的谚语一说。虽然"春捂秋冻"是大家熟知的养生保健要诀，但是"秋冻"并不是简单的少穿衣，俗语云"处暑十八盆，白露勿露身"，所以"秋冻"应当是指穿衣薄而不露身。适当的"秋冻"能锻炼耐寒能力，提高人们对低温的适应能力，增强抵抗力。但并不是每个人都适合"秋冻"，如糖尿病患者常合并血管病变，导致局部供血较差，如果血管突然受到冷空气刺激，会很容易发生血管痉挛，使血流量进一步减少，易引起组织坏死和糖尿病足等并发症。再加上糖尿病和心脑血管疾病常常伴随发生，冷空气刺激更易诱发心脑血管疾病。因此，糖尿病患者最好不要"秋冻"，要注意保暖，根据温度及时增减衣物。

同时，秋季多风，把空气中的水分带走了，使得天气十分干燥，所以"秋燥"也是白露节气的一大特点。秋季属肺，燥邪最易损伤肺脏，诱发呼吸系统疾病，如感冒、咳嗽，易出现口干、咽干、咽痛等症状。因此，人们可在白露时节食用银耳木耳羹，非糖尿病患者可加冰糖，提前润燥清肺，预防"秋燥"。同时，秋季天气逐渐转凉，如果继续像夏天一样吹凉风或者进食生冷食物则易引起腹泻。所以秋季人们要注意保暖，尤其是腹部肚脐的位置，并且要注意饮食卫生，少吃生冷或快变质的食物。风为百病之长，易侵犯经络筋骨，风湿病患者的症状会出现反复，因此此类人群秋季要防寒保暖，清淡饮食。

总而言之，秋天是万物凋零的时节，也是收获的季节，我们应该收敛神气，适当进补，调整好身体的状态，健康地迎接寒冬的到来。

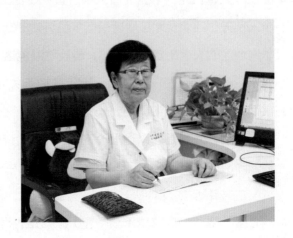

名医小传

田芬兰

女，汉族，1936年出生于河北省，主任医师，教授，博士生导师。全国第三、第五批全国老中医药专家学术经验继承人指导老师，全国优秀中医临床人才研修项目专家指导老师；天津中医药大学第二附属医院首席专家。

1963年作为天津中医药大学首届毕业生分配在第二附属医院工作至今。1970年起历任医院内科副主任、主任、副院长、院长职务。1988年获国家卫生系统先进工作者称号，当选市人大代表；1992年被批准享受政府特殊津贴；2011年被授予"天津市名中医"称号。曾任中华中医药学会心病专业委员会副主任、天津市中医药学会常务理事、加拿大医药协会荣誉顾问、天津市高级技术职称评审组成员、市科技进步奖评审组成员等社会职务。在担任全国心病专业委员会副主任委员期间，连续参与主持四届国内、国际心病学术会议，拓展了中医学在世界的传播范围，也大大提高了医院的知名度和影响力。

田芬兰教授在全国率先成立了"中医心病研究室"，研制了一系列疗效颇著的中药制剂；其开发研究的"强心冲剂"先后取得国家及市局级科研课题多项；20世纪80年代参与的"心痛气雾剂临床应用与实验研究"获卫生部科技进步二等奖。发表论文30余篇，参与主持编写《中医临床内科学》等专著。

白露养生最紧要　关键预防"凉"与"燥"

白露时节，人们就会明显地感觉到炎热的夏天已过，而凉爽的秋天已经到来了。同为白露节气，在我国的不同地区其景致也有所不同，北方已是水汽凝结，而南方有些地区仍是花香四溢，曾有"白露时分桂飘香"的说法。那么，白露节气养生保健我们应该注意哪些方面呢？已82岁高龄，仍然坚持每周出诊的田芬兰教授指出，白露养生首要关注两个方面：凉和燥。

民间有"处暑十八盆，白露勿露身"的俗语。"白露秋分夜，一夜冷一夜"，也就是说从白露开始天气一天比一天冷，不适宜再暴露身体。白露时节，大自然阳气逐渐收敛，阴气越来越盛，应遵循"秋三月……早卧早起，与鸡俱兴"的养生原则，有利于肺气的宣发和体内阳气的升发。此外，还要做到护心、护脚、护肠胃的"三防护"。

1. 护心

冬季是心血管疾病的高发季节，中老年人想要安全过冬，就要在白露之后做好护心养心的工作。《养生论》中载"秋初夏末，不可脱衣裸体，贪取风凉"，轻则感冒，重则导致心血管受凉挛急，诱发或加重心血管疾病。民间虽有"春捂秋冻"的说法，但"秋冻"并不适合所有人，体弱多病的人、儿童、老年人等最好多穿一件背心，可以保护好心肺，减少心血管疾病的发生。

2. 护脚

白露是天气冷热的分界点。白露过后，有些人会出现手脚冰凉、怕冷、乏力等症状，从中医角度来说这是阳气不足的表现。脚距离心脏最远，容易血液循环不畅。并且肾气始于足下，脚受凉就会伤肾。中医理论中，脚为人之根，人体的12经脉中有6条始于足部，这些经络运行气血、沟通表里、联络脏腑，贯穿人体上下。因此，白露后不要再穿凉鞋，记得穿袜子，以免造成寒气入侵；还要养成睡前泡脚的好习惯，睡前泡脚胜过吃补药，不仅可以调养身体，还有助于增强免疫力。

泡脚水温不能太烫，40℃左右就差不多了。泡脚时，可以在旁边备一壶热水，感觉水温不够的时候，适量加水保持水温。如果水温太高，容易破坏足部皮肤表面的皮脂膜，使角质层干燥，甚至皲裂。而且泡脚最好能没过小腿肚，这样效果更佳。泡脚的时间以20~30分钟为宜，以身上微微出汗为佳。如果泡的时间过长，一味追求出汗，反而会使身体陷入疲劳状态，过犹不及。因为泡脚时人体血液循环和心率会加快，时间太长会增加心脏负担。同时血液会涌向下肢，有人会因脑部供血不足，感到头晕。空腹或吃得过饱的人不宜马上泡脚，泡脚时足部血管扩张、血容量增加，造成胃肠及内脏血液减少，影响胃肠消化功能。饭前足浴可能抑制胃液分泌，对消化不利；饭后立即足浴可造成胃肠的血容量减少，影响消化。秋冬季节容易手脚冰凉，畏寒怕冷的人，可以在泡脚时放一些艾草、生姜与花椒。艾草有温经散寒的作用，生姜有温中散寒之效，而花椒可以有效地止痛去湿。

3. 护肠胃

秋天是胃肠道疾病最易发作的季节，儿童易发腹泻，中年人易发肠炎，老年人易发消化不良等。民间有"白露身勿露，露了冻泻肚"之说。肚脐部脂肪层薄弱，容易受凉，导致寒气入侵，最先伤及肠胃，因此秋季护好肠胃非常重要。此外，饮食切忌寒凉。夏季人们对西瓜情有独钟，其实西瓜还有另外一个名字叫"寒瓜"。西瓜性寒，食之清凉解暑，但到了白露节气，天气转凉，多食却会伤及脾胃，出现腹泻，甚至头昏乏力、身体困重等现象，这就是因为寒邪伤及脾阳，脾失运化，化生湿邪所致。

再谈到燥，田芬兰教授认为，白露是一年中昼夜温差最大的一个节气。这时人们容易出现口干、唇干、咽干、皮肤干燥等症状，这就是典型的"秋燥"。肺为"娇脏"，喜润恶燥，所以秋天的外燥最容易影响肺。

白露节气，人体精气开始收藏，正是进补的大好时机，可选用补而不燥、不腻的平补之品。秋天雨少天干，要多喝汤、水浆、牛奶等，多吃润肺生津、养阴润燥的食物。饮食因辛味发散泻肺，酸味收敛肺气。少吃葱、姜等辛味之品，多吃酸味果蔬，别忘禁食寒凉。白露时节养肺，最好以食补代替药补，而食补首推粥。白露季节，早晨喝碗粥，既能治秋凉，又能防秋燥，如银耳粥、百合粥、芝麻粥、红枣粥、红薯粥等，皆是不错的选择。此外，粥与脾胃相得益彰，有助于健脾养胃，可为秋冬进补打好基础。

沙参、玉竹是清补润燥佳品，适合在白露时节佐菜煲制汤羹。沙参（北沙参）其味甘苦而性微寒，能清肺中之热，祛肺中之痰，补肺中之气。治久咳，退寒热，安神。《本草纲目》说："沙参清肺火，治久咳肺痿"。中医认为肺有实热或虚热者都可用沙参。如肺有虚热，嗽痰咳血，潮热似痨症，可用沙参以退潮热，理咳血。但要注意，凡伤风感冒初起，抑或患有风寒咳嗽，经常多白色痰涎者，则不宜服用。玉竹，味甘性平，能去虚痨客热，除烦躁，止消渴，润心肺，调理五痨七伤。玉竹不寒不燥，民间常用玉竹配鸡煲汤，因玉竹有柔肝熄风之效，因此，该汤既可补血理肝虚，又不会因鸡性热燥引起肝火。中医认为玉竹有滋阴润肺、生津养胃的功效，临床常用于肺胃阴伤、燥热咳嗽、咽干口渴、内热消渴，常与麦冬、沙参等配伍煎服。现代药理研究指出玉竹煎剂有降血压和强心的作用；并对高血糖症有抑制功效。因此，近年来，玉竹常被用作糖尿病患者食疗方案中。须注意玉竹滋腻，痰湿偏重、舌苔厚腻者不宜食用。

此外，白露时节起居应早卧早起，因为早睡可以调养人体中的阳气，早起则可以使肺气得以舒展，以防收敛太过。同时，秋天阴气增、阳气减，对应人体的阳气也随着内收，为了贮存体内阳气，应少熬夜，保证良好的睡眠，以"养阴培元"。秋天可以增加一些户外运动，选择运动项目应因人而异，量力而行，且持之以恒。此时人体阴精阳气正处在收敛内养阶段，运动量不宜过大，以防出汗过多，阳气耗损。

最后，田芬兰教授将一首小诗送给大家，助大家轻松迎白露：白露时节日渐凉，晨练夕谈添衣裳。早睡早起精神爽，按时作息体健康。未寒添膘加营养，每餐四菜一热汤。难能可贵心舒畅，笑口常开一帘香。

起居养生

白露时节处于夏秋交替之际，这时候夜间的时间相对夏季会有所增长，应注意早睡早起，保证每天7~8小时的睡眠时间。这时的气温也逐渐下降，《养生论》中有"初秋夏末，不可脱衣裸体，贪取风凉"的说法，说明白露之后需注意添加衣物。夜间寒气也明显加重，因此应该收好凉席和夏被，开始使用比较厚实的秋季被，避免晚上睡觉感风寒，引起感冒。

运动养生

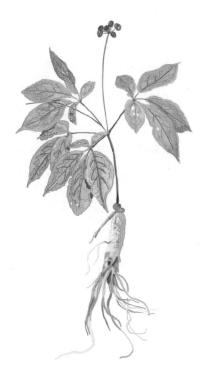

白露时节气温逐渐降低，为了锻炼身体的耐寒力，让自己能健康地度过寒冬，可以适当进行体育锻炼。"一日之计在于晨"，适当的晨练能调动人体"正气"，可以选择慢跑、打太极拳等较舒缓的运动，选择的项目应因人而异，其重点在于量力而行并持之以恒。在运动锻炼的同时，还可以做一些呼吸、闭目养神的动作，做到动静结合，使志安宁，收敛神气，以平秋天肃杀之气。

饮食养生

俗话说"一夏无病三分虚"，这个"虚"指的是脾胃虚弱，所以秋天应少吃"瓜"类，如西瓜、冬瓜、黄瓜等性寒的瓜果，同时也要少吃冷饮、生冷海鲜等寒凉食物，避免伤及脾

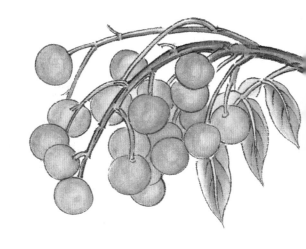

胃。另外，秋天属肺，味属辛，且气候干燥，应少吃生姜、牛羊肉、辣椒等辛辣之品，以防肺气过剩，耗伤津液。为了健康过冬，人们一贯有"秋季进补"的习俗。此时可以适当多食甘、淡滋润之品，既可调补脾胃，又能清肺润燥，防治"秋燥"，如水果中应季的梨、葡萄、龙眼等润燥补虚之品。"吃龙眼"是福州地区白露节气的习俗，龙眼本身具有益气健脾，养血安神等功效，可适当食用。还可食用蔬菜中的胡萝卜、藕、银耳、豆类、海带、紫菜等时令之品。中老年人和慢性病患者还可多吃些红枣、莲子、山药、鸭肉、鱼、鸡肉、泥鳅等滋补的食品。白露时节，南方粮食成熟，正是酿酒的好时节，许多地方都有酿酒的习俗，多用糯米、高粱等五谷酿成，俗称"白露酒"，在秋意渐浓，夜晚凉意拂人之时，正适合喝一杯暖暖的白露酒。但是糖尿病、高血压患者应慎饮，虽然这种酒度数较低，还是会有引起血压升高的危险，且容易导致血糖升高。

时令菜谱

桑杏饮

功效：疏风清热，润肺止咳。

原料：桑叶10克，杏仁5克，沙参5克，象贝3克，梨皮15克，冰糖3克。

制法：将上述原料放入陶瓷锅中，加水600毫升煎煮20~30分钟即可。

用法：每日2次，每次200~300毫升，趁热温服。

白芍石斛瘦肉汤

功效：养阴润肺，生津养胃。

原料：猪肉250克，白芍12克，石斛12克，大枣4个，食盐2克。

制法：洗净猪瘦肉，切块。白芍、石斛、大枣（去核）洗净。将全部原料放入锅内，加适量清水，武火煮沸，再用文火煮1~2小时，加食盐调味即可。

用法：随量饮汤食肉。

禁忌：脾胃虚寒者不宜服用。

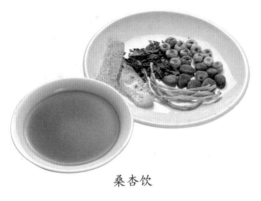

桑杏饮

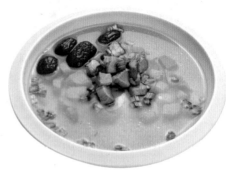

白芍石斛瘦肉汤

白露时节，桂花飘香。桂花花朵小巧，味道浓香。桂花既能观赏，又能做成美食。中国人喜欢用桂花做桂花茶、桂花酒、桂花糕和桂花饭，这些食物里也带上了桂花的香味。

- 白露秋分夜，一夜凉一夜。
- 草上露水凝，天气一定晴。
- 喝了白露水，蚊子闭了嘴。
- 别说白露种麦早，要是河套就正好。
- 抢墒地薄白露播，比着秋分收得多。
- 白露麦，顶茬粪。

月夜忆舍弟

（唐）杜甫

戍鼓断人行，边秋一雁声。露从今夜白，月是故乡明。
有弟皆分散，无家问死生。寄书长不达，况乃未休兵。

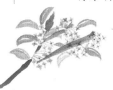

南歌子

（北宋）僧仲殊

十里青山远，潮平路带沙。数声啼鸟怨年华。又是凄凉时候、在天涯。

白露收残暑，清风衬晚霞。绿杨堤畔闹荷花。记得年时沽酒、那人家。

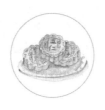

秋分

风起白苹初日晚
霜雕红叶欲秋分

秋分是古人最早确立的节气之一，是二十四节气中第十六个节气，也是秋季的第四个节气。《月令七十二候集解》曰："八月中，分者平也，此当九十日之半，故谓之分。"秋分为每年9月22～24日，秋分日太阳运行到黄经180°，太阳几乎直射地球赤道，全球昼夜时间相等，之后阳光直射位置逐渐南移，北半球开始昼短夜长。《春秋繁露·阴阳出入上下篇》记载："秋分者，阴阳相伴也，故昼夜均而寒暑平。"

秋分时节气候凉爽，是一年中比较舒适的时候，正如诗歌中描述"暑退秋澄气转凉，日光夜色两均长"。秋季空气湿度降低，初秋的空气湿度一般不超过60%，在这种湿度条件下人体一般会有秋高气爽的感觉。秋分日后气温逐日下降，一天比一天冷，逐渐步入深秋季节，昼夜温差也逐渐加大，可高于10℃以上，正如谚语所说"秋分寒露夜，一夜冷一夜"。我国古代将秋分分为三候："一候，雷始收。二候，蛰虫坏户。三候，水始涸。"秋分后北方冷空气南下，并在江淮一带与暖气团产生交汇，就会带来一场秋雨、一阵秋风，造成一次降温，因此形成了"一场秋雨一场寒，十场秋雨穿上棉"这句气象谚语。

秋分天气转凉，空气干燥，草木凋零，呈现出一派肃杀之气，对人体健康产生影响。人体阳气经过春天的升发、夏季的消耗，秋天则有"困乏"的趋势，人们常表现出倦怠、乏力、精神不振等症状，而适当锻炼、充足的睡眠和规律作息可以预防这类症状。

秋分南下冷空气与逐渐衰减的暖湿气流相比已占上风，空气中湿度明显下降，故常有秋高气爽的天气。秋季空气干燥，人体易感受燥邪，而秋分前后人体感受的燥邪多与热相合而为温燥。燥邪可影响肺与大肠的功能，温燥患者常有皮肤干燥、干咳少痰、咽干咽痛、口干舌燥，甚至还有发热、心烦、舌边尖红、大便干等临床表现。慢性呼吸系统疾病患者或老年人应预防燥邪，可适当食用梨、甘蔗、柚子等水果以养阴生津，或补充坚果以润肠通便，也可食用银耳莲子羹等食养之品。

秋分气温降低，昼夜温差较大，较大的冷热变化易使老年人、儿童、慢性病患者等调节能力较低的人群患上感冒、咳嗽、支气管炎等呼吸道类疾病，因此当注意早晚加衣御寒。北方秋分时常有较强的冷空气，气温骤降，高血压、冠心病等慢性病的发病率增加，因此这类患者应关注天气预报，根据天气安排日常活动并监测血压，适时调整用药方案，预防心脑血管急性事件的发生。

秋分之时，秋已过半，其"凉"和"燥"的气候特点可能会对人体健康产生一定影响。秋分养生保健可从起居、饮食、运动、情志方面着手，应以"收"为原则，预防疾病，延年益寿。

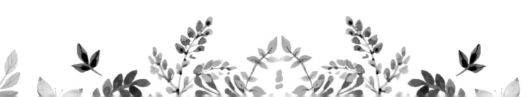

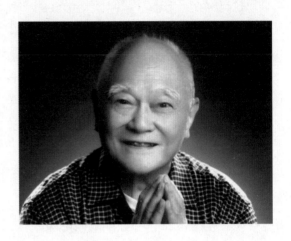

名医小传

李济仁

　　"新安医学"研究领域的奠基人之一，当代"新安医学"的代表。1943年，李济仁先后师从新安名医汪润身、张根桂研习中医，1957年与张根桂之女张舜华结为连理，夫妻两人共同成为新安名医世家、国家非遗"张一帖"的第14代传承人。行医60余年，形成了独特的诊疗特色，精擅内、妇科疑难杂症，尤擅痹病、痿病、肿瘤等顽疾的治疗。

　　撰写《济仁医录》《痿病通论》等专著12部，参编《内经》《中医基础理论》等高等学校规划教材，获得省、部级科研成果奖5项。

　　李济仁始终秉承"孝悌忠信，礼义廉耻，自强精进，厚德中和"的家规家训，他的五个子女张其成、李艳、李梃、李标、李梢也在中医药不同领域各有建树，成为当代中医传承家族的典范。

昼夜均分秋色容平　滋阴敛降燥者濡之

　　年近九旬的李济仁教授1931年出生于安徽，如今仍然坚持出诊为病人服务。他面色润泽，思维敏捷，声音洪亮，步履轻盈，是众人的养生榜样。李济仁教授将自己对于秋分时节的养生感悟分享给大家。他说："自然界与人是统一的整体，自然界的年、季、日、时周期变化，影响着人们的生理、病理相应的周期变化。"秋分时节养生宜从以下几个方面入手：

一、养阴滋润祛秋燥

　　秋季"阴气始长，阳气始衰"，大自然中的阳气开始下降，人体中的阳气也随之下降并向内敛藏。这时人们在养生方面需要适应秋季的变化，起居上应做到早睡早起。还要注意秋分时节昼夜温差大，午间艳阳高照，早晚凉气袭人，一天好像是要经历好几个季节，若调护不周非常容易受风感冒。所以老年人要及时增减衣物，掌握好"春捂秋冻"的尺度，既不触冒风寒，又不被温热余邪所困。"秋冻"有利于阳气收敛，让我们的身体冻一冻，可以培养抵御冬天严寒的能力。

　　秋分时节，神气要收敛，精神要安宁，思维也要趋于平静，精神不要向外张扬，这样才能适应秋天的肃杀、阳气收敛的特征。一方面可以使我们的精神活动和体内的阳气同步，有利于阳气收敛。另一方面，精神的宁静会对我们的身体产生一种引导的作用，使我们周身进入一种平和的状态，来适应秋季冷暖交替的多变气候。

　　在防治疾病方面，李济仁教授说，中医经典《黄帝内经》根据季节变化特点首先提出了"春夏养阳，秋冬养阴"的原则。该原则包括两个方面：一方面重视顺应四时阴阳变化，在春夏注意养护人体阳气，在秋冬养护人体阴气；一方面要求医家借助自然界春夏阳旺阳升，人体阳气有随之欲升欲旺的趋势，对阳虚者用助阳药；秋冬阴盛阴降（收），人体阴气有顺之欲盛欲降（收）之势，则对阴虚者用滋阴药，以求更好地达到扶阳助阴的目的。秋天气候肃杀，天高物燥。若人体津液耗散太过，或素有阴津亏乏之患，则易感燥而生"燥病"。若燥邪伤及肺阴，则可出现口鼻、咽喉、皮肤干燥，干咳等症状，也可引发燥伤胃肠、燥伤肝肾等内燥证。在治疗上，《黄帝内经》曰"燥者濡之"，治燥总不离滋润一法，而滋润实质是养阴。养阴药诸如生地、沙参、麦冬、天冬、石斛、桑葚子、旱莲草、太子参等均具有滋润作用。故凉燥者，治当辛润；温燥者，治以甘寒滋润；内燥者，辨其脏腑精血之燥而濡养之，均需选用养阴药以滋阴润燥。秋季易患燥证，常用清燥救肺汤、桑杏汤、麦门冬汤、增液汤等，此即秋冬养阴法则的体现。

二、保养五脏是关键

李济仁教授指出，养生应注重对于心、肝、肺、脾、肾五脏的保健，养成良好的生活习惯，坚持运动养生与自我按摩，不能三天打鱼，两天晒网。李济仁教授特意为大家讲解了他所创的"五脏保健操"，该五脏养生方法不仅包括运动，还包括心理、饮食、工作、睡眠等多个方面，可谓对五脏的全方位呵护。具体方法如下：

养心第一，每天晚上临睡前经常按摩手上的劳宫穴和脚上的涌泉穴，可以起到心肾相交、改善睡眠的作用。养心主要是养神，在平时遇事尽量保持心平气和，不过喜也不过忧，与人交往不计较得失，以保持心神的虚静状态。在食物补养方面，常用西洋参泡水喝，常吃桂圆、莲子、百合、黑木耳等，以益心气养心阴。重视中午的休息。心在午时活动最为活跃，而且这时也是阴阳交合的时候，休息能保住心气。

其次调肝，过度疲劳会伤肝，平常的学习、工作、运动都应劳逸适度。人卧则血归于肝。定时上床休息既能保持良好的睡眠质量，又能养肝。饮食清淡，尽量少吃或不吃辛辣、刺激性食物以防损伤肝气。

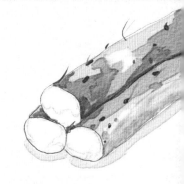

三要养肺，早晨起床后经常做深呼吸，速度放慢，一呼一吸尽量达到6.4秒。这种方法可以养肺。运用闭气法，有助于增强肺功能。先闭气，闭住以后停止，尽量停止到不能忍受的时候，再呼出来，如此反复18次。平时多吃一些有助于养肺的蔬果，如玉米、黄瓜、西红柿、梨等。

注重健脾，平时多做一些运动和按摩，以帮助"脾气"活动，增强其运化功能。如每天起床和睡前都要做36次摩腹功，即仰卧于床，以脐为中心，先顺时针用手掌按摩36下，再逆时针按摩36下，然后用手拍打和按摩脐上的膻中穴120下和脐下的丹田穴100下。脾胃共为气血生化的来源，是后天之本，健脾往往与养胃结合起来。在饮食方面，每次吃七八分饱。平时尽量多吃一些利脾胃、助消化的食物，如山楂、山药等，夏天可常吃一些香菜、海带、冬瓜等养脾开胃之品。

不忘补肾，经常用一只手在前按摩下丹田、关元穴，同时一只手在后按摩命门穴（在第二腰椎与第三腰椎棘突之间）、腰阳关（在腰部，当后正中线上，第四腰椎棘突下凹陷中），有助于养肾。常吃核桃、枸杞、黑豆、芝麻。排小便时尽量前脚趾用力着地并咬住牙齿，可以助保肾气。李济仁教授指出，养生关键在于坚持，特别是要根据自己的健康状况选择适当的运动方式，逐步将其变为自己的一种生活方式和习惯，才能达到健康长寿的目的。

三、时间医学养生法

1. 调整时差疗养法

李济仁教授说："所谓时差治疗法就是利用人体生理、病理活动节律制定的一种不用任何药物、针刺等，仅仅通过改变作息、进餐时间来调整人体节律从而愈病的方法。"

防治失眠。失眠是人体睡眠节律周期的紊乱，通常失眠患者为使自己有更多的入睡机会，常常提前睡卧，以求延长睡眠时间，但往往事与愿违，越早就寝越难以入眠，并且心烦不安、思虑焦躁等。根据人体生物节律，时差睡眠疗法有利于失眠患者入睡，方法就是将就寝时间比平时向后顺延2~3小时。

预防心血管病发作。心血管病变多在夜间发作，如心肌梗死、脑血栓形成等。研究发现，晚餐进食量过多、油腻物过重是本病诱发因素之一。针对这种情况，晚餐时间提前在下午4~5时进食，结合量少、油腻物少，可预防或减少心脑血管病变发作。

2. 正确选择服药时间

李济仁教授指出，服用方药也应结合人体之动态和药物作用之特点，选择最适宜时间，以充分发挥其功效。

人体脏腑气血阴阳的生理活动与病理变化随时处于动态之中，所以服用方药也应当结合人体动态和药物作用的特点，选择最适宜时间，这样才能充分发挥药性，使疾病好得更快。以肝病为例，认为治疗肝病的药物最好在睡前服，或药后即卧，宜静不宜动。这是因为"人卧血归于肝"，药物有效成分吸入血中，流入肝中，肝血流量愈大，药物在肝内有效浓度相应增高，疗效也就越好。

另外，对于排石方药，结合西医学研究，其作用主要在于松弛、扩张结石所在的管道平滑肌，使管腔增大，利于结石下移外排的机理，白天服药，药后宜动少静。这是因为，白天活动较多，有助于药力推动结石，并且白天还可给予大量饮水配合排石。

除此之外，在服药时间上，我们还应注意以下几点：

1）病在上焦的（心、肺部），欲使药力停留较久，宜饭后服。

2）病在下焦的（膀胱、肠），欲使药力迅速下达，宜饭前服。

3）清热解毒药、润肠泻下药、滋补药宜空腹服（早饭前1小时或晚饭后1小时），此时胃中空虚容易吸收。

4）特殊药物应特殊服用，如助消化药在服药前应少量进食以助药效；驱虫药应在早晨空腹服，服药前应喝点糖水，这样可以提高杀虫的效果；攻下药在大便后应立即停服；安神药、滋补药、延缓衰老的药物宜睡前服用；安眠药应在睡前2小时服用。

起居养生

人们应适应自然界阴阳的变化，早睡早起，保持神志安宁，收敛神气，避肃杀之气。秋分应注意不要过早过多地增加衣物，尤其上半身应少穿，适度"秋冻"，俗语有"秋不加帽""热不马上脱衣，冷不立即穿棉"的说法，人体觉微凉而不寒为宜。适当的冷水锻炼对预防伤风感冒、流鼻涕也有一定效果，平时可用冷水洗脸、浴鼻等。当然秋冻也应根据北方、南方等地域气候特点，辩证地去看待，不可一概而论。秋分后早晚温差增大，应根据天气变化和每个人的体质情况，及时增减衣物。

运动养生

应遵循"收"的原则，宜选择轻松平缓、活动量不大的项目，如打太极拳、五禽戏、八段锦、登山、步行、骑自行车等。清晨温度较低，外出锻炼不要穿单衣，且锻炼时不宜一下子脱得太多，应等到身体微微汗出方可脱衣，不可大汗淋漓耗气伤津，锻炼后切忌穿着汗湿的衣服在冷风中逗留以防感冒。

情志养生

秋分树枯叶落，万物凋零，容易使人产生悲凉厌世的悲秋情绪，因此可登高远望，开阔心胸，培养乐观积极的心态。另外，秋分邻近中秋节，我们可在传统团圆佳节与家人相聚相伴，疏解调畅情志。

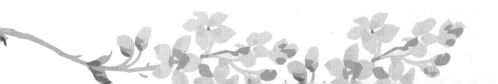

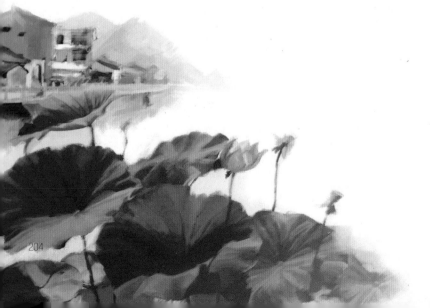

应遵循"少辛增酸"的原则，少吃葱、姜、韭、蒜、椒等辛味之品，多吃一些酸味的水果和蔬菜。秋分瓜果丰收，大量新鲜水果上市，梨、甘蔗、苹果、柑橘、山楂、葡萄、水萝卜、荸荠等水果可养阴润燥。瓜果虽好，但应谨记"秋瓜坏肚"，在享受美味的同时应有所选择和节制，如老年人、儿童脾胃不好，食用水果后便溏者，可煮梨水喝或冲服秋梨膏以润肺止咳；如果本身脾胃不好、经常腹泻，则应少吃避免诱发或加重疾病，进一步伤阴。另外，糖尿病患者也应少吃太甜的水果，尽量以西红柿、黄瓜、萝卜等蔬菜代替，以维持血糖稳定。除了吃水果、蔬菜，银耳莲子羹、百合莲子羹等食疗方滋润而不腻滞，健脾开胃、养阴清热也可用于秋季食疗养生。秋分正值中秋佳节前后，螃蟹为中秋节较有特色的食物。"西风响蟹脚痒"，此时螃蟹最为肥美，深受人们喜爱，苏轼曾有"不到庐山辜负目，不食螃蟹辜负腹"的诗句。但是蟹肉性寒，不宜多食，脾胃虚寒者食用时可配伍黄酒、生姜等温性食材，以免腹痛腹泻。秋分还有进补的习俗，通过增加营养、服用补益类药物，调节人体各脏器功能补充人体夏季过度消耗的能量，用最好的状态应对即将到来的严冬。值得注意的是此时气温虽凉但不若冬季严寒凌冽，进补应注意以"清补"为主，不能猛吃大鱼大肉，不能过量服用温补药物。

黄精炖乌鸡

功效：养阴润肺，补中益气。

原料：黄精9克，乌鸡1只，料酒6毫升，葱10克，姜5克，精盐5克。

制法：乌鸡去毛及内脏，洗净；葱切段，姜切片，黄精洗净，切片。将黄精、葱、姜放入鸡腹内，将精盐、料酒均匀涂抹在鸡身上，放入锅中，加入清水，武火煮沸后，再用文火炖50分钟即可。

用法：佐餐食用，吃鸡肉，喝汤。

百合莲子鸡蛋汤

功效：养阴润肺，益肾健脾。

原料：百合15克，莲子20克，鸡蛋1个，白砂糖10克。

制法：百合、莲子煮熟，鸡蛋煮熟后去壳，将上述原料一同煮沸，加白糖搅匀即可。

用法：佐餐食用。

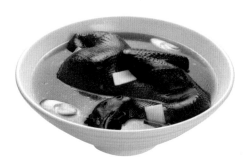

黄精炖乌鸡

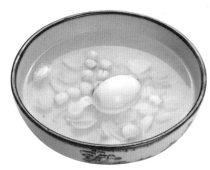

百合莲子鸡蛋汤

节气民俗

　　中国古代有春分祭日、夏至祭地、秋分祭月、冬至祭天的习俗。农历八月十五是中秋节，团圆节，也是丰收的节日。中秋节这天，全家人团聚在一起，桌子上摆满各种刚刚成熟的新鲜水果，葡萄、石榴等，还有不同口味的月饼。大家一边赏月，一边聊天，还品尝着美味的食物。

节气谚语

◎　秋分秋分，昼夜平分。

◎　二八月，昼夜平。

◎　八月十五云遮月，正月十五雪打灯。

◎　秋忙秋忙，绣女也要出闺房。

◎　白露早，寒露迟，秋分种麦正当时。

◎　秋分见麦苗，寒露麦针倒。

节气诗词

晚晴

（唐）杜甫

返照斜初彻，浮云薄未归。

江虹明远饮，峡雨落馀飞。

凫雁终高去，熊罴觉自肥。

秋分客尚在，竹露夕微微。

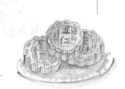

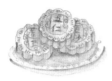

道中秋分

（清）黄景仁

万态深秋去不穷，客程常背伯劳东。

残星水冷鱼龙夜，独雁天高阊阖风。

瘦马羸童行得得，高原古木听空空。

欲知道路看人意，五度清霜压断蓬。

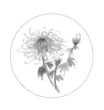

寒露

交映凝寒露
相和起夜风

　　寒露是农历二十四节气中的第十七个节气，也是秋季的第五个节气，表示秋季时节的正式开始。《月令七十二候集解》说："九月节，露气寒冷，将凝结也。"意思是寒露时节地面的露水快要凝结成霜。我国古代将寒露分为三候："一候鸿雁来宾；二候雀入大水为蛤；三候菊有黄华。"此节气中鸿雁大举南迁；深秋天寒，雀鸟都不见了，古人看到海边突然出现很多蛤蜊，并且贝壳的条纹及颜色与雀鸟很相似，所以便以为是雀鸟变成的；第三候的"菊始黄华"是说在此时菊花已普遍开放。

　　气温下降快、雨水渐少是寒露节气的特点，我国平均气温分布的地域差别明显。在华南，大多数地区的平均温度在22℃以上；江淮、江南各地一般在15~20℃之间，东北南部、华北、黄淮在8~16℃之间，而此时西北的部分地区、东北中北部在冷空气带来的秋风、秋雨过后，温度下降8～10℃较为常见，北方已呈深秋景象，白云红叶，偶见早霜。在我国东北地区的部分地方开始出现霜冻。在江南一带寒潮前锋一过，就开始降温。自寒露时节开始，全国各地开始出现雾霾天气，影响人们的健康和交通出行。

寒露时节起，雨水渐少，天气干燥，昼热夜凉。从中医角度上说，这个节气在南方气候最大的特点是"燥"邪当令，而燥邪最容易伤肺伤胃，寒露节气的前后，往往是一年四季中最易发作各种呼吸系统疾病的时期之一。肺在五行中属金，故肺气与金秋之气相应，"金秋之时，燥气当令"，所以养生的重点是养阴润肺、益胃生津。同时要避免因剧烈运动、过度劳累等耗散精气津液。

进入寒露，全国各地开始陆续出现雾霾天气，出门后进入室内要及时洗脸、漱口、清理鼻腔，去掉身上所附带的污染残留物，以防PM2.5对人体的危害，多吃新鲜蔬菜和水果，补充各种维生素；外出时佩戴防雾霾口罩，雾霾严重时，尽量减少外出活动时间。

由于寒露的到来，气候由热转寒，万物随寒气增长，逐渐萧落，这是热与冷交替的季节。在自然界中，阴阳之气开始转变，阳气渐退，阴气渐生，我们人体的生理活动也要适应自然界的变化，以确保体内的生理（阴阳）平衡。此时，天气清肃，其风紧急，草木凋零，大地明净。要顺应秋气、以"收敛"为原则。起居方面，应早睡早起。

总体而言，要"顺应天时"，以"收敛"为原则，滋阴润阳，收敛阳气，为入冬做好准备。

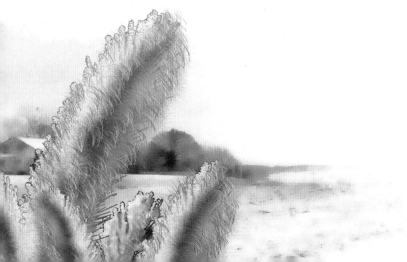

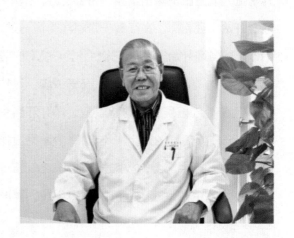

名医小传

韩冰

　　1939年12月生于天津。全国500位名老中医专家之一，国务院特殊津贴专家，全国优秀中医临床人才研修项目指导老师，全国老中医药专家学术经验继承工作指导老师，我国著名中医妇科专家，天津市名中医。他1957年考入天津中医学院，1962年分配至附属医院妇科工作，深受哈荔田、顾小痴、王敏之等津沽妇科流派医家学术思想的影响，精心研读中医经典并完成了《黄帝内经素问校注》和《黄帝内经素问语释》两部专著。韩冰教授主张在中华文化大背景下考察中医，形而上者谓之道，韩冰教授毕生致力于建立中医妇科学之"道"，即中医妇科理论体系的构建。他参阅古今，博采众长，形成了以脏腑学说为理论基础，奇经八脉学说为理论框架，冲任学说为理论核心的现代中医妇科学理论体系。临证中韩教授沿脏腑-奇经八脉-冲任辨证的思维方法，总结提炼奇经治法，以法统证，辨证论治，体现异病同治、同病异治的原则。总结出八脉自病、脏腑病变累及奇经，八脉病变累及脏腑的病机特点，提出久病不愈当辨奇经；疑难重症参诸奇经；详察病位，循经辨证；审查整体，结合奇经的奇经八脉辨证原则，对补肾调冲治疗妇科内分泌卵巢功能失调性疾病及活血化瘀、软坚散结法治疗子宫内膜异位症有较深刻的认识和研究。

寒露凝结秋风起　女子养生当温润

寒露时节，阴阳之气开始转变，阳气渐退，阴气渐生，我们人体的生理活动也要适应自然界的变化，以确保体内的阴阳平衡。韩冰教授是我国著名中医妇科专家、全国500位名老中医专家之一、天津市名中医、天津中医药大学第二附属医院主任医师。韩冰教授指出，"寒露"时节，雨水渐少，天气干燥，昼热夜凉，气温降低，露水凝结，寒邪在大自然中渐渐显现。人体以脏腑、经络为本，以气血为用。脏腑、经络、气血的活动，男性女性基本相同。但是女性在脏器上有胞宫，在生理上有月经、胎孕、产育和哺乳等，这些与男性的不同点便构成了女性的生理特点。女子以血为主，血生化于脾，总统于心，藏受于肝，宣布于肺，施泄于肾，而灌溉周身。女子柔弱多素体阳虚，容易寒从内生，"寒"性凝滞，"寒"主收引，若再触冒风寒外受寒邪，易与血相搏结，而导致寒凝血瘀，阻滞胞宫、胞脉、胞络，引起女性经、带、胎、产、杂病，常表现为面色苍白、怕冷怕风、手脚冰凉、月经后期、月经过少、痛经、倒经、带下量多等症。韩冰教授为广大女性读者提出了寒露养生的几点建议：

1. 注意保暖，不宜"秋冻"

常言道"春捂秋冻"，但是对于经常手脚冰凉的女性，寒露过后，则不宜秋冻，应注意保暖，特别要注意足踝部的保暖。谚语云："白露身不露，寒露脚不露。"这句谚语提醒大家，白露节气一过，穿衣服就不能再赤膊露体；寒露节气一过，应注重足部保暖，切勿赤脚，以防"寒从足生"。中医认为，人的足踝部有许多经络通过，是肝、胆、脾、胃、肾、膀胱等重要脏器的通路，同时与主管人体运动功能的阳跷、阴跷脉，主管人体气血调节功能的阳维、阴维脉相交往。两脚离心脏远，血液供应较少，再加上脚的脂肪层很薄，因此，保温性能差，容易受到冷刺激的影响，故又有"诸病从寒起，寒从足下生"之说。寒露过后要换上保暖性能好的鞋袜，并且养成睡前用热水泡脚的习惯，热水泡脚可以改善血液循环，预防感冒，营养脚部皮肤和组织，减少下肢酸痛的发生，缓解或消除疲劳，提高免疫力。

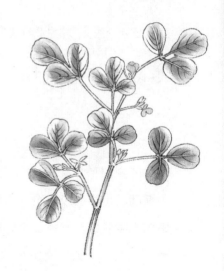

2. 防治凉燥，食宜温润

秋三月，分为孟秋、仲秋、季秋。孟秋属初秋，此时有夏日之余热，天气晴暖而干燥，燥邪与温热之气结合，称为温燥；仲秋月完成温凉转换；寒露节气开启季秋（深秋）序幕，深秋有近冬之寒气，久晴无雨，气候干燥，气温逐渐转凉，燥邪与寒结合称为凉燥。燥邪为患有两大特点：一是燥邪干涩，易伤津液；二是燥易伤肺。由于肺为娇脏，喜润恶燥，主气属卫又外合皮毛，与大肠相表里，开窍于鼻，以咽喉为通道，故燥邪袭人之时可以出现口唇、鼻咽干燥、干咳，皮肤干裂，大便秘结等表现。凉燥症常伴有身体发冷，头痛无汗，口不渴，鼻塞，咳嗽有痰而少。防治凉燥，食疗养生当以温、润为主，进热饮、热食，宜食用芝麻、糯米、粳米、蜂蜜、乳制品等柔润食物，还宜食用芝麻、核桃、银耳、萝卜、番茄、莲藕、山药、百合、葡萄、苹果、柑橘、石榴等有滋阴润燥生津作用的食品。过食辛辣易伤人体阴精，故应少食辛辣、香燥、熏烤之品，如辣椒、生姜、葱、蒜、烧烤等。

3. 锻炼身体，鼓舞阳气

中医讲究天人合一，随着天气渐冷，人体中的阴气渐盛，阳气渐退。四时养生中强调"春夏养阳，秋冬养阴"，寒露时节必须注意保养体内的阴气，但也要适当锻炼，使一身阳气生发，阴得阳升而泉源不竭。秋高气爽，正是进行户外锻炼的大好时节，爬山、郊游、采摘、垂钓都是很好的休闲锻炼方式。大家应多到户外活动，呼吸吐纳，增强肺系功能及抗病能力，以预防冬天多发的呼吸系统疾病。

4. 舒朗豁达，心情愉悦

天气渐冷，秋风萧瑟，易使心情躁动，女性在这个季节更是容易多愁善感。此时应因势利导，宣泄积郁、陶冶情操、稳定情绪、培养乐观豁达之心，保证机体阴阳平衡。

韩冰教授以奇经八脉学说为切入点，沿着奇经八脉——冲任学说——妇科理论的思维方法，系统地研究现代文献结合临床实践，提出奇经八脉在调整整体阴阳平衡、气机升降、动静调节中的作用，并创造性地总结提出了中医妇科奇经八脉的辨证思想。奇经总持十二正经，堪为经络之中枢系统，分别起着纲维、骁捷、冲要、总督、承任、总约之作用。奇经八脉借助与十二经脉交叉贯穿汇聚、涵蓄十二经气血，沟通了十二经气血与胞宫之间的联系。奇经八脉独特的生理功能，及其与脏腑、十二经脉、胞宫的关系，共同构成了奇经八脉辩证的理论基础。

妇科疾病的主要病机最终直接或间接损伤奇经而发病，故《妇人良方》云："妇人病有三十六种，皆由冲任劳损而致。"《医学源流论》有云："凡治妇人，必先明冲任之脉……，明于冲任之故，则本源洞，而候所生之病，则千条万结，以可知其所从起。"奇经八脉在妇女生理、病机理论中具有重要的地位，韩冰教授观古察今，对奇经病症及病因病机特点进行了全面的研究和总结。韩冰教授认为先天因素或病邪直接侵入会使八脉自病；脏腑病会累积奇经；八脉自病，常导致与之相关联的脏腑功能失调，进而出现一系列病变；奇经八脉相互联系也会出现八脉并病。

韩冰教授进而提出奇经八脉辩证的原则：重视冲任，兼顾它经；久病不愈，当辨奇经；疑难重症，参诸奇经；注重奇经与脏腑间的密切关系；见症多繁多，先辨虚实；详查病位，循经辨证；无论补虚治实，"通因一法"为定例；循经用药，通补奇经。

韩冰教授将脏腑、气血证与奇经八脉证相结合，条缕目列，根据八脉的病理变化提出相应治法用药。通补奇经最常用的药物为"血肉有情"之品，以填精补。对于肝肾精血亏虚，损及奇经之病一般草木之药不能见功者，用之每获良效。在临床运用时，尚强调注意顾护胃气，如药偏腻滞，易坊中运，要配以健脾益气、开胃之品，使补中有通，药性流动，才能使气血调和，病易受益。正如叶天士所说："柔剂阳药，通奇脉不滞，且血肉有情，栽培身肉之精血"。

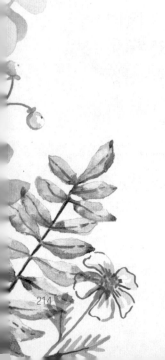

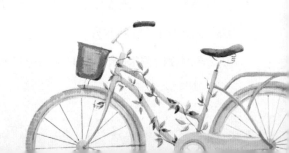

起居养生

寒露之后，夜晚寒气骤增，应及时添加衣物，"寒露脚不露"，应注意脚部保暖，特别是血液循环不好的患者，要避免受到冷刺激的影响，晚上用热水泡脚。但是糖尿病患者由于周围神经病变，冷热刺激感觉不明显，要避免热水烫伤局部皮肤。

运动养生

寒露时节要趁天气还未寒冷之前多运动，多锻炼。可登至高处极目远眺，舒缓心情。也可选择跳舞、练拳、打球等运动。但寒露后晚上露水雾气重，应避免晚上七点后户外运动。老年人要量力而行，可以晨跑、散步、打太极拳等，使身体慢慢适应寒冷，运动至身体微微出汗即可，不可脱衣摘帽，避免感冒。

情志养生

情志方面要注意保持安定平静，忌焦忌躁，勿使情志外泄，使肺气保持清肃。若违背了这一原则，身体的收敛功能在秋天未能得到应有的养护，以致供给冬天的闭藏之力少而不足，到了冬天就可能会出现完谷不化的泄泻。

饮食养生

要顺应自然界的变化，遵循"燥者润之""寒者温之"的原则。饮食上应以温润的食物为主，可以根据个人具体情况，

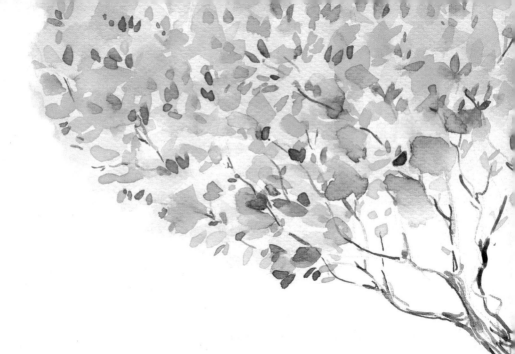

适当多食用一些甘淡滋润的食物，以滋补脾胃、养肺润肠，此时令首选的水果有梨、香蕉等；首选的蔬菜有山药、冬瓜、藕、银耳等。室内要保持一定的湿度，注意补充水分，可以多喝些陈皮雪梨汤，制作方法很简单。陈皮洗净，雪梨去核切块，一起用水煮开以后，再煮15分钟，加入冰糖调味，直到冰糖融化即可，既可养肺开胃，又可理气化痰。每天多喝一些热粥，粥中可加入粳米健脾胃、补中气，加入沙参、黄精、生地等滋阴润肺、益胃生津，但是要根据个人体质遵医嘱适量添加。

杏仁胡桃粥 ————————————————————

功效：温肾润肺。

原料：甜杏仁10克，胡桃肉30克，粳米100克。

制法：研磨杏仁和胡桃肉，加水搅拌滤汁。用米煮粥，待米熟后倒入药汁再煮，煮熟去浮油即可。

用法：空腹温服。

黑芝麻牛奶饮 ————————————————————

功效：滋阴养血，润燥生津。

原料：黑芝麻20克，鲜牛奶200克，蜂蜜30克。

制法：将黑芝麻炒酥压成碎末，与鲜牛奶、蜂蜜混合烧开，溶化调匀即可。

用法：佐餐早晚分服。

禁忌：糖尿病患者忌用。

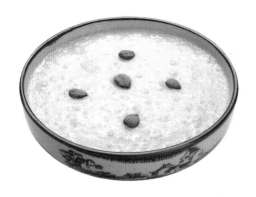

杏仁胡桃粥

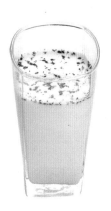

黑芝麻牛奶饮

耐寒的菊花迎着秋风傲霜放开。菊花的品种极多，颜色也很丰富，白的素洁、黄的淡雅、红的热烈、紫的深沉。在我国广泛栽培，是有名的观赏花卉。中国人自古喜爱菊花，留下了很多和菊花有关的诗歌。直到今天，我国很多地方在秋季还有赏菊的活动。

农历九月初九重阳节，正是秋高气爽的好天气，最适合登高望远，舒活筋骨。这一天，人们三三两两相约去爬山，民间还有插茱萸、吃重阳糕、饮菊花酒的习俗。后来，我国把这一天定为"老人节"。古诗《九月九日忆山东兄弟》说的就是这个节日。

- 吃了寒露饭，单衣汉少见。
- 吃了重阳糕，单衫打成包。
- 大雁不过九月九，小燕不过三月三。
- 寒露时节人人忙，种麦、摘花、打豆场。
- 上午忙麦茬，下午摘棉花。
- 寒露到霜降，种麦就慌张。

秋兴八首（其一）

（唐）杜甫

玉露凋伤枫树林，巫山巫峡气萧森。
江间波浪兼天涌，塞上风云接地阴。
丛菊两开他日泪，孤舟一系故园心。
寒衣处处催刀尺，白帝城高急暮砧。

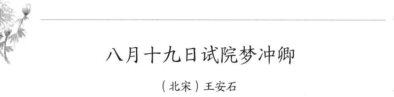

八月十九日试院梦冲卿

（北宋）王安石

空庭得秋长漫漫，寒露入暮愁衣单。

喧喧人语已成市，白日未到扶桑间。

永怀所好却成梦，玉色仿佛开心颜。

逆知后应不复隔，谈笑明月相与闲。

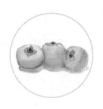

霜降

秋风萧瑟天气凉
草木摇落露为霜

　　霜降是二十四节气中第十八个节气，也是秋季的最后一个节气，也是秋天向冬季过渡的节气。《月令七十二候集解》关于霜降说："九月中，气肃而凝，露结为霜矣。"可见"霜降"表示天气逐渐变冷，水汽凝华成霜。正所谓"霜以杀木，露以润草"，霜代表了上苍对待万物的态度由慈转严，是摧残，也是磨砺。霜色愈浓，秋之暮，既有"蒹葭苍苍，白露为霜"的深沉，"霜降水返壑，风落木归山"的洒脱，也有"停车坐爱枫林晚，霜叶红于二月花"的鲜妍，此时节反倒是秋季最多彩的时期。

　　"寒露不算冷，霜降变了天"，霜降节气含有天气渐冷、开始降霜的意思。我国幅员辽阔，各地霜期不同，霜降到立冬，往往是北方一年之中气温下降速度最快的时段，大部地区的平均气温已在0℃以下，天气也阴沉多雾，"阴阳怒而为风，乱而为雾"，万物颓然。而在纬度偏南的南方地区，平均气温多在16℃左右，故有"霜降露水遍野白，小寒霜雪满厝宅"的谚语。从全国平均气温来看，霜降是一年之中昼夜温差最大的时节，天气渐冷，风干物燥，黄淮地区在冷暖空气作用下，易形成大气逆温现象，故而出现雾霾。

霜降前后是呼吸系统疾病的发病高峰，例如慢性支气管炎、过敏性哮喘、上呼吸道感染等常见的呼吸道疾病均易发生。为预防疾病的发生，首要注意及时增减衣服，外出时可戴口罩，避免寒冷对呼吸道的刺激。其次，还要加强体育锻炼，增加抗病能力。霜降后天气转凉，由于身体局部保暖不当，或人体为适应寒冷刺激而有所增加的新陈代谢等原因，此时慢性胃病的发生随之增多，同时也是消化道溃疡的高发期，加之现代人生活节奏快，饮食偏嗜，饮食不节，故而导致胃肠疾病的出现。改变不良饮食习惯，适当增加养胃食物的摄入，避免摄入对胃肠黏膜刺激性大的食物和药物，可以预防和减少胃肠疾病的发生。

除此之外，由于气温下降，寒冷刺激易导致血压升高，增加脑出血、脑梗、心绞痛和心肌梗死的发生概率。对于患有风湿、类风湿关节炎的患者，受寒会加重腿部胀痛、沉重感的症状，造成关节疼痛肿胀、行走不便等。因此霜降后要随时增减衣物，并注意下肢保暖。

霜降时节，秋天已到了尾声，寒霜后的万木，褪去夏的葱绿，更显深沉庄重和含蓄。秋风萧瑟，大地白霜，寒秋世界斑斓一片。不如趁着秋高气爽，登高望远，感受生命无言的静美，于多彩绚烂中期待冬日的暖融与纯白。

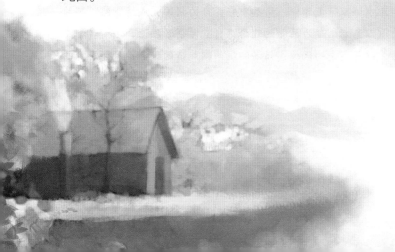

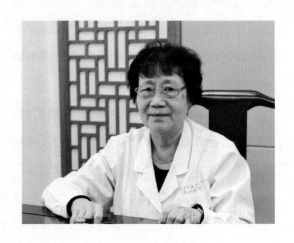

名医小传

孙兰军

　　1945年出生于河北省。天津市名中医、国务院特殊津贴专家、天津中医药大学第二附属医院内科首席专家、主任医师，教授，博士生导师，1999年天津市总工会授予"九五"立功先进个人称号，2008年1月获得"全国卫生工作先进个人"称号，2012年被授予"全国优秀中医临床人才研修项目指导老师"，2012年、2016年被授予"第四批及第五批全国老中医专家学术经验继承指导老师"。

　　孙兰军1970年毕业于天津医科大学本科，1978–1981年在天津市西学中学习班学习。孙兰军教授西医基础理论扎实，能认真学习西医学新的理论并且能及时了解新的研究成果；认真学习中医学基本理论和临床方法，多方收集民间验方秘方，潜心研究中医典籍，探索中西医结合治疗内科疾病的道路。孙教授40余年扎根临床一线，通过长年的临床实践，学术水平不断提高，构建了以"脏腑辨证"为基础的中医理论框架，发展了以"病证结合，以病统证"为核心的现代中医心病专科理论，创立了"疏肝健脾、调肾补心，益气温阳，活血利水"的治疗大法。在医疗、科研和人才培养等工作中，恪尽职守，努力拼搏，成绩斐然。孙兰军在临床工作中，秉承以患者生命为第一的理念，自觉做创新理论的传播者和先进工作方法的实践者，以其高尚的医德、精湛的医术、热情的服务，深得患者的爱戴和信任。

天津市名中医孙兰军教授谈"霜降"养生

多事之"秋"远离"心"病

霜降时节天气渐冷、寒霜初现，是秋季的最后一个节气，也意味着冬天即将开始。《月令七十二候集解》中记载："九月中，气肃而凝，露结为霜矣。"每当霜降时，我国南方地区就进入了秋收秋种的大忙季节，而黄河流域一般多出现初霜。民间常有"霜降无霜，主来岁饥荒"，在我国云南更有"霜降无霜，碓头无糠"的说法。古人将霜降分为三候："一候豺乃祭兽；二候草木黄落；三候蛰虫咸俯。"是说霜降时节豺狼开始捕获猎物，并将先猎之物祭兽，以兽而祭天报本，后食用。就如同人类在粮食丰收时，用谷物祭天，祈祷来年的风调雨顺。大地上的树叶枯黄飞落，天气逐渐变得寒冷。而人的情感随着天气的变化，也陷入低谷之中，出现悲秋的情绪；蛰虫也全在洞中不动不食，垂下头来进入冬眠状态中，大自然在经过了春天的草长莺飞、夏天的烈日炎炎、秋天的金桂飘香，进入了寂静的休眠状态，为经历漫长的冬天而作准备。

天津市名中医、享受国务院特殊津贴专家、天津中医药大学第二附属医院内科首席专家孙兰军教授说："季节变换，天气转凉，早晚温差加大，医院心血管病人开始增多。心血管功能是气候的晴雨表，心血管疾病的发作与气候变化密切相关。首先，气温下降使人体耗氧量增加，为维持正常的体温，血管收缩，血压升高，心率增快，心脏的负担也会随之增加。其次，天气变冷使血流缓慢，从而影响冠状动脉的血液供应，同时使血液黏稠度增高，易于形成血栓。空气寒冷还能诱发冠状动脉的收缩，甚至痉挛，直接影响心脏本身的血液供应，诱发心绞痛或心肌梗死等疾病。此外，温差的变化，可使人体免疫细胞倦怠，抵抗力下降，易导致呼吸道感染，影响肺部通气功能，使心肌相对缺氧，也是诱发心脏疾病的常见因素。所以，在换季时期，大家对心脏要多加照顾。"孙兰军教授提示大家霜降养心，应做到以下四点：

1. 饮食有节

高血脂是血液中的隐形杀手，故应低脂饮食，少吃胆固醇含量高的食物，如内脏、蛋黄、鱼卵、蟹黄或奶油等。肉类宜选用鱼类及去皮家禽。不要吃禽皮，因为禽皮含脂肪高。炒菜时，多用含不饱和脂肪酸高的植物油（如豆油、橄榄油），少用含饱和脂肪酸的动物油（如牛油、猪油）。五谷、蔬菜、水果类含维生素和纤维素较多，在不提高血脂的情况下，能供给人所需要的全部热量，故而不妨多吃点糙米杂粮、豆类、胡萝卜，以及绿叶蔬菜和苹果、梨、香蕉等水果。当然，低脂不是无脂。一点肉不吃也是不科学的。从营养角度来说，脂肪层也是心脏的必要保护层。另外，高血压患者饮食应注意低盐。

白萝卜是霜降时节的利好食材，谚语云"霜降到了拔萝卜"。白萝卜具有清肺、止咳功效，生吃白萝卜可解腹胀之围，又能促进大肠运动，适宜深秋食用。白萝卜皮白而不透者，肉味偏辣，只能熟吃；皮色透明，肉不辣而甜者，可以生吃。萝卜中含有辛辣成分芥子油，具有促进新陈代谢的作用，对于高血压、动脉硬化等疾病有辅助功效。

注意戒烟、限酒。烟里的有害物质会损伤血管壁细胞，促成动脉硬化。可适量饮用绿茶和少量红葡萄酒。应注意避免过度饱餐，吃得太饱胃肠道会大量吸收脂肪、胆固醇等营养物质，增加血液黏度，导致心脏病发

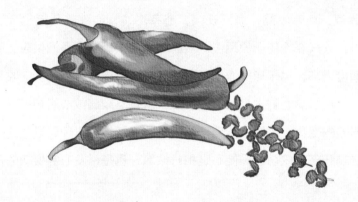

作。霜降之时乃深秋之季，在五行中属金，在人体五脏中对应肺。中医认为，秋季宜收不宜散，辛味发散泄肺，此时应少吃一些辛辣的食品，如姜、葱、蒜、辣椒等，尤其是辛辣火锅、烧烤等要少吃，以防"上火"。此外，由于天气渐冷，寒冷的刺激易扰乱胃肠蠕动的正常规律，此时少食多餐有助于减轻胃肠负担。

2. 情绪有度

入秋后，老年人发生血管疾病的概率变大，这和天气有关，但情绪因素同样不容忽视。专家对正在发脾气的人进行心脏测试，发现其心跳急剧加快，血压骤升，耗氧量倍增。心脏不太健康者，在暴怒之时心脏骤然停跳而亡的报道并不少见。由此可见，情绪剧烈波动，对心脏的危害非常大。不仅如此，任何恶劣的情绪，如极度紧张、焦虑、悲痛或忧愁等，均会危及心脏的健康。所以，对于心脏病人，要学会减轻压力与放松精神，正确对待各种应激事件。保持平和心境，节制情绪变化，切忌大喜、大悲、大怒。中医认为，秋季对应七情之悲忧，霜降之时天气渐冷，阳光减少，风起叶落甚至凄风冷雨，容易引起人们心中的凄凉之感，尤其老年人易产生孤独凄凉感，从而终日闷闷不乐，情绪忧郁，不利于身心健康。宋代养生学家陈直曾说："秋时凄风残雨，老人多伤感，若颜色不乐，便须多方诱说，使悦其心神，则忘其忧思。"意思是要因势利导，积极宣泄，培养乐观豁达的心态。

3. 运动有道

人体在运动时，全身各个器官都得到了锻炼，其中受益最大的是心脏。运动可以促进血液循环，加速新陈代谢，增加肌肉与血管弹性，并能使血液中的胆固醇下降。应因人而异来选择运动，老年人可选择散步、慢跑、打太极拳等。应当注意的是，心脏病人运动不能过量，否则反而会加重症状，应以没有疲乏、自我感觉良好为度，注意动与静的合理安排，不宜过度劳累。霜降过后晨间容易集聚雾气，随着气温的降低，霜冻也可能会出现。因此，晨间运动的时间可以适当推后。老年人最好等太阳出来或比较暖和的时候出门锻炼。如果活动量大，出汗、热了，应该解开衣扣，让身体慢慢降温。

每次运动前做足准备，要特别注意保护关节，一定在做完常规的准备活动之后，再加大各关节的活动幅度，必做的准备活动是踝关节运动、膝关节运动及髋关节的运动。在健身房运动时应适当延长准备活动时间，注意韧带的拉伸，在身体发热的情况下，做压腿、立位体前屈等动作。

4. 起居有律

秋季变化无常，人体生物钟节奏易遭破坏，使生理功能失调。生物钟的准确性，受到生活规律的影响，所以，要按规律生活，起居有常，早睡早起，定时就餐，按时排便，生活有节，以保证生物钟节奏正常运行，使生理活动处在最佳状态。通宵不睡，劳作无度，血管壁会一直处在收缩的状态下，渐渐就会僵化，失去弹性，容易动脉硬化。

孙兰军教授把心脏保健比作"零存整取"："零存"就是有规律的生活，"整取"则指心脏的健康；只有按时按量地"零存"，才能"整取"到心脏长久的健康。在气候变换的多事之"秋"，大家要多关心自己一点，才能远离"心"病。

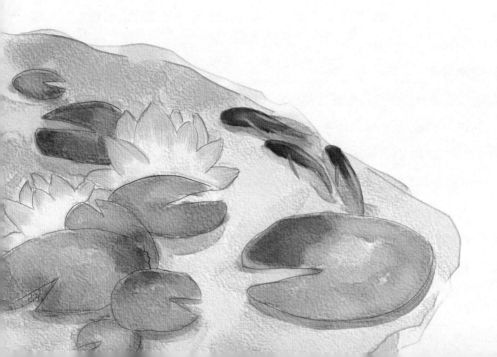

起居养生

古人将霜降物候描述为：豺乃祭兽，草木黄落，蛰虫咸俯。是说豺狼等动物从霜降开始要为过冬储备食物；此时节草木枯黄，落叶满地；准备冬眠的动物开始藏在洞中进入冬眠状态。霜降开始便是衰落、是冰冻，大自然都处在一个向冬天过渡的阶段。古籍《二十四节气解》中说："起肃而霜降，阴始凝也。"故而在日常起居方面，人们须做好保暖工作。除了要适时添加衣服之外，应格外重视腰腿部位的保暖。

运动养生

秋季气候干燥，温度较低，易引起咽喉干燥、口舌少津、嘴唇干裂、鼻出血、便秘等症，运动后应及时补充水分防止秋燥；人的肌肉和韧带在秋冬气温较低的情况下会处于紧缩状态，肌肉肌腱和韧带的弹力和伸展性也会有所降低，应做好准备防止拉伤；此时因人体阳气正处在收敛内养阶段，运动量不宜过大，以防出汗过多，阳气耗损；中老年人晨练时要戴手套、口罩，在气温突降的早晨可稍晚些出门，同时运动量适宜，以微出汗即可。

情志养生

霜降时节，草木万物凋敝，人的情绪易受感染而低落，同时由于日照时间缩短，阳光强度降低，人脑底部的松果体受光照影响，分泌褪黑激素相对增多，褪黑素有使人意志消沉、抑郁不乐的作用，因此如果调理不当，极易产生不良情绪，诱发抑郁症。故而要在保持生活规律的同时，适度参加一些有益身心的文娱活动，例如霜降时节正是秋菊盛放之时，赏菊、赏枫叶，登高会友，游园逛景也是不错的选择。

饮食养生

民间有谚语说"补冬不如补霜降"，强调霜降进补的重要性。霜降节气的气候特点仍以燥气当令，霜降属秋末时节，此时五脏属肺，肺主一身之气，要防治干燥症状，关键在于养肺润燥。除了要多喝水、多吃果蔬、避免辛辣食品刺激之外，一日三餐也可视个人症状选择滋补肺阴、清除燥热的银耳、百合、银杏、枸杞、莲藕、莲子等药材或食物入粥，以防止干燥的发生。也可多吃些藕、白薯、山药、蜂蜜、大枣、芝麻、核桃等生津润燥、固肾补肺的食物。而对于干燥症状明显的人群来说，则可通过进补药粥、药膏来达到润肺的目的，如麦门冬粥、川贝母蒸梨羹等，都可起到养阴润肺的功效。俗话说："霜降吃柿子，不会流鼻涕。"霜降时节，我国很多地区都有吃柿子的习俗。柿子一般是在霜降前后完全成熟，此时的柿子皮薄、肉鲜、味美，富含维生素C，营养价值高，但忌空腹及过量进食，忌食柿皮，胃功能低下者、糖年病患者、体弱及孕妇者皆忌食。在闽南有一句谚语，叫做"一年补，通通不如补霜降"，每到霜降时节，闽台地区都有吃鸭子的习俗。除此之外，还有进食萝卜、牛肉等，山东有农谚"处暑高粱，白露谷，霜降到了拔萝卜"。在广西玉林，人们习惯在霜降这天吃牛肉，祈求在冬天里身体暖和强健。

蜜饯萝卜生姜

功效：宣肺止咳。

原料：白萝卜100克，蜂蜜30克，生姜30克。

制法：将白萝卜、生姜切成2毫米厚片，加入蜂蜜拌匀，
      放于碗中蒸熟即可。

用法：佐餐食用。

麦门冬粥

功效：清热润肺，生津止咳。

原料：麦门冬30克，白粳米100克，冰糖6克。

制法：将麦门冬放入砂锅，煎煮30分钟取汁，再将粳米
      入锅煮粥，等半熟时加入麦门冬汁和冰糖，共煮
      至粥成。

用法：每日2次，早晚温服。

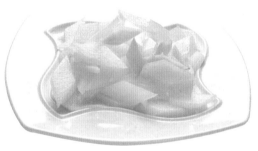

蜜饯萝卜生姜

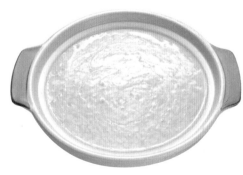

麦门冬粥

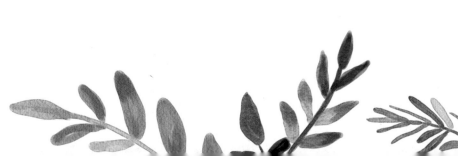

节气民俗

很多地方在霜降的时候吃红柿子，因为这是柿子的最佳成熟期，被霜打过的柿子更红更甜了，民间还有"霜降吃柿子，冬天不感冒"的说法。这时候的柿子个儿大、皮薄、肉鲜、汁多，甜凉可口，营养价值高。柿子可以直接吃，也可以做成柿饼。

节气谚语

◎ 霜重见晴天。

◎ 严霜出毒日，雾露是好天。

◎ 霜后暖，雪后寒。

◎ 一夜孤霜，来年有荒；多夜霜足，来年丰收。

◎ 晚稻就怕霜来早。

◎ 霜降前降霜，挑米如挑糠；霜降后降霜，稻谷打满仓。

节气诗词

枫桥夜泊

（唐）张继

月落乌啼霜满天，
江枫渔火对愁眠。
姑苏城外寒山寺，
夜半钟声到客船。

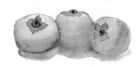

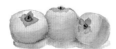

水调歌头·九月望日
与客习射西园，余偶病不能射

（南宋）叶梦得

霜降碧天静，秋事促西风。寒声隐地，初听中夜入梧桐。起瞰高城回望，寥落关河千里，一醉与君同。叠鼓闹清晓，飞骑引雕弓。

岁将晚，客争笑，问衰翁。平生豪气安在，沉领为谁雄。何似当筵虎士，挥手弦声响处，双雁落遥空。老矣真堪愧，回首望云中。

立冬 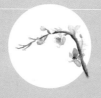 11月7-8日

小雪 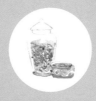 11月22-23日

大雪 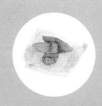 12月6-8日

冬至 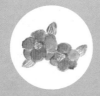 12月21-23日

小寒 1月5-7日

大寒 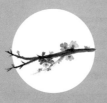 1月20-21日

冬季篇

《羡季师和诗六章用晚秋杂诗五首及摇落一首
韵辞意深美自愧无能奉酬无何既入深冬岁暮天
寒载途风雪因再为长句六章仍叠前韵》其三

叶嘉莹

尽夜狂风撼大城，悲茄哀角不堪听。
晴明半日寒仍劲，灯火深宵夜有情。
入世已拼愁似海，逃禅不借隐为名。
伐茅盖顶他年事，生计如斯总未更。

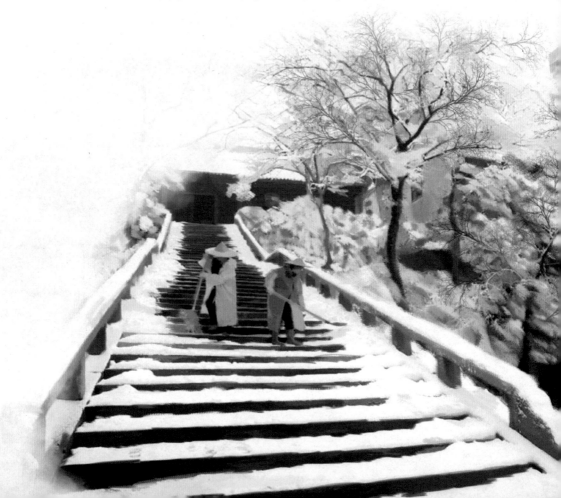

经过层林尽染、稻谷飘香的秋日，我们迎来了朔风凛冽、数九盼春的冬日。冬季的节气包括立冬、小雪、大雪、立冬、小寒、大寒，虽然这些节气同属冬季，但其气候条件与养生保健方法也各有特点。

立冬是冬季的第一个节气，不过立冬并不一定意味着冬天的到来。当日平均气温连续5日低于10℃时，即为气象学上的冬季，根据这一标准，立冬时节我国大部分北方地区已经步入冬季，而我国长江流域地区在小雪节气后即（11月中下旬）才开始迈入冬季的门槛。立冬之日，民间有祭祖、做寒衣、送寒衣的习俗，当然最美的不过于吃一碗热气腾腾的饺子，让人似乎忘记了冬日的寒冷。立冬后即是小雪节气，凛冽的寒风带来了初雪，此时阳气潜伏，阴气旺盛。随后的大雪节气，标志着仲冬时节的开始，气温直线下降，华北地区的气温多在0℃以下，东北、西北地区正是千里冰封的景象，而南方大部地区气温还在6~8℃左右。正如常言道"小雪封地，大雪封河"，北方一些河流已冻得结实，正是滑雪、溜冰、欣赏雾凇的好时候，人们可以尽情享受冰雪世界的乐趣。

冬至日是北半球白昼时间最短的时候，民谚云："吃了冬至面，一天长一线。"古人认为，冬至时冬藏之气至此而极，是阴与阳转换的关键节气，把冬至作为一个回归年的起始，因此它具有独特的意义，甚至有"冬至大如年"的说法。冬至时有北方吃饺子南方吃汤圆的习俗，以此寄予对家人团圆的美好愿望。虽然冬至时阴气最盛，阳气始生，但并不是一年中最冷的时节。冬至后的小寒、大寒节气才将凛冬推向了高潮，尤其是小寒，常有"小寒胜大寒，常见不稀罕"的说法。虽然天气逐渐寒冷到极点，但年味也越来越浓，到了年底，人们忙着置办年货、赶集，家家户户写春联、贴窗花，充满了节日的欢乐气氛。

冬季节气的养生保健原则是"养"与"藏"。冬季是一年中万物收藏、节奏放缓的季节，人体也顺应自然进入休整阶段，适时进行身体的"大调休"，可以有效地保养身体，积势储能，为健康生活打下牢靠的基础。冬季节气的养生重点，主要在"避寒保暖""闭藏""适补""养精神"等方面。严寒的刺激会引发众多疾病，如心脑血管疾病、腰腿痛、感冒咳嗽、气喘、胃痛等，因此"避寒保暖"是冬季的重要任务。尤其是冬至节气以后，气温骤降，天寒地冻，老年人应减少外出，适当"猫冬"，并应做好各种防寒措施，注意颈部、腰背、双脚的保暖。冬季是自然界万物闭藏的季节，人的精、气、神也要潜藏于体内，宜早睡晚起，保证充足的睡眠，多晒太阳，减少高强度的锻炼活动，避免长期高负荷的工作，合理"闭藏"。

冬季是进补的黄金时段，以立冬后至立春前这段期间最宜。无论食补还是药补，重点是适应自然气候变化，为身体"藏能量"。我国北方地区寒冷，宜补温热之品，像羊肉、牛肉、白薯、桂圆、乳类、柿饼等食物都是时令佳品；而南方地区气温温和许多，可补用甘温之味，如鸡肉、鹅肉、鸭肉、核桃、栗子等。进补强调"适补"，每逢年底聚餐、酒席较多，不适当的大补、过补反而会给身体造成负担。尤其是一些商家推出的各类滋方、滋膏、保健品，五花八门、品类繁多，有些不乏含有多种名贵药材，对于这类产品，质量是否可靠、体质是否适合补、如何补还是尽量听取专业医师的建议，不要盲从。此外，冬季还要注意养好精神，防止如情绪抑郁、懒散嗜睡、焦虑等季节性情感失调症的发生，可以多晒太阳，培养一些兴趣爱好，静神少思虑，不为琐事劳神，让心境始终处于宁静自如的状态。

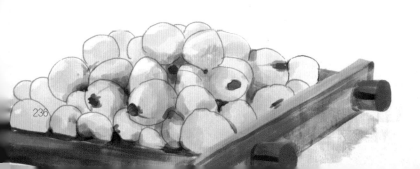

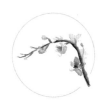

立冬

满阶青黄无多日

朔风乍起话立冬

立冬是二十四节气中的第十九个节气，也是冬季的第一个节气，也是春、夏、秋、冬"四立"中最后一"立"。《月令七十二候集解》说："冬，终也，万物收藏也。"古人认为秋冬之气于立冬交节，此时秋收渐毕，冬意渐浓，寒风乍起，草木凋零，万物收藏，为来春勃发储备能量。正如诗中描绘之景："北风往复几寒凉，疏木摇空半绿黄。遍野修堤防旱涝，万家晒物作冬藏。"

我国幅员辽阔，南北方入冬时间差异较大。对于北方地区来说，立冬即意味着冬季来临，立冬前后，受蒙古西伯利亚的冷高压影响，常有大风、降雨、降温等天气一同"袭"来，局部地区甚至出现雨、雪天气，多偏北风，冷空气"势如破竹"，使北方地区日平均气温降至10℃以下。而南方地区，如长江中下游、华南等地区，受来自海洋的暖湿气流影响及中西部山地高原的阻挡，即使立冬寒风扫过，局部回温也较快，常有"十月小阳春，无风暖融融"之说。同时，立冬以后，各地降水量普遍减少，11月份全国平均降水量约18.8毫米，天气渐冷，风干物燥。立冬时节也多风，尤其以长江以北地区，受东亚季风的影响，多为西北风，南方地区的风多从海上刮来，比较湿润，易形成降雨。此外，从11月份起，全国霜、露、雪、雾、霾等天气逐渐增多，北起秦岭——黄淮，南至江南北部地区都会陆续出现初霜。近45%的雾霾天气也发生于冬季，影响着人们的健康和交通出行。

立冬时节，常伴大范围降温，加之北方地区陆续供暖，室内外温差较大，尤其是中老年人本身血管弹性欠佳，对环境温度耐受性差，遇到冷热刺激后，全身血管收缩，心脏负担加重，冠脉痉挛、心绞痛、心肌梗死、脑出血、脑梗死等发病概率增高。对于这种情况，首先应注重保暖，衣物可以像洋葱式多层穿脱，随着室内外温度进行调整。还应合理服药，从临床经验来说，心脑血管病患者在进入冬季后要适当增加服药剂量，切不要盲目轻易停药和减药，如高血压患者，入冬后血压常波动，可时常进行血压监测，按需调整药物剂量。

此外，冬季流感病毒活跃，此时也是呼吸道疾病的高发期。对于老年人来说，感冒若不及时治疗，不仅会加重心脑血管基础病，还易诱发危及生命的并发症，如肺炎、慢性支气管炎、肺心病急性发作等。因此，要少去人口密集的地方，室内多开窗换气，早晚可用淡盐水漱口。冬季空气干燥，北方地区多有暖气，室内温度较高，人们又多选择在冬季进补，所以冬季容易导致上火、口干、鼻干冷、咽痛、咳痰等症状。此时应注意控制室温不宜太高，18~24℃较好，适当增加室内湿度，多补水润喉。南方地区虽然冬季的气温整体高于北方，但天气冷加上空气湿润，所以体感温度并不高，多数家庭会选择采用空调、电暖器等进行取暖，此时也需注意保湿防燥。有些老人常觉口干、咽燥，饮大量水但不解渴，反而造成小便频多，这种情况可能并非体内缺水，而是口腔唾液腺萎缩造成，可以口含水或梨片、萝卜，慢慢咽下，以缓解症状。

冬季还是雾霾的高发季节，尤其是北方供暖后，不少地区冬季出现雾霾已成为日常现象，并且不时还有沙尘暴汹涌来袭。尽管室内暖融融，但屋外一片雾气茫茫，不远处的建筑物、车辆也"隐身不现"。雾霾对人体的健康影响很大，尤其是对于儿童与老年人来说，雾霾会引发或加重急性上呼吸道感染、急性气管支气管炎、肺炎、哮喘等疾病。长期处于雾霾环境，还会引起咽炎、肺炎、鼻炎、心脑血管疾病、眼结膜炎及过敏性疾病的发生。因此，冬季雾霾天要少开窗，减少室外活动，出门一定要佩戴防护性能较高的口罩，多饮水、喝养生茶，还可多吃有益肺气的食物，如银耳、萝卜、荸荠、梨等，以养肺清肺。

面临一年中最冷的季节，实践"养藏"是顺应自然、延年益寿的保健之道，在冬天里养精蓄锐，好像点燃冬天里的一把火，让人暖和一冬，迎接万物复苏、更有活力的春天。

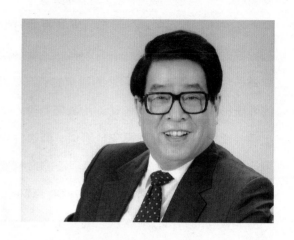

名医小传

张大宁

　　作为中医肾病学的奠基人，张大宁于20世纪80年代，编著了我国第一部《实用中医肾病学》和《中医肾病学大辞典》，科学、严谨地规范了"中医肾病"的概念和范畴，规范了"中医肾病"辨证论治的基本规律、以及发病原因、预防康复等内容，首次将"中医肾病学"从中医内科学中分离出来，形成一门独立的学科，为日后中医肾病学的发展奠定了理论和实践基础。他所提出的"肾为人体生命之本""心-肾轴心系统学说""补肾活血法"等理论已为中医学术界所公认。多年来，张大宁一直从事中医肾病学的医教研工作，取得巨大成就，大大提高了中医药治疗各种慢性肾脏疾病，如慢性肾炎、糖尿病肾病、慢性肾功能衰竭等疾病的临床治疗效果，曾获国家各种奖励，在国内外广受赞誉。

　　张大宁作为首席专家，负责国家"十五""十一五""十二五"的课题多项，其研究成果验证了中医药对于肾小球硬化、肾间质纤维化、肾小管萎缩以及血管硬化等的肯定疗效，还在一定程度上揭示了中医药治疗慢性肾脏疾病的机理，打破了西医学"不可逆"的理论，其他如"碳类药的使用"、"中药脱钾"等，都堪称国内外一流水平，其领衔研究的"肾衰系列方治疗慢性肾功能衰竭的临床与实验研究""TNF-α对肾间质纤维化细胞表型变化的影响及补肾活血法对TEMT的抑制作用""补肾活血法在肾间质纤维化上的应用研究""补肾活血法治疗系膜增生性肾小球肾炎的临床与基础研究"等，曾获省部级科技进步一、二等奖10余项，发明专利3项，张大宁著作论文颇丰，专业著作十余部，论文近百篇，不少被译为英文、日文、韩文等，在国外出版发行。

国医大师
天津市中医药研究院名誉院长　张大宁教授谈立冬养生

顺势敛藏去寒就温　恭维鞠养先天之本

　　国医大师、中央文史馆馆员、中医肾病学奠基人张大宁教授指出，人生于天地之间，禀受阴阳之气，体内阴阳变化与自然界阴阳变化紧密相随。《黄帝内经》讲到，冬季"在天为寒，在地为水，在体为骨，在脏为肾"，其气候特点是"水冰地坼"。养生应顺应自然界收藏之势"去寒就温，无泄皮肤"，使精气内敛，润养五脏。若逆自然之势而行，则会损伤肾气。

　　立冬标志着冬季的开始。《历书》有云"斗指西北维为立冬。冬者终也，立冬之时，万物终成，故名立冬也。"大自然及人体的阳气都开始逐渐地蛰伏与藏匿起来。从外而看，似一片萧条，但其内里则生生不已、如如不动，蕴藏着无限生机。草木凋零，蛰虫伏藏，万物活动趋向休止，以冬眠状态，养精蓄锐，为来春生机勃发作准备。此亦阴中有阳、静中有动之意也。

　　古人将立冬分为三候："一候水始冰；二候地始冻；三候雉入大水为蜃。"此节气水已经能结成冰；土地也开始冻结；三候"雉入大水为蜃"中的"雉"即指野鸡一类的大鸟，"蜃"为大蛤，立冬后，野鸡一类的大鸟便不多见了，而海边却可以看到外壳与野鸡的线条及颜色相似的大蛤。所以古人认为雉到立冬后便变成大蛤了。

　　1. 张大宁教授谈误区

　　在日常生活中，人们经常谈到"肾"，不仅医生谈、患者谈，没病的人也会谈。在大家的闲聊漫谈中，张大宁教授发现大家的观点常常有以下五个误区：

　　（1）没有区分中医学的"肾"与西医学的"肾"

　　有一次，一位患者问道："中医说肾很重要，可我得了肾结核，摘掉了一个肾，怎么还活得好好呢?"这类问题都是由于中西医对"肾"概念的不同所引起的，中医学认为"肾"是"人体先天之本"，有广泛而重要的功能;而西医所说的"肾"，即指解剖学中泌尿系统的肾脏。中医学上"肾"的概念较大，西医学上"肾"的概念较小，所以人们习惯将前者称为"广义的肾"，将后者称为"狭义的肾"。

（2）把"肾"与男人"性功能"等同

认为一说到"肾亏"，就是男人"性无能"，就是阳痿、早泄等，甚至不少人经常以此开玩笑，而不少男人由此很怕别人说他"肾亏"或者说他"肾"有问题。这些情况实际上都是把"肾"的功能局限在"性功能"上了，无形中大大地缩小了中医学上"肾"的功能。

（3）认为肾虚是男人的事，女人谈不上肾虚

实际上"肾是人体生命之本"，"人体"既包括男人也包括女人。换言之，男人有"肾虚"，女人也有"肾虚"。

（4）"补肾"即"壮阳"

有人说"壮阳就容易上火"，岂不知"肾虚有阴虚、阳虚、阴阳两虚"之分，而"补肾"自然有"补肾阴、补肾阳、阴阳并补"之别。所以"补肾"绝对不仅仅是"补阳、壮阳"，自然也谈不上"补肾就上火"了。

（5）"虚不受补"的说法

一些患者说:"我身体很弱，但'虚不受补'，一用补药就上火，所以虽然我很弱，但千万别给我补啊。"这其实也是一个误区。"虚者补之"是医之大理，若"补不得当"确实存在"虚弱的人，用了补药反而出现副作用"的情况。出现这种现象的原因概括起来有两种:一是补的对象不准，二是补的时机不对。所谓"补的对象不准"，指的是人体虚弱有五脏六腑的不同，且同一脏器，如肾脏又有"阴虚、阳虚"之别，如果辨证不清，心虚反补肾，阴虚反补阳，自然会出现副作用，那绝不是"虚不受补"，而只是补的对象、部位不对罢了。

2. 防寒养肾的要点

张大宁教授说："秋冬交替之时肾病多发。肾是人体生命的原动力，肾气旺，生命力强，身体才能适应严冬的气候变化。保证肾气旺的关键就是防止严寒的侵袭。"张大宁教授指出立冬时节防寒养肾，我们应注意以下几点：

（1）调适起居，坚持运动

立冬之后应"早睡晚起"，如果睡眠不足或过度劳累，会直接损伤肾气。中医倡导睡子午觉，子时指晚上11点到凌晨1点，午时指中午11点到下午1点。根据中医"天人合一"的理论，子时是养肾阴，午时是养肾阳。中老年人应养成睡子午觉的习惯，以护肾养肾、缓解疲劳、增强免疫力。

立冬养生应避寒就温，注意衣着合适，太厚太薄都不好，衣着过少过薄、室温过低，易感冒而耗阳气。反之，衣着过多过厚，室温过高则腠理开泄，阳气不得潜藏，使寒邪易于侵入。

俗话说："冬天动一动，少闹一场病。"坚持运动不仅能使人的大脑保持兴奋状态，增强中枢神经系统的体温调节功能，还能提高人的抗寒能力。如在温暖的上午打打太极拳或者在宁静的午后散散步都是不错的选择。

（2）科学营养，合理膳食

人们喜欢在寒冷的冬季进补，这样往往会因为摄入较多的蛋白质和肉类食物，而加重肾脏的负担。患有肾病的朋友在饮食方面要格外小心，不可盲目进补，避免食饮不当，加重病情。肾脏患者的合理膳食应注意以下几点：

坚持低盐低脂　低盐饮食有利于避免水钠潴留，防止加重水肿及高血压的病情。肾病如出现浮肿或高血压症状时，应限制食盐用量。高脂饮食会加剧肾脏动脉硬化，故应多选取植物脂肪，少食动物脂肪。

选取优质低蛋白　蛋白质作为重要的营养物质，是人体不能缺少的，但蛋白质摄入过多，会加重肾脏负担，所以要控制蛋白质摄入的总量。选取优质低蛋白饮

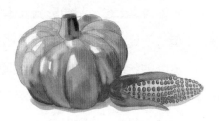

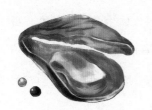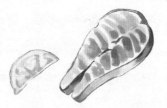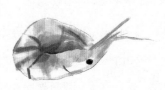

食，如鸡蛋、鱼、瘦肉和牛奶等。

及时补充热量　热量不足将动用身体自身的蛋白质，使肌酐、尿素氮升高，加重病情。在低蛋白膳食时，热量供给必须充足，以维持人体正常的生理需要。可以选择一些含热量高而蛋白质含量低的主食类食物，像土豆、藕粉、粉丝、芋头、白薯、山药、南瓜、菱角粉、荸荠粉等，使膳食总热量达到标准范围，保证供需平衡。

低钾、高钙低磷　高钾血症是慢性肾功能衰竭最常见的并发症之一，严重的高钾血症可引起心跳骤停等生命危险。为防止高钾血症，应慎食高钾食物，也可通过烹饪的方法将含钾高的食物去钾，如土豆用水浸泡、蔬菜在水中煮熟弃水食菜、水果水煮后弃水食果肉等方法。慢性肾功能病的电解质紊乱以低钙高磷为常见，所以应重视饮食的高钙低磷化。但令人遗憾的是含钙越高的食品含磷越高，如排骨、虾皮等。所以高钙低磷饮食强调低磷饮食。应禁食动物内脏，如脑、肝、肾等，不吃烧鹅、海鲜，不喝酒，少吃南瓜子等干果。

3. 情志畅达，宁静致远

张大宁教授认为，保持良好心态是健康养生之本。中医学有"怒伤肝、喜伤心、思伤脾、忧伤肺、恐伤肾"的五志伤五脏的说法。无论是哪一种情志太过，都会影响人体气机升降、血液运行和肾中精气的旺盛，肾精气不足，自然加快衰老。张大宁教授说："一个人如果能始终保持安定清静的状态，心情舒畅，心境坦然，不贪欲妄想，多做一些诸如绘画、书法、音乐、下棋、旅游等活动，陶冶情操，修性怡神，就会达到养肾护肾、防病长寿、容颜不老的目的。"

"补肾活血法"是国医大师张大宁教授提出的防病、治病、养生、延年益寿的基本大法，多年来已被广泛应用于临床实践之中，并取得了满意的效果。在这个大法的基础上，根据不同年龄、不同性别、不同病症、不同证型，加用其他治法，取得了很好的效果。下面列出一些张大宁教授常用的养生补肾活血法方药，供大家参考。

补肾活血普方：老年人可普遍适用。生黄芪15克、川芎10克、女贞子10克、旱莲草10克、五味子6克、砂仁3克、大黄1克、甘草3克。

补肾活血壮腰方：主要适用于肾虚腰膝酸痛等症。生熟地黄各5克、山茱肉5克、山药5克、茯苓5克、丹皮3克、泽泻3克、川芎5克、杜仲5克、续断5克、牛膝3克。

补肾活血通心方：主要适用于冠心病等症。西洋参5克、太子参5克、麦冬3克、五味子3克、丹参5克、川芎3克、鳖甲3克、瓜蒌3克、枳壳3克。

补肾活血通利方：主要适用于老年男子前列腺肥大等症。生熟地黄各5克、山茱肉5克、山药5克、茯苓3克、丹皮3克、泽泻3克、桑螵蛸5克、乌药3克、益智仁3克、煅牡蛎5克、川芎5克。

补肾活血龟苓膏：主要适用于男子性欲减退、阳痿、遗精等症。熟地黄10克、仙茅5克、仙灵脾5克、巴戟5克、川芎10克、牛膝3克、乌药3克、鹿角胶3克、龟板胶3克。

精制补肾活血方：通用方。冬虫夏草1克、西洋参5克、石斛3克、三七3克、麦冬3克、五味子3克、丹参3克、砂仁3克、生黄芪5克。

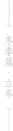

立冬养生延伸阅读

立冬时节草木凋零，大自然也生机潜藏，万物趋归于静。立冬时的养生保健也应顺自然闭藏规律，敛阴顾阳，蓄积生命活力，以待来春再展活力。我国最早的医学著作《黄帝内经》早已对此有所论述，提到："冬三月，此谓闭藏，水冰地坼，无扰乎阳，早卧晚起，必待日光……去寒就温，无泄皮肤，使气亟夺，此冬气之应，养藏之道也。"落实在日常起居方面，人们可适当早睡晚起，保证睡眠充足，以养蓄阴精。天气晴朗时可多晒太阳，壮养阳气，温通经脉，和畅身心。正如唐代大诗人白居易《负冬日》诗所云："负暄闭目坐，和气生肌肤。初似钦醇醪，又如蛰者苏。外融百骸畅，中适一念无。"在穿着方面，人们应重视"去寒就温"，立冬前后常有降温，着衣应厚薄适宜。俗话说"春捂秋冻"，11月份左右我国北方多数地区气温偏低，"秋冻"是指天刚转凉，不宜添加过多衣物，适当凉一点，可增强身体抵抗力，也可叫"秋冬预适应"。但"冻"的部位和程度有所讲究，一般为"冻上不冻下"，因为足为阳，下肢特别是双足一定要注重保暖，足部暖和才能过好冬。

虽然立冬后养生以"养藏"为主，但不代表不适合运动。《黄帝内经》指出冬三月应"无泄皮肤，使气亟夺"，是指冬天运动要避免剧烈，否则汗出过多则耗伤阳气。所以冬季的运动也要注意"养藏"，防寒保暖，把握好运动量，中老年人要以轻微出汗为佳。像打太极拳、练气功、散步、慢跑、做体操、做瑜伽一类以静态为主的运动方法，适宜冬季锻炼，可增强心

肺功能，畅通气脉，提高抵抗力，养神又健体。老年人冬季锻炼，应避免
晨练太早，以免引发心脑血管疾病，若当天空气质量较差时，也应避免在
室外锻炼太久。

情志养生

冬日寒冷而漫长，保养精神要以安定清静为主，避免各种不良情绪的
干扰和刺激，以保持精神愉快与情绪稳定。

饮食养生

谈到立冬的饮食，俗话常说"立冬补冬，补嘴空"。在古代，辛劳了一
年的人们，在立冬时节顺便犒赏一下自己，形成了"立冬食补"的习俗。
的确，冬季寒冷而漫长，在饮食营养均衡的基础上，立冬后也适宜多食一
些温热滋补的食物，为身体储备能量与营养，达到扶正固本的作用。在饮
食上，人们要注意少吃生冷或燥热之物，宜食温热或甘温之味，如牛肉、
羊肉、鸡肉、芝麻、核桃、板栗、山药、红枣等；还可配合甘润生津的果
蔬，如冬枣、柚子、梨、花生、萝卜、南瓜、银耳、黑木耳等。按照中医
理论，立冬过后，咸味宜少食，可多选苦味食物，如芹菜、莴笋、动物肝
脏等。随着生活水平的提高，"冬令进补"的观念已深入人心，不少人选择
膏方、名贵滋补品补养身体，但过度滋补反而增加身体负担，尤其对一些
患有糖尿病、高血压、痛风、冠心病等慢性病的人，要有针对性地辨虚施
补，宜清补、温补，且适可而止，否则得不偿失。

时令菜谱

风栗健脾汤

功效：补肾养血，益气健脾。

原料：风栗肉（板栗）250克，猪肉200克，山药20克，食盐3克。

制法：板栗用沸水浸泡去皮，与猪肉、山药一同加水1000毫升，慢火焖制，加食盐调味即可。

用法：佐餐食用。

补骨脂炖猪腰

功效：补肾纳气，温脾益阴。

原料：补骨脂10克，猪腰2个，食盐2克。

制法：剖开猪腰，剔净筋膜，洗净，与补骨脂一同入锅，加水适量，置于文火上炖至烂熟，调味即可。

用法：佐餐食用。

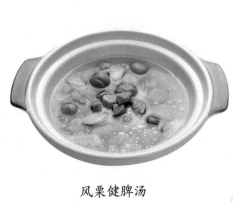

风栗健脾汤

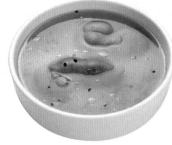

补骨脂炖猪腰

立冬表示冬季从此开始，许多动物会选择冬眠，人类虽然没有冬眠一说，却有在立冬这天进补的习俗，俗称"补冻"，来增强体质，适应冬天的气候变化。

- 立冬日，水始冰，地始冻。
- 立冬打雷要反春。
- 立冬晴，一冬晴；立冬雨，一冬雨。
- 立冬之日起大雾，冬水田里点萝卜。
- 立冬落雨会烂冬，吃得柴尽米粮空。
- 立冬有雨防烂冬，立冬无雨防春旱。

酬乐天初冬早寒见寄

（唐）元稹

乍起衣犹冷，微吟帽半敬。霜凝南屋瓦，鸡唱后园枝。
洛水碧云晓，吴宫黄叶时。两传千里意，书札不如诗。

立冬日作

（南宋）陆游

室小才容膝，墙低仅及肩。方过授衣月，又遇始裘天。
寸积篝炉炭，铢称布被绵。平生师陋巷，随处一欣然。

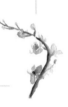

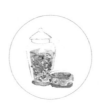

小雪

风舞银飞离候鸟
天寒河冻落小雪

　　小雪是二十四节气中的第二十个节气，也是冬季的第二个节气。《月令七十二候集解》曰："十月中，雨下而为寒气所薄，故凝而为雪。小者未盛之辞。"说的就是进入该节气后，气温逐渐降到0℃以下，但大地尚未过于寒冷，虽开始降雪，但雪量不大，故称小雪。小雪有三候："一候虹藏不见；二候天气上升，地气下降；三候闭塞而成冬。"指的是小雪时节，天气上升，地气下降，阴阳之气失交，故彩虹藏而不见。阴阳不交，使得万物失去生机，天地闭塞从而转入寒冷的冬季。正如诗中所言："云暗初成霰点微，旋闻簌簌洒窗扉。"因此，此时较立冬时节，天气更加寒冷，而阳气则进一步潜藏，所以养生要遵循"养阳御寒"的原则，养潜藏之阳气，防阴寒之邪气。

　　小雪阶段的气温相比刚入冬时持续走低。在立冬节气时，我国西北、东北的大部分地区已经初步降雪，到了小雪节气，意味着华北地区也将开始降雪。如果说立冬节气标志着我国北方大部地区进入冬季的话，到了小雪节气，气候的最大特点就是全国大部分地区的气温逐步达到0℃以下。此外，黄河以北的地区虽然开始下雪，但一般雪量较小，并且夜冻昼化。如果冷空气势力较强，暖湿气流又比较活跃的话，也有可能会有较大的降雪。同时南方地区北部也逐渐开始进入冬季。小雪时节全国大部由北向南会逐渐呈现初冬的景象。

小雪时节随着全国各地的气温持续走低，如若外寒侵袭人体，使得阳气被寒邪阻遏，便会出现恶寒发热、咳嗽流涕等外感风寒的症状。还要注意的是，小雪阶段由于天气寒冷，人们比较爱吃辛辣、油腻，以及温补的食物来抵御外寒，加之冬季气候较干燥，这时往往会产生内火，出现口干舌燥、口腔溃疡等症状。

中医认为寒为阴邪，易伤阳气，具有收引、凝滞的特点。《黄帝内经》中说道："血遇寒则凝，得温则行。"所以，小雪也是高血压、脑梗死、心肌梗死等心脑血管疾病的高发时节。小雪节气的前后，由于夜间时间越来越长，白天时间越来越短，阳气潜藏，阴气渐盛，气温降低，天气时常阴冷晦暗，再加上树叶凋零，寒风瑟瑟，人们的心情也很容易受到影响，会引起心理上的一些感伤，在这样一个万物失去生机的时节，人们易患忧郁、焦虑、情绪低落等情志方面的疾病。

在小雪时节，顺应自然规律以养藏阳气、滋补肝肾是养生的重点，保暖御寒、修身养性是关键，可结合适量的进补及运动以待万物复苏、充满活力的春天。

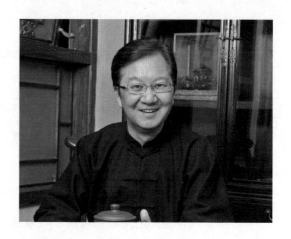

名医小传

张其成

1958年出生于安徽，著名国学专家，中医文化养生专家。国家级非遗"张一帖"新安医家第十五代传承人，北京大学哲学博士，我国第一位《黄帝内经》博士后，北京中医药大学国学院首任院长、教授、博士生导师，享受国务院特殊津贴，国家社科基金重大项目首席专家，教育部高校教学指导委员会委员，全国政协委员。2009年被搜狐网评选为"当代四大国学领军人物"之一，2019年被人民网评选为"健康中国十大年度人物"，颁奖词为"国学养生第一人"。

作为我国中医文化学科的创立者和学术带头人，幼承家训，先后随高道、禅师修习道、佛，在长期的修炼中将儒道佛医四家养生功夫融会贯通，首次提出"国学养生"的概念，首次提出"易道主干，三教合易"的观点，主张"易魂佛心，儒风道骨，医艺并用，五经归元"，以内求实修打通生命觉悟之路。近年来，摸索出一套集四家养生之精髓的"易道养生法"，并将其传授给大众，收效显著，深受欢迎。2008年被聘为国家中医药管理局"治未病"工作咨询专家。

现任中华炎黄文化研究会副会长，国际易学联合会常务副会长，中国老子道学文化研究会副会长，中国哲学史学会中医哲学专业委员会会长，世界中医药学会联合会中医药文化专委会会长，北京国际医药促进会会长。

养骨温阳初冬始

国家级非遗"张一帖"医家第十五代传承人、"国学养生"首倡者、国学大师、北京中医药大学国学院院长张其成教授提醒人们，这个阶段的养生，一定要注意对骨的保养，特别是首先要保证肾脏的健康。"养生方法因人而异，没有统一的方法，却有统一的法则，这个法则是所有人都必须遵守的，即《黄帝内经》里的8个字：'法于阴阳，和于术数'。"张其成教授说。

小雪，表示降雪开始的时间和程度。雪是寒冷天气的产物，这时渐入仲冬时节的黄河以北地区已是北风吹、雪花飘，此时我国北方地区会出现初雪，虽雪量有限，但还是提示我们到了御寒保暖的季节。《群芳谱》中说："小雪气寒而将雪矣，地寒未甚而雪未大也。"《二十四节气解》中说："雨为寒气所薄，故凝而为雪，小者未盛之辞。"古人将小雪分为三候："一候虹藏不见；二候天气上升；三候闭塞成冬"。到了小雪节气，天气逐渐变得寒冷，降雪取代降雨，人们也无法看到彩虹。所谓天气，即阳气，古人认为，到了小雪节气，阳气开始上升，阴气开始下降。小雪节气后会开始下雪，天地阴阳颠倒，开始闭塞而转入严寒的冬天。

张其成教授介绍，我国习惯上把立冬当作冬季的开始。《孝经纬》中说："霜降后十五日，斗指乾，为立冬。冬者，终也，万物皆收藏也。"冬是指一年的田间劳作结束了，作物收割后要收藏起来的意思。立冬一过，我国黄河中下游地区就要结冰了。初冬过后，北方地区温度逐渐降至0℃以下，天气更冷，降雪的可能大大增加了。

肾主冬，主骨生髓，在冬季要注意对肾脏相应功能的保养。其实按周易来看，立冬到冬至之间，还是属于秋冬之间。乾卦也属金，而不是水，冬至才是肾气最旺的时候。但老话讲要未雨绸缪，所以要想保养某个脏腑和身体的某种功能就要提前着手。

一入冬就要注意对骨的保养，尤其是老年人。老年人的骨的情况关系到晚年生活的质量。要保证骨的健康首先要保证肾的健康。火性炎上，水性就下，人体的脚非常重要。我们的脚底有一个穴位——涌泉穴，是肾经的第一穴位，也就是肾经的"根"。

什么是"根"？张其成教授介绍，"根"就是根本、开始，是肾气的起始。肾经的起穴又叫"涌泉"，就是让精气源源不断地喷涌而出。此处也接地气，因为只有它直接贴在地面上，大多数时间它都与地气相接，因此我们才总是强调脚要保暖。

冬季应该每天晚上用热水泡脚，特别是从立冬开始就应该这样做，用两手大拇指在涌泉穴位上按揉。按完后用两手掌搓双足内侧面，也就是脚大拇指侧面。这里有很多重要的穴位，肾经、脾经都从这里经过。搓到温热就行了，如果能再按按就更好了。

谈到泡脚养生，张其成教授讲了这样一个小故事。他把泡脚养生的方法告诉了许多朋友，有一次一个朋友说："你说完我就想做，但过几天才是立冬，我好不容易才忍住。"他听了之后不由大笑。不光是节气养生，其他养生方法也都没有那么拘泥，非要哪时哪刻做什么，错开一点也不行的方法不是没有，但太少了。

对于保健，要掌握阴阳的大规律，把握总则，然后适时而行就可以了。我们说什么节气做什么事也是个大概的情况，北方和南方气候相差那么大，也不可能都统一，所以养生不要刻板。像按涌泉穴，要是能每天都做才更好。

在秋季的时候我们说要早卧早起，按古代的计时法就是早也不要早于鸡叫之前。到了冬天还是要晚一点，一般要等到太阳出来了才起来。这时候开始见阳气，年老体虚的人这时起床不易被阴气所伤，使人体之阳接于自然之阳。当然，多睡可不是要太阳晒脊背了才起来，那样阳气不得生发，所以我们才会有越睡越不清醒、越睡越累的体会。

作为当下国学大家，张其成教授首创"国学养生"的概念。他认为，养生之"道"与儒、道、佛、医的"道"是一气贯通的。"国学"，简单地说就是中国传统学术文化；国学是中国人的心灵家园。张其成教授认为，中医是儒、释、道三家的智慧在生命科学上的最佳体现。当代社会，中医文化是最能反映中国文化价值观和思维方式，也是唯一还活着的一种科技与人文相结合的文化形态。"阴阳中和"体现了儒、释、道、医四家共同的价值观，是中华优秀传统文化的核心价值。

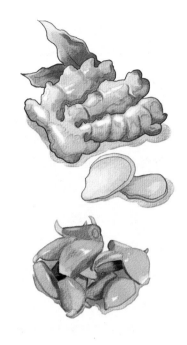

张其成教授提出，现在很多人都知道，养生就是"养成适合自己的生活方式"，什么方式才是适合自己的呢？这就需要了解自己，然后才能知道什么最适合自己。就养生而言，第一步要了解的就是自己的体质。虽然每一个人的体质都不同，但万事万物都不离阴阳，人的体质也分阴阳，把握住阴阳就把握住了体质偏性，也就把握住了怎么养生的核心。

有的人说阴阳太泛了，怎么把握呢？其实也很简单，因为阴阳原本是中国的古人在观察自然现象的过程中发现并总结出来的。中国位于北半球，我们都有一个经验：阳光可以照射得到山的南边，阳光照不到山的北边。这个现象古人早就发现了，于是他们就把南边向阳的一边叫做阳，北边背阳的一边叫做阴。

后来阴阳的概念逐渐引申到其他方面，把阴阳当成了解释万事万物的一个基本框架，万事万物都可以装到阴阳这个框子里面去。只要是外向的、上升的、温热的、明亮的、剧烈运动的，都属于阳；只要是内守的、下降的、寒冷的、晦暗的、相对静止的，就都属于阴。这样一来，我们自己判断自己的体质属阴还是属阳就很容易了。

对偏阳性体质的人而言，我们可以归纳出四个偏向性的特点：热、燥、动、亢。这四点中"热"是最基本的要素，因为阳盛则热。如果一个人平常的时候，在没有做什么事情，也没有生病的情况下，身体总是热乎乎的，还容易"上火"，那一般都是偏阳性体质。

偏阳性体质的人害怕热，讨厌过夏天，而冬天对他们来说则不是那么难受，喜好喝水，而且喜欢喝冷水。偏阳性体质的人的动作是比较快的，走路急冲冲的，比较好动，性格比较外向。

还有一点就是，这种偏阳性体质的人往往比较干燥，皮肤的水分不够，因为阳的多了，阴的就少了，而水分属于阴，阳偏多水分就偏少。如果再进一步说，阳太多了，就易患阳亢的热性病，如大便干燥、长疖子、容易上火等。

相反，对偏阴性体质的人而言，我们也可以归纳出四个主要的偏向性特点：寒、湿、静、藏。这四点中"寒"是最基本的要素，因为阴盛则寒。一个人的阴多了，就会怕冷。偏阴性体质的人在冬天的时候就不太好过了，他们讨厌冬天而喜欢夏天。这类体质的人有一个很明显的特点就是，身体的体温偏低，有的人还会手脚冰凉。这种人不怎么爱喝水，就算是喝水也喜欢喝热水，他们的动作不快，比较和缓，个性比较内向安静。

如果再进一步说，阴太多了，就容易患阴盛类的疾病，如大便总是稀稀拉拉的不成形、小便清亮且量偏多、特别怕冷、病了之后不太容易好利索，而且总是缠缠绵绵有点没去根儿的样子。

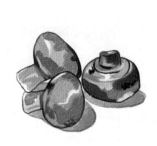
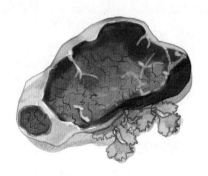

可是，有的人说，他不热也不寒，不燥也不湿，动作不快不慢，个性不内向也不外向。各方面阴阳都差不多，偏向不明显。有没有这种人呢？也是有的，这就是阴阳平和之人，这种人一般都能长寿。

还有的人说，他有一点偏阳性，但是有些特征没有，说是阳性体质，阳性症状又不那么明显。这种人是什么体质呢？我们叫作"少阳"，就是年少的阳，还没有那么厉害的阳。相对应的我们也就有"太阳"，非常厉害、非常明显的阳。关于"阴"也一样，阴性体质不那么明显的，我们称之为"少阴"，症状特别明显的阴性体质，我们称之为"太阴"。太阴、少阴、太阳、少阳加上阴阳平和，这不就是五行吗？所以，阴阳五行是一体的，太阴在五行就是水，少阴在五行就是金，太阳在五行就是火，少阳在五行就是木，阴阳平和在五行就是中央土。

冬季自然界的阳气会越来越弱，阴气会越来越强，这个时候阳盛应当注意些什么呢？首先，不管是阳性体质还是阴性体质，都要顺应自然界阴阳的变化，在这个大原则下结合自己的体质特点养生。比如都要开始注意防寒保暖，顾护阳气，而顺应阴气的增长，都可以开始"秋冬养阴"，这个养阴是指的多补充富含水分的、养形的、养精的东西。

对于偏阳性体质的人来说，他们不怕过冬天，他们只需要注意保证休息时间，跟随阴气的节律来安排日常活动就可以了，如"必待日光"，等到太阳出来了再开始活动，太阳休息的时候也跟着休息。而对偏阴性体质的人来说，因为他们特别讨厌寒冷的冬天，所以更加需要做好防寒保暖的工作，更加需要注意适当活动肢体、补充能量高的食物。

《黄帝内经》中提到，冬天的三个月，谓之闭藏，是生机潜伏，万物蛰藏的时节。冬季阳气潜藏，阴气盛极，人体的阴阳也与自然界相符，将阳气渐渐收于内，故冬季养生要"养藏"阳气。

起居养生

小雪时节，日出时间约为7点，日落约为17点。在起居方面，人们可以适当早睡晚起，在太阳下山后入眠，待到阳光照耀时起床，以顺应自然界日出日落的变化。此外，小雪时节，人们晚上睡觉前可以多用热水泡脚，多做足部按摩，促进血液循环，让身体自然暖和起来。在穿着方面，人们在小雪时节要注意避寒就温，及时地增添衣物，尤其是要注意头部保暖。头为诸阳之首，是所有阳经汇聚的地方，最不能受寒，所以一定要勤戴帽子、围巾等以护阳气。

运动养生

在运动方面，人们要适量运动，动能升阳，而且适当运动还可有助于血液运行、增加人体的免疫力，如慢跑、瑜伽、太极拳、散步等都是冬季里比较好的预防心脑血管疾病的运动方式。但要注意运动后，人体腠理打开，汗出较多，此时不宜立即减衣以免受风着凉而感冒。

情志养生

在情绪方面，人们应多到户外晒晒太阳以助人体的阳气升发，并且经常参加一些社交娱乐活动，多听一些节奏欢快、旋律美妙的音乐，以保持平和、愉悦的心态。正如清代医学家吴尚所说："七情之病，看花解闷，听曲消愁，有胜于服药者也。"

饮食养生

在饮食方面，中医认为人体五脏与自然界的四时相应，养生要顺应自然四时之气。与冬天相应的是肾脏，故冬天养生重在养肾，既要养肾阴肾精，也要养肾阳肾气。所以，人们在饮食方面可以多食用滋补肾脏的食物。中医认为色黑之品入肾，故冬季食用色黑之品补肾最为适宜，如黑米、黑芝麻、黑木耳、海带等，以调补肾脏。民间有"冬令进补，春天打虎"的说法，小雪时节还可以多吃羊肉、牛肉、鸡肉、腰果、枸杞、芡实、山药、白果、核桃、桑椹、黄精等温补肝肾的食物，同时可配合药膳进行调养。此外，小雪时节也可以多吃栗子，栗子被称为"肾之果"，具有补肾壮腰、活血化瘀的功能，能满足冬天人体养生的需要。栗子性温味甘，有补肾强筋、健运脾胃和活血的作用，老年人经常食用栗子可以治疗肾虚、腰膝酸软、小便清长、大便溏稀等症状。

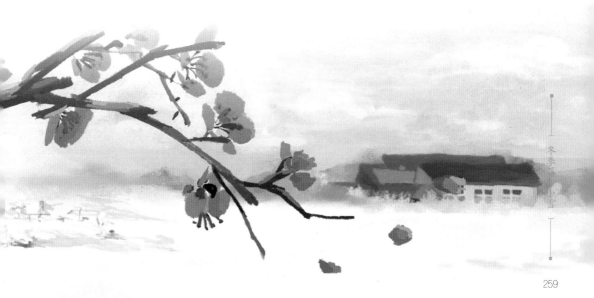

黄精炖海参

功效：滋阴固肾。

原料：黄精12克，海参50克，火腿肉20克，冬菇20克，大枣5枚，酱油10毫升，食盐3克，鸡汤200毫升。

制法：水发海参洗净，切成长条；大枣洗净去核；黄精、火腿、冬菇切片。将海参装入蒸盆，抹上食盐、酱油，把大枣、黄精、冬菇放在海参上面，火腿放旁边，加入鸡汤，一同置于蒸笼内，武火蒸45分钟即可。

用法：每3日1次，每次吃海参25~30克。

山药芡实薏苡仁粥

功效：益肾健脾，养阴除湿。

原料：山药100克，芡实10克，薏苡仁30克。

制法：山药去皮，洗净，与芡实、薏苡仁一同放入锅中，加入清水1000毫升，用武火将其烧开后，再改用文火煮至原料熟烂即可。

用法：早晚2次温服。

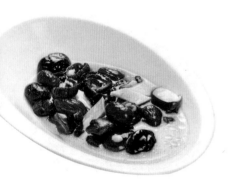

黄精炖海参

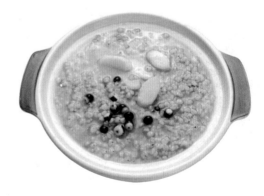

山药芡实薏苡仁粥

谚语说："小雪大白菜入缸，大雪大白菜出缸"。此时，中国北方的一些家庭开始为冬天制作容易储藏的食物，如腌白菜、腌萝卜，有的还忙着制作香肠、腊肉、酿酒等。

天气冷了，园林工人还会给杨树、柳树下面刷上一米来高的石灰水，为的是杀死寄生在树干上准备越冬的真菌、细菌和害虫。另外，树干上的石灰是白色的，会将40%～70%的阳光反射掉，减少白天和夜间树皮表面的温差，这样树干就不容易裂开了。

- 小雪无云大旱。
- 小雪晴天，雨至年边。
- 小雪不耕地，大雪不行船。
- 小雪点青稻。
- 小雪满田红，大雪满田空；小雪不见雪，来年长工歇。
- 小雪雪漫天，来年必丰产。

问刘十九

（唐）白居易

绿蚁新醅酒，红泥小火炉。
晚来天欲雪，能饮一杯无。

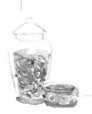

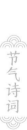

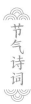

腊初小雪后圃梅开二首
（其二）

（北宋）张耒

晨起千林腊雪新，数枝云梦泽南春。
一尘不染香到骨，姑射仙人风露身。

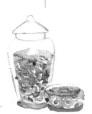

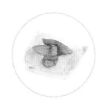

大雪

瑞雪兆丰年　寒风迎大雪

　　大雪，是二十四节气中的第二十一个节气，也是冬季的第三个节气。常在每年公历12月7日前后到来。《月令七十二候集解》解释其为："大者，盛也，至此而雪盛。"但实际上，到了这个节气，降雪量不一定大，而是此时的天气更冷，下雪的可能性更大。俗话说"大雪纷纷是丰年"，人们认为此时的大雪往往预示着来年的丰收。大雪标志着仲冬时节正式开始。我国北方民间有着"大雪腌肉"的习俗，此时家家户户忙着腌咸肉、灌香肠，为春节的到来做准备。大雪天气寒冷，河面多已结冰，观看封河、滑雪、溜冰是此时北方民间最受欢迎的娱乐项目。

　　大雪，我们往往首先想到的就是降雪。确实在此时，我国大部分土地都已经披上了冬日的盛装，在北方有着"忽如一夜春风来，千树万树梨花开"的迷人雪景，黄河流域一带也渐有积雪。大雪一来，天气也越来越冷，东北、西北地区的平均气温下降到–10℃左右，华北地区的气温也稳定在0℃以下，只有华南地区仍然较为晴暖，丝毫看不到冬天的影子。大雪时节的早晨，往往会因为气温较低而出现大雾，但随着午间气温升高，雾气也会慢慢消散。

大雪时节的雪景虽美，但路面的积雪会影响我们日常的出行安全，一不小心就会摔伤，尤其是平时腿脚不便的中老年人，此时散步要注意避开光滑结冰的路面，还应选择穿着防滑性能比较好的运动鞋出门。而对喜爱运动的中老年人来说，此时节不宜早上晨练。因为冬季早晚气温偏低，并且清晨常有雾气，能见度较差，如果在此时晨练，则更容易发生危险。

除了下雪，大雪时节气温也明显下降，寒主凝结、主收引，导致血流速度慢，血管收缩，血压随之升高，心脏的负担会加重，此时也是大自然对心脏一年一度的"负荷试验"，这对于一些老年人尤其是心血管疾病患者来说，是一次严格的考验，一不注意就会导致心脑血管疾病发作。所以在此时，患者要注意监控自己的血压，按时服用降压药和抗血小板药（常见的有氯吡格雷、阿司匹林等），避免心脑血管疾病事件的发生。

"冬天进补，开春打虎"，大雪节气前后，是人们"进补"的最佳时机，但是由于人们的一些错误的养生观念，使得人们在此时摄入太多油腻食物，血脂升高；腌肉等食物含盐量较高，多食会对血压产生影响；保健品食用不当，温补太过，化生痰湿，会为来年的健康埋下隐患。

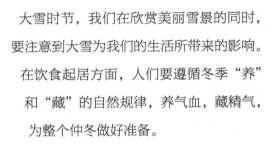

大雪时节，我们在欣赏美丽雪景的同时，要注意到大雪为我们的生活所带来的影响。在饮食起居方面，人们要遵循冬季"养"和"藏"的自然规律，养气血，藏精气，为整个仲冬做好准备。

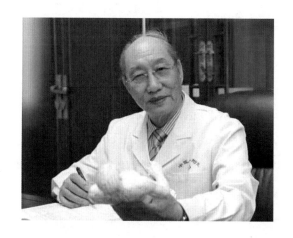

武连仲

1941年出生于天津，汉族，1960年考入原天津中医学院，6年制中医大学本科毕业生。

幼喜医学，早年即求教于津门名医丁叔度、何世英、哈荔田等前辈，又蒙北派"大家高季培"、南派"金针蒋伯鸾"指点，临床实习，有幸跟随盲针专家沈金山，日派温灸专家王文锦，广西派挑刺专家杜宗昌、呼吸补泻专家于伯泉，针灸妇科专家候诚治等学习，流派纷呈，兼收并蓄。

1966年以优异的成绩圆满毕业，1968年被派往衡水地区，从事医疗和教学工作，1972年调入中医一附院新医科工作，曾任针灸科病区治疗组组长，科研秘书，教学秘书，中风治疗组、中风科研组组长。中医病历书写规范制定组副组长，一附院急症组副组长，脑病科主任，痛症科主任，针灸临床教研室主任，"中—加友谊针灸按摩诊所"所长，一附院最高学术委员会委员等职。曾兼任《中国针灸》首届编委，《中国医药报》编委，天津医疗事故鉴定委员会委员等。

2017年荣获全国名中医荣誉称号，2013年被评选为天津市名中医，全国名老中医药专家学术经验继承工作指导老师，第六批全国老中医药专家学术经验传承工作指导老师，中国民族医药学会针灸分会顾问。

全国名中医
天津中医药大学第一附属医院针灸部主任医师　　　　　武连仲教授谈大雪养生

法于阴阳合于术数　潜伏生机勿扰乎阳

　　全国名中医、天津中医药大学第一附属医院针灸部主任医师武连仲教授说："我们天津有句俗话叫'节气不饶人'，二十四节气非常准确而且非常科学，是我国传统文化的瑰宝，也是世界宝贵的历史文化遗产。在天文、气象、农业等方面都具有重大的意义，而且是中医学的一个重要组成部分。中医讲究'天人相应''天人合一'，认为人生存在宇宙之中，与天地、自然界之间息息相关，人体生理、病理的变化规律完全受自然界变化规律的影响。因此人要了解自然，要去适应自然界规律性的变化。中医经典著作《黄帝内经》中的《上古天真论》讲的便是养生大道。其中率先提出了'法于阴阳，合于术数'这一养生总则，即人们应效法自然界的阴阳变化规律，将养生与春夏秋冬四时、二十四节气、风雨暑热气候的变化规律相合。"

　　武连仲教授指出："如果人们不能按季节养生的原则来保养身体，不仅对当时的健康有害，对下个季节的身体健康也有一定影响。'冬不藏精，春必病温'便高妙地总结了这一冬季养生规律：如果人体不能适应冬季气候的自然变化，对于冬季潜伏的养生方法不了解、不践行，在冬天不藏精，而扰乱阳气，损伤肾气，到了春天，供给生发、活动的阳气就不够，所以生长、强健的能力就差，人们在春天时就容易得风温、春温这一类传染病。"

　　武连仲教授深入浅出地分析了中医病因学中的六元正气与六淫邪气：正常的风寒暑湿燥火属于六元正气，不正常的风寒暑湿燥火会使人生病，属于邪气。正常的风和致病的风如何区别呢？正常的暖风是春天的特色，春风和煦、温暖，但是如果"太过"，热过度了；"不及"，该热不热还是特别凉；"至而未至"，该来了没来；"未至而至"，不该来却来了来早了，这些都属于不正常，这样的正气也属于邪气。邪气就是"风寒暑湿燥火"这六元正气，有了"太过""不及""至而未至""未至而至"四种变化而成为六淫邪气。春天，是升发活跃的季节，就像做工程，春天开工，冬天收工，都是顺应自然规律的。就怕冬天伤了阳气，再生发的时候无力。

武连仲教授进一步分析了大雪节气的气候特点："大雪，预示着天气逐渐寒冷，将逐渐过度到冬天的最深阶段，也就是冬至。大，盛也，盛大的意思，至此而雪盛也。大雪时节，达到太阳黄经255°，北半球白昼越来越短，黑夜越来越长，地表吸收的热量越来越少，气温便越来越低。这个时期黄河流域地区下雪的强度逐渐增大，开始出现积雪，气象学中将24小时之内，积雪厚度超过5毫米的雪称为大雪。我国古人将大雪分为三候："一候鹖鴠不鸣；二候虎始交；三候荔挺出。"这是说，此时因天气寒冷，寒号鸟也不再鸣叫了。由于此时是阴气最盛时期，正所谓盛极而衰，阳气已有所萌动，所以老虎开始有求偶行为。三候的'荔挺'出的'荔挺'为兰草的一种，也可简称为'荔'，也是由于感到阳气萌动而抽出新芽。"

武连仲教授详细分析了大雪时节的养生要点："《黄帝内经·四气调神大论》明确地提出了四季养生的基本原则。'冬三月，此为闭藏'，'闭'为坚闭，'藏'为深藏，指的是人的阳气在冬天应该'坚闭深藏'，在生机潜伏的季节，人们就不应再扰动阳气。尤其到了大雪时节，应早卧晚起，减少熬夜，早上不要起床太早，应等到太阳升起再起来活动。外出应该穿厚衣服、戴手套、戴帽子，注意保暖，保护好人体阳气。注意避寒就温，不要触碰冷水、不要在冰冷、阴寒的地方逗留徘徊。不要因过度发汗而造成阳气外泄，所以要避免吃过于辛辣的东西，不做过于剧烈的运动。人们喜欢在冬季进补，而冬季进补的精髓便是'补阳'，饮

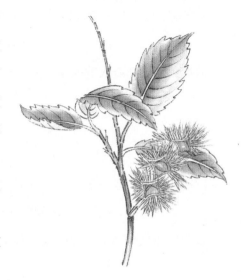

食上应多吃助阳的食物，如牛肉、羊肉、狗肉、鹿肉等；少吃寒凉属阴性的东西，如苦瓜、葡萄、苋菜等。与此同时，还应注意调节自己的精神与情志，要保持心情舒畅，不能抑郁，郁能化为内热；也不可过于发散、亢奋，这样也会耗散阳气。应把握住'闭藏'这个原则，适度收敛，将心中的不快，尝试着慢慢的化解，不要爆发，办事什么事儿都要稳住了，三思而后行。"武连仲教授在防病、治病方面提醒大家，在冬季大家应多加注意以下几类疾病：

① 心脏病：心脏久病、重病患者的心阳慢慢衰退，容易出现心阳不振。冬季是伤阳的季节，心脏病容易发生一些病变与意外，要注意心脏病的变化，该吃药的吃药，该调理的调理，千万不能大意。

② 中风病：中风是比较严重的疾病，在冬季较为多发。我们说的中风多是类中风，属于脑血管病，如脑卒中、蜘蛛网膜下腔出血等。大部分中风的成因是由于人体阴阳失调，外界寒气太过，阳气就容易躁动奋起抗邪，内风被外风引动，而造成中风。冬季要注意预防中风。

③ 胃病：有一部分属于胃阳不足、中焦寒冷的老胃病、老溃疡，老胃脘痛，外界的寒邪容易侵入而引起脾胃病。有这一方面痼疾的朋友要特别注意饮食，不要吃阴冷的食物，宜选用温胃益气的食材。

④ 痹证：风寒侵袭容易使人们患腰腿痛、关节炎、神经痛等痹证，应在起居、饮食等方面加以调节，以避免痹证发作。

⑤ 面神经麻痹（面瘫）：面神经麻痹（面瘫）非常常见，没有什么危险性，不会影响人的生命，但医学工作者认为这个病并不简单，因为其致病因素很多，变化很多，对于人的形象有一定影响。这个病大部分是由于外受风寒引起，冬季刮起凛冽的北风，寒气深重，寒气伤人最容易痹阻血脉、经络。中医认为"风为百病之长"，受风使其他病邪趁虚而入。面神经麻痹的病因以风寒居多，一小部分属于风热，再一小部分属于风疫（有传染性）。中医治疗面神经麻痹以疏风散邪为主，中药、针灸并行，更有利于疏散风邪也有利于疏通经络，内外兼治、事半功倍。患病后应注意不要再

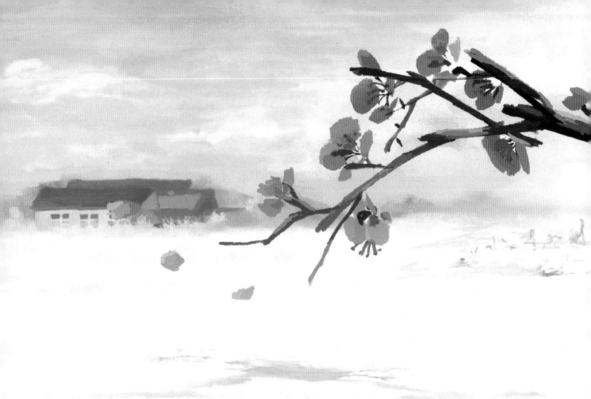

受风，痊愈之后便无禁忌，不需要怕出门、不必天天带着口罩。临床上观察少数患者会留有后遗症，部分患者会有歪斜、面紧、抽搐等感觉，或因正气不足，或因治疗迟疑，留下了这些后遗症。所以在患病早期一定要注意寻求正规治疗，请医院的大夫治疗，中药、针灸都可以采用，但注意不可偏信一些其他疗法，如蜜蜂蜇、蝎子咬、乱用过于辛热的外用药，这些都是无知的、不符合科学的，不仅耽误了治疗还会损伤面部皮肤。如果神经细胞已完全受损，将是不可逆的，目前医学水平还没有达到使神经细胞再生的能力。

武连仲教授指出，治疗面神经麻痹的总原则是："首先不要紧张，这个病治愈率很高；第二，保持正常的治疗，不能拖延，也不能过于急躁，临床上看到，有的人今天扎针、明天吃药、后天电针、大后天拔罐，这样治疗的话，哪种方法都达不到效果，因为治疗的效果要有一定的积累，要按照病程和疾病发展规律来治疗。再有，应注意调适寒温，不要再得感冒或其他疾病削弱正气，影响恢复，而雪上加霜。在早期治疗中可采取西医手段，如适量、适时地使用激素、维生素，这对病情的康复有一定好处。"

起居养生

大雪时节，人们应该本着"三分治，七分调"的理念，多注重平时生活起居方面的调摄。首先，要注重保暖。俗话说"寒从脚下起"，足部离心脏较远，血运较差，并且足部的皮下脂肪也不丰富，所以人们在冬季常感觉双脚发凉，中老年人尤为明显。因此，大雪时节人们要适当注重足部保暖，路面上积雪较多时，要选择穿厚一些的棉鞋，晚上回家后可以用热水泡脚，但是水温不宜太高，保持在40℃左右即可，足部的温暖有助于缓解一天的劳累，还可以在一定程度上帮助人们入睡。

有些老年人，由于天气寒冷或者下雪导致出行不便，他们多选择"猫冬"度过大雪节气，但是如果长时间呆在密闭的暖气房里，就容易出现口鼻干燥、胸闷头痛、情绪烦躁等上火的表现。这时我们就要注意以下几点，来避免这种情况的发生：①室内温度不宜太高，保持在18~24℃为宜，如果要外出，可以事先将室内温度调整到15℃左右，此时在房间适应一会再出门，这样就避免了出门时突然受到较低气温时的不适应。②适当提高室内空气湿度，可以在地上洒些水或者使用加湿器，平时也要注意吃一些瓜果蔬菜来补充体内水分。③勤开窗通风，保证室内空气清新，最好选择中午或者晴好的天气开窗，这样不易带走室内太多的热量，并且开窗时间不应少于30分钟。

运动养生

大雪时节的运动应该尽量选择在中午阳光充足的时候，运动方式应该选择快走、慢跑等耐力运动，不宜选择足球、篮球等对抗性运动，并且运动强度也不宜太大，微微汗出即可。

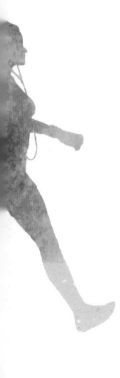

大雪期间，皑皑白雪往往会给人一种静谧的感受。在此时，我们要顺应冬季"闭藏"的特点，情绪也应该得到控制，不要过度表现出来，心情保持平静，这样精气就不会被消耗，更有利于养生。

饮食养生 ————————————————————————————————

大雪开始，民间"进补"的风气日渐浓厚，但是人们不可盲目跟风，要树立正确的冬季补益观念。首先要讲究"虚者当补，辨体施补"，即结合自身体质去选择进补方案，应该先从食补开始，平素明显怕冷的人，此时可以选择多吃一些牛羊肉，炒菜时也可以多放一些生姜、辣椒、洋葱等性温之品以助阳驱寒；平素经常口干、手足心热、盗汗的人，此时可以选择食用海参、甲鱼等来滋阴降火；平素总感觉气力不足、大便稀溏的人，此时可以多吃山药补气健脾，稍重者还可用西洋参泡水喝。此外，人们进补还要兼顾地域特点，南北方此时虽然都很寒冷，但是北方冬季偏干冷，温补时要选择柔润之品；南方冬季偏湿冷，温补时应该不忘祛湿，红豆、薏米就是很好的健脾祛湿之品。其次，进补还要适可而止，当出现"上火"症状时要停止进补，否则过犹不及，反而对身体造成损害。最后，要做到"补而不滞"，即我们在进补的同时，也要做适当的运动，让人体摄入体内的营养能够得到合理利用。

扁豆芡实牛肉汤

功效：健脾益肾，益气养血。

原料：牛肉250克，炒扁豆60克，芡实30克，生姜4片，食盐2克。

制法：洗净牛肉，切块；扁豆、芡实、生姜洗净。把全部原料一起放入锅中，加适量清水，武火煮沸后，再用文火煮1小时，调味即可。

用法：随量饮汤食肉。

枸杞鸡

功效：滋补肝肾、补精益气。

用料：母鸡1只，枸杞15克，大葱10克，生姜15克，胡椒粉2克，黄酒3克，食盐3克。

制法：将母鸡宰杀后清洗干净，枸杞纳入鸡腹内。将鸡腹部朝上，放入盆中，撒上大葱、生姜等调料，用胡椒粉、黄酒、食盐调味，盖好盖后，上锅蒸熟即可。

用法：佐餐食用。

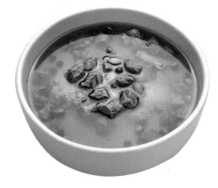

扁豆芡实牛肉汤

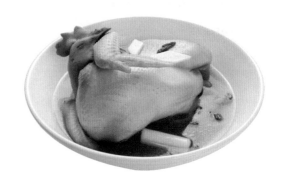

枸杞鸡

大雪时节常会有大雪、冻雨、雾凇等天气现象出现。中国北方地区会有"千里冰封，万里雪飘"的景象。大人、小孩们在屋外打雪仗、滚雪球、滑冰、堆雪人，快乐得忘记了寒冷。这些游戏和运动能促进人体血液循环，让全身暖和起来，搓过雪的手还会有发热的感觉。

- 大雪不冻，惊蛰不开。
- 大雪纷纷是丰年。
- 落雪见晴天，瑞雪兆丰年。
- 冬雪回暖迟，春雪回暖早。
- 小雪不耕地，大雪不上山。
- 冬雪消除四边草，未年肥多害虫少。

江雪

（唐）柳宗元

千山鸟飞绝，万径人踪灭。
孤舟蓑笠翁，独钓寒江雪。

冬日田园杂兴（其六）

（南宋）范成大

放船闲看雪山晴，风定奇寒晚更凝。
坐听一篙珠玉碎，不知湖面已成冰。

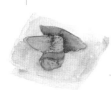

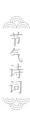

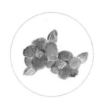

冬至

冬至阴极一阳生
数九就温伏匿行

冬至是农历二十四节气中一个重要的节气，也是中华民族的一个传统节日，俗称有"亚岁""冬节"等。早在春秋时代，古人就用土圭测日影的方法测定出了冬至；唐宋时期冬至当天也要祭祀祖先和神灵；而后冬至日逐渐演化成为了一个节日。古代民间有"冬至大如年"的说法，冬至日当天，漂泊在外的人都要回家过冬节。古人对于冬至的观点是："阴极之至，阳气始生，日南至，日短之至，日影长之至。"即从冬至日开始，阳气开始兴起增强，代表新的循环的开始，是大吉之日。所谓"数九寒天"，"数九"的第一天就是从冬至开始的，从中也可见冬至的重要性。

古人在观察自然界事物的阴阳转化规律时将冬至分成三候："一候蚯蚓结；二候麋角解；三候水泉动。"传说蚯蚓是阴曲阳伸的生物，此时阳气虽已生长，但阴气仍然十分强盛，土中的蚯蚓仍然蜷缩着身体；麋与鹿同科，却阴阳不同，古人认为麋的角朝后生，所以为阴，而冬至一阳生，麋感阴气渐退而解角；由于阳气初生，所以此时山中的泉水可以流动并且温热。

我国地域辽阔，各地气候景观差异较大。冬至期间，我国北方大部分地区的平均气温在0℃以下，而南方大部分地区的温度也只有6~8℃左右。东北大地千里冰封，琼装玉琢；黄淮地区常常是银装素裹；江南地区冬作物仍继续生长；而华南沿海的平均气温则在10℃以上。

冬至当天白昼最短，过了冬至后，随着太阳直射点逐渐向北移动，北半球白天开始变长，正午太阳高度也逐渐升高。但是地面获得的太阳辐射仍比地面辐射散失的热量少，所以在短期内气温仍将继续下降。

冬至过后，寒冷刺激会使人的交感神经兴奋增强，造成心脏收缩力增强，从而导致血压不稳，并引起急性并发症，因而到了冬天，患脑梗死、心肌梗死、中风的人会有所增加。故有高血压病史的人到了冬至应坚持服药，按时监测血压，老年人可常备丹参滴丸、硝酸甘油等药物，若连续几天出现胸闷憋气、头晕头痛、浑身乏力等症状，要注意及时到医院就诊。

冬至还是流感的好发时期，冬天人们易感风寒病邪，常常表现出恶寒重发热轻、无汗、鼻塞声重、喷嚏、流清涕、咽痒咳嗽、痰白清稀、头痛、肢节酸重等症状，同时对于诸如有心肺疾患的老年人和慢性病患者，流感还容易引发并发症，加重潜在疾病的病情。因此，人们应多注意空气清新，注意卫生，勤洗手，少去人口密集的公共场合，防止交叉感染，预防可用贯众、板蓝根、生甘草等药水煎服，室内可用醋熏蒸，还要及时接种流感疫苗。

除此之外，老年人、部分青少年，以及患有慢性疾病等免疫力低的人在冬至期间容易感受风寒外邪的刺激，邪气未能表散，邪壅在肺阻塞肺气，使得肺布散津液的能力减弱或消失，凝聚成痰，从而导致诸如哮喘、慢性支气管炎等呼吸系统疾病的发生。故冬至期间应注意保暖，防止感冒，避免因寒冷空气刺激而诱发呼吸系统疾病。还要根据身体情况，进行适当体育锻炼，增强体质加强抵抗病邪的能力。在饮食方面应注意清淡，避免肥甘厚腻，避免海膻发物。同时注意避免烟尘异物，保持空气清新，还要时常保持心情舒畅，注意劳逸结合，防止过度疲劳。

冬至期间雨雪天气容易导致骨折、摔伤的发生，其中大多数为老年人。不要小看摔倒，摔倒的潜在威胁不亚于心脏病、中风发作。摔倒可能导致老年人健康状况大大变差，还可能导致残疾、精神心理变差，甚至导致死亡，从而给老年人及整个家庭带来沉重负担。所以老年人冬季最好减少出门次数，出门时要有人陪护，对于结冰路面要迈小碎步前行，对于膝盖至臀部的股骨，老年人更要注意重点防护，摔倒后不要急于起身，应先检查摔伤部位，若伤情较重应及时拨打120急救电话。

冬至既是日短至、夜极的标志，同时也预示着一年之中最寒冷的时间即将到来。在注意心血管疾病、呼吸系统疾病，以及骨折摔伤等冬季易发疾病的预防的同时，养生方面要顺应"阴盛于外，阳生于内"的特点，把握阴阳之间微妙的变化，注意护阳守阴。

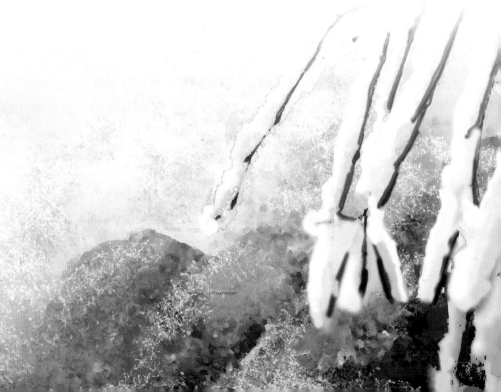

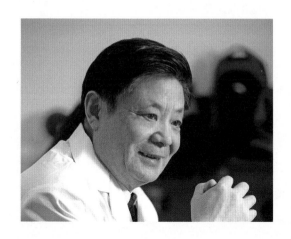

名医小传

王琦

王琦教授创建了中医体质学，主编出版了第一部中医体质学专著《中医体质学说》，对过敏体质与肥胖体质的研究达到了国内外先进水平。由王琦教授主持的研究中医腹诊的卫生部课题，挽救了我国濒临失传的宝贵诊疗方法——腹诊，在中日医学界产生巨大影响。还确立了中医藏象学这一中医基础理论的重要学术地位。作为男科学的奠基人之一，王琦教授主编出版了我国第一部男科专著《中医男科学》，由他创立的"阳痿从肝论治"等理论，带来了男科疾病诊治的重大变革。研制了我国治疗勃起功能障碍的国家新药"疏肝益阳胶囊"和治疗男性不育新药"黄精赞育胶囊"。

王琦教授先后主持国家级科研项目14项（包括"973"项目2项，国家自然科学基金重点项目2项，国家社会科学基金重大项目1项），获得国家科技进步二等奖1项，省部级一等奖9项，二等奖6项，发明专利15项。主编专著67部。以第一或通讯作者发表科研论文390篇，H指数达48，他引13788次，SCI收录30篇。先后培养博士后15人，博士、硕士130名，国家级学术传承9人，各省师承人员41人及省市研修人才数十名。多次应邀赴亚、欧、美洲等地讲学。中央电视台"东方之子"、《人民日报》《新华社》等海内外50多家新闻媒体对其作了报道。

中国工程院院士、国医大师
北京中医药大学终身教授　　　王琦教授谈冬至养生

日南之至一阳初生　温阳活血以平为期

中国工程院院士、国医大师、中医体质学创始人、中医男科学创始人、北京中医药大学终身教授、博士研究生导师王琦教授创立的"中医体质学说"是按照人体生理、心理及发病倾向等特征，将人分九类体质，即气虚质、阳虚质、阴虚质、痰湿质、湿热质、血瘀质、气郁质、特禀质及平和质。王琦教授指出，在九种体质中，平和质是健康的象征，前八种都为偏颇体质。平和体质，指的是体态适中，面色红润，精力充沛，脏腑功能状态健壮的一种体质状态，这样体质的人往往平素患病较少，对外界适应能力较强。

古人认为冬至这一天乃"阴极之至，阳气始生，日南至，日短之至，日影长之至，故曰冬至"。冬至日太阳直射南回归线，北半球白天最短，黑夜最长，各地气候都进入最寒冷的阶段。冬至与夏至一样是阴阳转折的时期，阴极而生阳，这一节气的到来是阴气盛极而衰，阳气开始萌芽的时候。我国古人将冬至分为三候："一候蚯蚓结；二候麋角解；三候水泉动。"传说蚯蚓是阴曲阳伸的生物，此时阳气虽已生长，但阴气仍然十分强盛，土中的蚯蚓仍然蜷缩着身体；麋与鹿同科，却阴阳不同，古人认为鹿的角朝前长，居山而属阳，麋的角朝后生，居泽而属阴，而冬至一阳生，麋感阴气渐退而解角；"天一生水"，冬至由于阳气初生，尽管地表的寒气还很凝重，但是此时山中的泉水开始暗暗流动，意味着阳气的回升。冬至节也称冬节、交冬，既

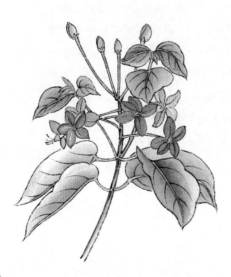

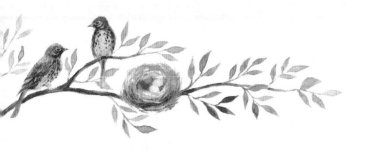

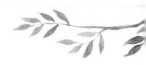

是二十四节气之一，又是中国的一个传统节日，曾有"冬至大如年"之说。宫廷和民间历来十分重视，从周代起就有祭祀活动，如今在我国北方地区仍有冬至宰羊、吃饺子、吃馄饨的习俗，南方地区有吃冬至米团、冬至长线面、汤圆的习惯。

王琦教授说道，体质就像土壤，人体患疾病，就是土壤出了问题。如阳虚质主要表现为怕冷，与关节疼痛、痛经、老慢支等有关联。痰湿质的人一般体形肥胖，易患高血压、中风。而气虚型的人易反复感冒，患内脏下垂、营养不良、贫血等疾病。湿热质易患复发性口疮、痔疮、痛风等疾病。而典型的血瘀体质，形体偏瘦者居多，表现为年纪未到就已出现老年斑，有些还常有身上某部位疼痛的困扰等等。而随着年龄的增长，人体的气血及内脏由盛至衰，气血运行迟缓，阳气渐渐不足，所以中老年人多以阳虚、血瘀体质为主，兼见其他体质特征。

王琦教授指出，中医养生主张因时、因地、因人而异，协调平衡是养生的核心思想。冬至时节气温逐渐走低，开启了"数九寒天"，中老年朋友们在养生防病方面应注意温阳活血，以平为期。王琦教授从以下三个方面出发为大家提出养生建议：

1. 精神调摄

平和体质的个体，由于脏腑阴阳气血趋于均衡稳定，一般表现为精神愉悦、乐观开朗。而有一些中老年人沉静内向不爱说话、情绪低落；另一些心烦急躁、苦闷多疑。这两者均易产生不良的心态，影响人际交往，影响身体健康。我们应积极调节自己的情感，不断充实自己的晚年生活。多交朋友，多与人接触、沟通，学会向亲友倾诉，心胸要宽阔，做人要宽宏大量，用愉悦的心情代替悲哀、低落的心情。可以多听听音乐，选择一些轻松、喜庆的音乐，还可以选择一些优美、畅快的旋律、轻音乐，以宣畅情志。情志平和，精神愉悦则气血和畅，营卫流通，有利于保持健康。

2. 谨慎起居

人们的生命活动随着年节律、季节律、月节律、昼节律等自然规律而发生相应的生理变化。欲达到阴阳和调，应顺应四时，悉心调护。冬季寒冷，万物闭藏，应早睡晚起，避寒就温，顺应冬天潜藏之气。冬天虽寒，但应坚持锻炼，动静结合，不可过于安逸。冬季外出锻炼时应注意保暖避寒，避免过度出汗，选择暖和的天气、适宜的场地，不宜在大风、大雾、雨雪天气出门锻炼，或潮湿阴冷之处锻炼身体。

常常晒太阳，让人体的阳气与天地之阳气相通。中午阳气最旺盛，冬天的中午是晒太阳最宝贵的时间。晒太阳的时候，不要戴帽子，通过百会穴，肌体可以把阳气吸进去。我们还可以一边晒太阳，一边手握半拳，叩击我们的肾，以补充阳气。使气血经脉通畅，阴阳平衡，增强体质，为下一年的身体健康打下坚实基础。

养生先养脚，人老肯定是脚先衰。脚对人体起着重要的养生保健作用，人体的五脏六腑，在脚上都有相应的投影。连接人体脏腑的12条经脉，其中有6条就起于足部，人们双脚还分布有60多个穴位。西医学研究认为，脚是人体的"第二心脏"，脚有无数的神经末梢与大脑紧密相连，与人体健康息息相关。如果能坚持睡前用热水洗脚，或刺激足部穴位促进气血运行，就可以驱除寒气，舒通全身经络，增强人体免疫力和抵抗力，具有呵护阳气、强身健体的功效。我们在洗脚时，用40~50℃的水洗脚，水量以淹没脚踝为好，双脚浸泡15分钟。同时，用手缓慢、连贯地按摩双脚，直至我们自己感觉双脚微微有发热感为止。如在水中再加入一些温阳的药物，比如杜仲、续断、菟丝子等，效果会更好。

3. 饮食调养

天寒地冻，阳气深藏，阴气大盛，万物生机潜藏，精气涵养。中老年人冬季宜温补，宜选用温热助阳之品以扶阳散寒，如生姜、肉桂、胡椒、羊肉、牛肉等温补之品。

生姜温阳作用明显，经常吃姜，百益无一害，养生保健离不开姜。医家和民谚称"家备小姜，小病不慌"，还有"冬吃萝卜夏吃姜，不劳医生开药方"，也正是这个道理。我们可以在做菜的时候放姜，还可以口嚼生姜，还可以把生姜切片以后放在肚脐上。医圣张仲景的名方"当归生姜羊肉汤"，有很好的温中散寒、补血益气之效，特别适合阳虚体质者冬天食用。取当归20克，生姜30克，羊肉500克，当归、生姜冲洗净后，清水浸软，切成片状，羊肉剔去筋膜，放入开水锅中微微余烫，除去血水以后捞出切片。然后将当归、生姜、羊肉放入砂锅中，加入清水、料酒、食盐，旺火烧沸后撇去浮沫，再改用小火炖至羊肉熟烂即可。对于下焦虚寒、腰部膝盖怕冷怕风的人，还可以用胡桃仁炒韭菜做菜，用胡桃仁50克，韭菜200克煎炒即可。

王琦教授补充说道，先天性遗传因素所形成的生理体质是人一生体质的基础，但是先天性因素决定的体质特征会在后天各种因素的综合作用下逐步发生变化。调摄适宜者，可弥补先天不足，使体质由弱变强；调摄不当者，虽先天禀赋充足，也可因过度损耗，使体质由强变弱。所以养生这件事等不得，要把养生的意识贯彻到日常生活的点滴细节之中，并持之以恒地坚持，以平为期，进而达到健康长寿的目标。

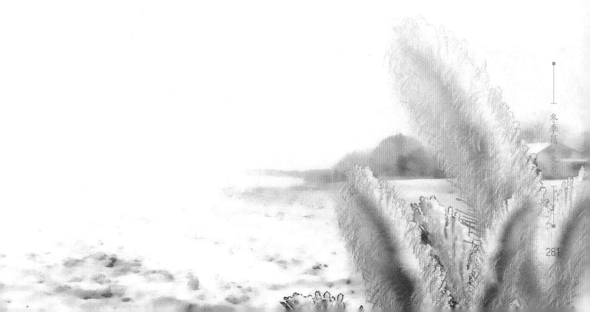

起居养生

起居方面，冬至期间昼长夜短，气候寒冷，且早晨寒气重，故睡眠宜早睡晚起，这样可以保养人体阳气让身体温热不冷，但注意不宜贪睡，睡眠时间过长会加重第二天的疲惫感。同时注意避寒就温，故室内要温暖舒适，但这并不代表着一味地追求温度过高，温度过高反而不利于身体健康，故室温保持在18~24℃即可。由于北方供暖且房屋相对封闭，因此房屋内会出现相对干燥且房屋内空气质量较差的情况，故房屋内应注意保持空气清新、湿度适宜，同时要经常晒被，减少细菌滋生；南方冬季多雨，空气潮湿，且由于没有供暖，房屋相对湿冷，故室内起居应注意做好防潮保暖的措施。穿着方面，北方较为寒冷，要注意保暖，尤其是头部、腰背部，以及足部的保暖；南方相对潮湿，故在注意穿着保暖的同时还要注意所穿衣物的干燥。

运动养生

运动方面，冬至期间应顺应时令特点，注意闭藏，进行适当的锻炼运动，以增强身体抗寒、抗病能力，不宜运动过度，以免汗出过多导致阴精亏损、阳气耗散。由于冬至期间太阳照射的时间减少，老年人容易缺钙而导致骨质疏松，因此应多吃含钙丰富的食物，如奶制品、大豆、海带、虾皮等。若户外阳光灿烂，老年人可到室外晒晒太阳来促进钙的吸收，若老年人行动不便，出行时最好有家人陪护。

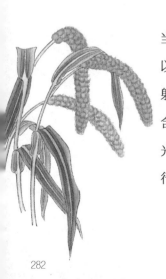

情志养生

情志方面，冬季属水，配属于肾，《黄帝内经》中指出："肾在志为恐"，恐惧是身体企图摆脱某种危险而无能为力时产生的紧张情绪。过度恐惧会伤肾，导致二便失禁，甚则遗精。冬季万物封藏，为来年积蓄力量，恐惧会导致肾的封藏功能失司，从而影响到人的健康。故冬天忌恐，冬至期间应注意心态平和，做事沉着冷静，从而不易产生过度恐惧的情绪。

饮食养生

饮食方面，每年冬至当天，北方普遍吃水饺，民间也有"冬至饺子夏至面"的说法；潮汕、闽南地区的人们把冬至当作团圆节，家家户户会制作冬至圆；山东滕州一带的人们将汉代冬至吃羊肉的习俗流传下来，冬至当天家家都要喝羊肉汤以图个好兆头……除此之外，还包括东南麻糍、合肥南瓜饼、苏州酿酒、江南米饭等一系列冬至特色美食。冬至期间，可适当选用羊肉、狗肉、鸡肉等温肾壮阳之品，来帮助身体抵御外邪入侵，水果可食用应季水果，诸如橘子、柚子等。以上食物虽好，但一定要注意摄入量，不宜暴饮暴食。调料方面，注意不要过咸，由于咸味入肾，从而使肾水更寒，不利于振奋心阳。饮食还要忌食寒凉之品，以免耗伤元阳。

山楂炖牛肉

功效：补气活血。

原料：山楂10克，牛肉200克，胡萝卜200克，大枣10枚，红花6克，大葱10克，生姜5克，黄酒10毫升，食盐4克。

制法：将山楂洗净去核，切成碎块。胡萝卜洗净，切成1立方厘米的小丁。红花洗净，去杂质。牛肉洗净，用开水焯一下，晾凉后切成3立方厘米的块，备用。大葱、生姜洗净，大葱切段，生姜切片。将牛肉、大葱、生姜、黄酒及食盐放入砂锅中，注入1000毫升清水，用中火煮20分钟后，再加入高汤1000毫升，中火烧沸后放入处理好的山楂、大枣、红花及胡萝卜，用文火炖煮1小时，调味即可。

用法：佐餐食用。

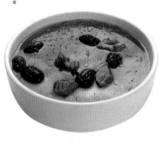

山楂炖牛肉

陈皮胡椒鲫鱼汤

功效：温中健脾，行气活血。

原料：鲫鱼500克，胡椒粉6克，陈皮10克，生姜30克，食盐3克。

制法：鲫鱼去鳞、腮及杂肠，洗净。生姜切片，陈皮切丝。将全部原料一起放入锅中，加水适量，武火煮沸，再用文火煮1小时，加入胡椒粉、食盐调味即可。

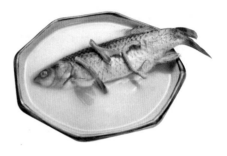

陈皮胡椒鲫鱼汤

用法：随量饮汤食肉。

冬至是二十四节气中最早制订出来的一个传统节日，又叫"冬节""长至节"等。民间在这一天有祭祖的习俗。

从冬至当天开始数，每九天为一个"九"，数完了"一九"数"二九"，一直数到"九九"八十一天，叫做"冬九九"，也叫"数九"。这是我国自古用来反映冬季气温变化的一种民间节气。好听的《九九歌》是这样唱的：一九二九不出手，三九四九冰上走，五九六九沿河看柳，七九河开，八九雁来，九九加一九，耕牛遍地走。

冬至开始入九，古人发明了画"九九消寒图"的消遣方法，来度过漫长寒冷的冬天。首先画一幅有九朵梅花的素梅，每朵梅花九个花瓣。从冬至这天起，每过一天就给一个花瓣涂上颜色，涂完一朵梅花，就过了一个"九"，涂完九朵，冬天就过去了。

古时候人们很重视"冬至"这个节日，各地会吃不同的美食来庆祝。现在很多地方也依然如此，如北方吃饺子、福建吃姜母鸭、江南水乡吃红豆糯米饭、上海吃汤圆、台湾吃糯糕。

- 冬至西北风，来年干一春。
- 冬至强北风，注意防霜冻。
- 冬至无雪刮大风，来年六月雨水多。
- 冬至没打霜，夏至干长江。
- 冬至打霜来年旱。
- 冬至有霜，腊雪有望。

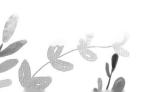
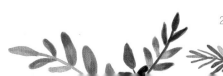

小至

（唐）杜甫

天时人事日相催，冬至阳生春又来。

刺绣五纹添弱线，吹葭六管动浮灰。

岸容待腊将舒柳，山意冲寒欲放梅。

云物不殊乡国异，教儿且覆掌中杯。

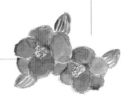

点绛唇·冬至

（南宋）赵彦端

一点青阳，早梅初识春风面。暖回琼管。斗自东方转。

白马青袍，莫作铜驼恋。看宫线。但长相见。爱日如人愿。

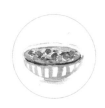

小寒

瘦梅先发催小寒
一番春意换年芳

　　小寒一般在公历的1月5~6日到来，常为公历年中的第一个节气。"月初寒尚小"，小寒的到来标志着三九天即将来临，此时旧年近暮，一般为一年中温度最低的时段，仅有少量年份的小寒气温高于大寒，故民间有"小寒胜大寒"之说。深冬时节，全国多天寒地冻，正是收敛阳气、守藏进补的好时机。

　　小寒时节在一年中最为寒冷，为太阳寒水所主，寒潮、霜冻、剧烈降温等时有发生，甚则引发自然灾害及经济损失。据中国气象局报道，小寒时节黑龙江北部地区的温度可达-40℃，华北地区多在-5℃，而南方多在12℃左右。此时，受西伯利亚高压影响，高纬度地区的冷空气迅速南移，气温可在24小时内迅速下降8℃以上，并伴随大风、大雪、雨凇、空气质量下降等，影响交通、农业、海运，以及百姓正常起居。近年来北方的寒潮一般每年4次左右，携带冷空气南移，而南方寒潮则较少，或多发于春季。此时土壤深层的热量最大程度地散失，寒彻肌骨，到公历1月15日左右低温天气才开始逆转，白天太阳直射能大于夜间散失热能。受季风环流影响，此时的降水量在一年中较少，北风强劲，空气湿度低。正如诗云："小寒时节，正同云暮惨，劲风朝烈。"

小寒期间正值数九寒天，民间有"小寒大寒，滴水成冰"的说法。此时风寒邪气常经肌腠、口鼻侵犯人体，诱发呼吸系统疾病、风湿骨痛、心脑血管等疾病。寒冷天气会影响人体的免疫调节功能，若宿有慢性肺系疾病、体质羸弱，加之气候干燥，一方面呼吸道黏膜会受到损伤或收缩，上皮纤毛运动减慢，吸入病菌尘埃可感染下呼吸道；另一方面使室内尘螨增多、室外雾霾频繁，部分地区空气中飘散霉菌孢子超出一般水平，长时间户外活动后易出现鼻塞流涕、鼻痒喷嚏、咳嗽气喘、鼻黏膜肿胀等不适。正如《济生方·鼻门》云："风寒乘之，阳经不利，则为壅塞，或为清涕。"同时，呼吸道感染导致分泌物增加，慢性支气管炎、肺气肿等疾病更为高发。因此小寒时节应做好御寒工作，尽量避免长时间户外活动，保持居处空气清洁湿润，减少呼吸道疾病的诱发因素。

尤其在我国江淮流域、四川盆地等地区，由于冬季天气严寒，潮湿阴冷，风寒湿邪易于侵袭关节肌腠，阻滞脉络，诱发风湿性、类风湿性关节炎。此类患者对于天气变化十分敏感，湿冷的气候易诱发肢体疼痛、难以活动，影响患者的正常生活。这种情况可以在医师指导下进行穴位贴敷、中药熏洗、针刺艾灸等预防治疗，防御风寒湿邪趁虚而入。

艾灸、推拿等穴位刺激有助于驱寒保暖、疏通经络。鼻炎患者可在外出活动前揉搓迎香穴，以疏散风热、通利鼻窍；宫寒痛经患者可以艾灸关元，以培元固本、补益下焦；胃寒腹痛患者可艾灸足三里，以温煦中焦、扶正达邪；肾不纳气之咳喘、畏寒倦怠的人群可按揉或艾灸涌泉穴，以滋肾益阴、引火归元；冬病冬治之"三九贴"对寒邪致病的疾患也大有裨益。需要指出的是，若有明显的不适感，不应自行在网上搜索症状而对病情妄加揣测，不宜完全依赖自主艾灸推拿等外治法，更不应服用质量参差不齐的保健品，而应到正规医院选择规范化治疗，在医师的指导下合理进补。

俗话说："小寒节日寒，来年五谷富。"小寒虽然极为严寒，但物极必反，阳气不久即会生发，冬季的养生闭藏对来年保持强健的体魄起着至关重要的作用。《吕氏春秋·尽数》有言："天生阴阳寒暑燥湿，四时之化，万物之变，莫不为利，莫不为害。圣人察阴阳之宜，辨万物之利以便生，故精神安乎形，而年寿得长焉。"顺应自然，安神定志，健康养生，以昂扬向上的精神状态迎接大寒的到来。

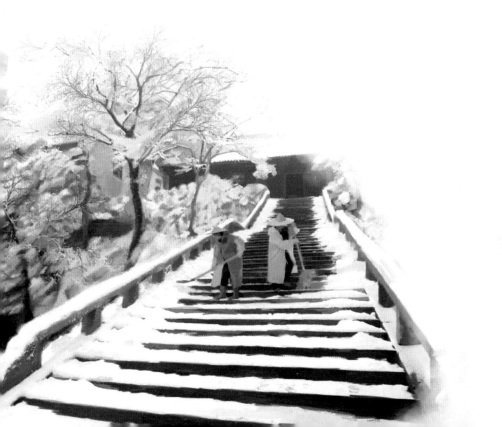

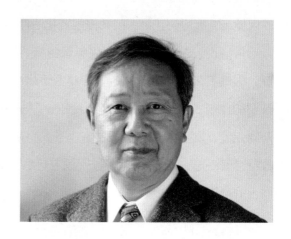

名医小传

熊继柏

　　熊继柏十三岁开始习医，十六岁开始行医，从事中医临床六十年从未间断，其中并从事中医高等教学三十余年。擅长中医内科、妇科、儿科，善治疑难病症、危重病症，诊治疾病精于辨证施治，理法方药熟练，临床疗效卓著。其理论功底扎实、临证经验丰富、辨析思维敏捷。2006年曾受邀专程赴非洲为阿尔及利亚现任国家总统治愈了疾病，为中医享誉世界做出了重要贡献。

　　熊继柏论著颇丰，公开发表学术论文100余篇，撰写出版中医学专著20部，其中独立著作10部。其《内经理论精要》一书，先后被英国大英博物馆、牛津大学图书馆和美国国会图书馆列为藏书。任副主编编著的《黄帝内经研究大成》一书，先后获国家新闻出版署科技图书一等奖，国家中医药管理局中医药基础研究二等奖。

加强保暖巧避风寒　谨慎进补法遵《内经》

　　国医大师、湖南中医药大学主任医师、博士研究生导师熊继柏教授，年近八旬，仍然坚持每周4次门诊，每次诊疗近百人。此外，他还要讲学、著书，工作量非常大，但仍跟年轻人一样有活力。熊继柏表示，这与他良好的饮食习惯与规律生活分不开。"我每天都要睡午觉。通常我下门诊都到下午一两点了，这时才顾得上吃两口饭，回家已近三点。到家我会马上睡一觉，恢复体力和脑力。吃了晚饭，有时看书，有时看电视。晚上洗澡后入睡。"熊继柏说，虽然他是湖南人，但不吃辣椒，他吃得很简单，量也较少，每顿饭都不超过一碗。他爱吃红薯爱吃蔬菜，还吃点腊肉，但吃得不多，也不抽烟不喝酒。熊继柏坐诊时，由于长时间说话，十分耗气，为此，常有工作人员为他泡一杯中药茶，用西洋参5克、黄芪15克，作补气之用。

　　小寒这一天太阳位于黄经285°，标志着天气开始进入一年中最寒冷的日子。一过小寒，就进入"出门冰上走"的三九天了。《月令七十二候集解》："十二月节，月初寒尚小，故云，月半则大矣。"中国古代将小寒分为三候："一候雁北乡，二候鹊始巢，三候雉始雊。"古人认为候鸟中的大雁是顺阴阳而迁移，此时阳气已动，所以大雁开始向北迁移；此时北方到处可见到喜鹊，它们感觉到阳气的升发而开始筑巢；第三候"雉雊"的"雊"为鸣叫的意思，雉在接近四九时会因感到阳气的生长而鸣叫。

　　小寒时节是一年中最冷的时期，也是很多疾病的高发期，熊继柏教授为老年人安然过冬提出3点建议：①重保暖。要特别注意头部、背部、足部三个部位的保暖，可以热水泡脚。老年人体多虚寒，不要多吃生冷的食物，水果也不宜多吃。②避风寒。心血管疾病等内科病易复发，慢性支气管炎、哮喘、肺心病易因感冒而诱发，应特别注意避风寒。寒潮来袭时，有条件的可在房间内取暖，可服生姜红糖茶（生姜5片、红糖20克）保暖。③慎进补。肝阳上亢型高血压患者要少吃辛热食物，如羊肉、狗肉、胡椒、花椒，慎用温剂药品，如鹿茸、肉桂、人参。气不虚的人不宜食人参，可代之西洋参，成人用量3~6克为宜。

熊继柏教授是《黄帝内经》研究领域的大家，他说："《黄帝内经》是中医的四大经典之首，其中的养生理论对现代养生同样有着指导借鉴意义，建议大家多了解，从中吸取'营养'。"《黄帝内经》提出了基本饮食原则，即"五谷为养，五果为助，五畜为益，五菜为充，气味合而服之，以补精益气"。即谷物是赖以生存的根本，而水果、蔬菜和肉类等都是作为主食的辅助，补益和补充人体所需。饮食要有规律和节制。生、冷食品要注意，冰棒容易伤脾胃，要少吃。火锅、辣椒也要少吃。若平常爱吃某一种味道，则容易造成脏腑的偏颇，因此需要控制和调节。总的来说，不要偏食、不要过度、不要过冷过热。吃东西以吃下去舒服为原则。特别是有些患者，如果他突然开口说要吃某些东西，那就说明他此时身体需要补充这种东西里的某些元素。

要想养生还要懂得调和运用养生的方法。太极拳、五禽戏都是很好的中国传统健身方法，常练可活动腰肢关节，壮腰健肾，疏肝健脾，补益心肺，从而达到强身健体的目的。还有乾隆皇帝的"十常四勿"都可以练习。所谓"十常"，乃指日常生活中多从事此十项基本且重要的"小动作"，即：齿常叩、津常咽、耳常弹、鼻常揉、目常运、面常搓、足常摩、腹常运、肢常伸、肛常提。所谓"四勿"，就是不要触犯日常生活中的四项禁忌，即食勿言、卧勿语、饮勿醉、色勿迷。

在日常生活中的作息、活动要顺应自然界的昼夜晨昏和春夏秋冬的变化规律，并要持之以恒。春、夏两季都应"夜卧早起"，秋天要早卧早起，冬天要早卧晚起。"劳"又可细分为"劳力""劳心"两类，无论哪种都要适度，不要太多也不要不及，以身心不感觉疲累为标准。老年人讳忌"劳力"过度，运动应从容不迫，不能做的运动不要勉强。进入老年时期，提倡不要

"劳心"，不要和别人攀比，或思虑过度。

熊继柏教授指出，养形和养神是中医养生的两个重要内容，中医养形的方法是预防外邪、食饮有节、起居有常。养神的方法是让心境安宁清净，精神愉悦，保持平和。中医养生法则主要是四个字：顺应自然。顺应自然包含三个层次。

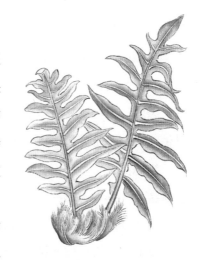

第一个层次是要顺应大自然气候的变化规律。人和自然是统一的，自然界有"春夏秋冬""温热凉寒"，自然界中的生物有"生长收藏"，人就要顺应这种规律。比如夏热冬寒，古人讲究"动作以避寒，阴居以避暑"。夏天开空调，把温度调得很低，一进房间就起鸡皮疙瘩；或者冬天把空调温度调得很高，让人大汗淋漓。这些都是不对的。老人夏天最好随身携带一件衣服或者披肩，进到空调房间的时候披一下，减少空调对人体的伤害。冬天时，最好不要经常逛商场，商场空气不流通，并且开的热空调，容易使人缺氧。无论冬天还是夏天，空调都不要开得太热或者太冷。夏天该热的时候，不能把空调设置在24℃以下，冬天该冷的时候，也不能调到26℃以上。

第二个层次是要顺应人的身体规律，从出生到成长，再到壮到衰。人不能用生长激素去促进他成长，也不要幻想吃仙丹妙药能长生不老。

第三个层次是要顺应人的个体差异。《黄帝内经》指出："人之生也，有刚有柔，有强有弱，有短有长，有阴有阳。"人除了性别、年龄不同外，体质也有很大差别，所以不要千篇一律，如果有宣传说"吃什么可以不得病"，那肯定是假的。

最后，熊继柏教授强调调节情志，注意避免七情过度，也是养生的一个重要方面：

暴喜伤心，"在《儒林外史》里有个'范进中举'的事例就能很好地证实这一说法。范进考举人老是考不上，到五十多岁的时候还没能考上，直到最后一次没抱啥希望时却突然接到通知考中举人了。这下不好了，范进一狂喜竟然疯了。"熊继柏教授说。喜应该是开心高兴啊，可怎么会伤心呢？因为心主神明，心是管思维意识、神智活动的，正常的喜乐，会使人神情愉悦，可狂喜会使心气迟缓。

暴怒伤肝，"想必大家都听过三气周瑜的故事，他每次暴怒之后的发病症状都是一样的，每次都是昏倒，吐血，第一次第二次醒过来了，第三次就去了。"熊继柏教授说，《黄帝内经》上讲，肝脏是藏血的，发怒会直接影响到肝脏，致使气血往上冲涌，很容易造成危险，有心脑血管疾病的老人要特别注意。

暴恐伤肾，肾的情志是恐。比如人过恐会尿裤子甚至遗屎，恐惧过多会损伤肾气。

过思伤脾，"林黛玉的相思病害得她整天郁郁寡欢，我国著名的数学家和科学家陈景润，用了5麻袋的稿纸算出了哥德巴赫猜想。他整天不说话，走路时都在思考。由于用脑过度，陈景润晚年患上了帕金森症。"熊继柏教授说，一个人多愁善感老是在思考，就会引发饮食不和，严重影响脾胃功能，所以林黛玉也胖不起来，她不可能有薛宝钗那种丰腴的体态。

过悲伤肺，还是举林黛玉的例子，肺的情志是忧愁。有肺病的人就喜欢哭，林黛玉是典型的愁忧伤肺。

《灵枢·百病始生》篇指出"喜怒不节则伤脏"，可见调节情志对于养生是何等的重要。

起居养生

自立冬起，全国各地便开启了冬季进补的热潮，民间有"三九补一冬，来年无病痛"之说，小寒更是"三九天"前的"冲刺"。冬季养生以封藏为主，早睡晚起，防寒保暖。睡眠有助于阴气内敛，防止阳气耗散太过，潜藏阳气、蓄积阴精，反之则不利于来年春季生发之性，尤其不利于小儿生长。俗话说"寒从脚起，冷从腿来"，足部保暖是保证全身温暖的关键。睡前以热水泡脚，有助于脉道通利、血运畅达，降低肌张力，提高睡眠质量。同时，头为诸阳之会，户外活动时佩戴帽子围巾有助于减少热量散失，减少皮肤裸露在外，防止腠理开张、寒邪内侵，并尽量避免因室内外温差大、血管骤然舒缩引发心脑血管疾病。

运动养生

冬季室外气温偏低，多晒太阳、适当锻炼有利于增强体质、养生防病。近年有些地区"冬泳"十分盛行，但冬泳对人的身体素质和心理素质具有一定的挑战性，常引起血管收缩、血压升高、耗氧量增加及一系列应激反应。研究显示，适度的冬泳可以调节脂质代谢、预防心脑血管疾病，对维持良好的体能状态具有促进作用，但并不适合年老体虚及宿有肺心疾病的患者，且应在专业人士的指导和监护下进行，一旦出现不适及时停止。

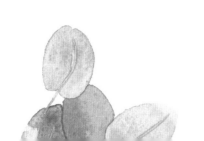
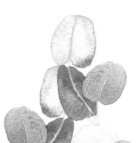

情志养生

此外，冬季风雪交加容易使人产生消极情绪，如关汉卿所言："雪纷纷，掩重门，不由人不断魂，瘦损江梅韵。"此时人们多处于较为封闭的室内，不利于情志的纾解畅达，适度的户外有氧运动有利于人们放松紧张的神经、缓解焦虑状态，转移不良情绪。

饮食养生

小寒时节宜顺应封藏之性，尤其素体阳虚的人群，适宜食用羊肉、牛肉等温补之品，服杂粮热粥、时令瓜果，保持营养结构均衡。如部分地区有喝腊八粥的习俗，《燕京岁时记》中记载："腊八粥者，用黄米、白米、江米、小米、菱角米、栗子、红豇豆、去皮枣泥等，合水煮熟，外用染红桃仁、杏仁、瓜子、花生、榛穰、松子及白糖、红糖、琐琐葡萄，以作点染。"同时南方也习惯在小寒吃菜饭，以祛寒保暖。人体五脏中，冬时应肾，宿有腰膝酸冷、失眠健忘、耳鸣发白、夜尿频多甚至早衰的人群，可选择在膏方进补的同时辅以山药、莲子、黑豆、枸杞、核桃、栗子等食材；岭南地区有烹制药膳的习惯，如在乌鸡汤、羊肉汤、老鸭汤中炖入熟地、当归、太子参等药食同源的中药。但补品性属温燥，宜适量服用，防止温补太过、化生内热。

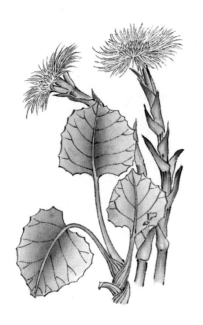

当归黄芪炖羊肉

功效：温肾壮阳，补气养血。

原料：羊肉500克，当归15克，黄芪30克，生姜5片，食盐6克。

制法：羊肉洗净、切片，与其他原料一同炖熟，最后加入食盐调味即可。

用法：佐餐食用。

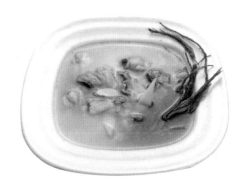

当归黄芪炖羊肉

板栗杏仁鸡

功效：益肾健脾，益气养血。

原料：板栗200克，甜杏仁12克，大枣5克，核桃仁20克，公鸡1只，生姜15克，大葱15克，黄酒15克，食盐3克，酱油10克，白砂糖10克，芝麻酱6克，花生油25克，淀粉50克。

制法：将甜杏仁、核桃仁放在碗内，用沸水浸泡后去皮，捞出沥干水，放入温油锅内不停翻动，炸至金黄色，捞在盘中摊开，之后用擀面杖将杏仁、核桃仁压成末；板栗分成两瓣，放入沸水锅内，煮至外皮可剥掉时捞出，剥掉外皮。公鸡宰杀褪毛，去除内脏，冲洗干净，斩成块状。生姜、大葱洗净，生姜切丝，大葱切段。将炒锅置中火上烧热，滑锅后加入花生油15克，再用武火烧至六成热后，放入鸡块炒至黄色，随即加入适量黄酒、生姜丝、葱节、白砂糖、酱油，炒至上色后，加入做好的板栗再焖15分钟，焖至鸡熟透。用漏勺捞出鸡块，将皮朝下摆在碗内，再捞出板栗盖在鸡块上面，覆上圆盘翻扣在盘内。将原锅中的汤汁在武火上烧沸，放入芝麻酱拌匀后，用水淀粉勾芡，加入熟花生油，反复拌匀后，浇在鸡块上，撒上杏仁末、核桃末即可。

用法：佐餐食用。

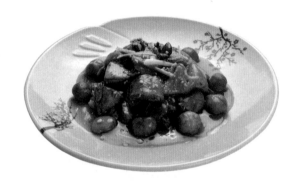

板栗杏仁鸡

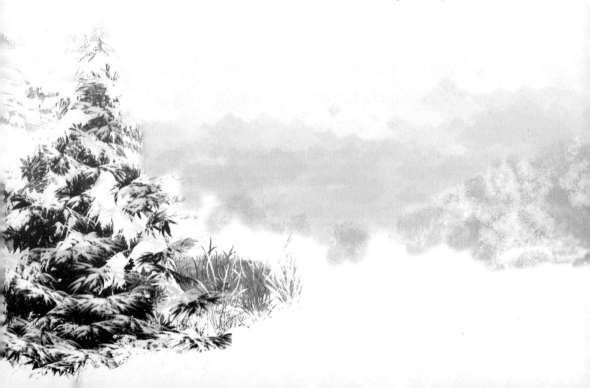

小寒时节有个重要的节日——腊八节。腊八这一天，家家户户都要喝由白米、黄米、江米、小米、栗子、花生、松子、红枣等多种粮豆煮成的腊八粥。

泡腊八蒜是北方，尤其是华北地区的一个习俗。泡腊八蒜就是在农历腊月初八这天用醋来泡制大蒜，密封好，到除夕夜再打开，大蒜变得通体碧绿。腊八蒜是吃饺子的最佳佐料，还可以用来拌凉菜，味道十分独特。

- 小寒大寒不下雪，小暑大暑田开裂。
- 小寒大寒，冷成冰团。
- 小寒大寒寒得透，来年春天天暖和。
- 小寒寒，惊蛰暖。
- 小寒蒙蒙雨，雨水还冻秧。
- 小寒无雨，小暑必旱。

杂诗

（唐）王维

君自故乡来，应知故乡事。
来日绮窗前，寒梅著花未。

寒夜

（南宋）杜耒

寒夜客来茶当酒，竹炉汤沸火初红。

寻常一样窗前月，才有梅花便不同。

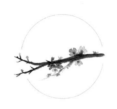

大寒

淡日烈风寒刺骨
坚冰深处春水生

　　大寒是二十四节气中的最后一个节气，也是冬季即将结束之际。《授时通考·天时》引《三礼义宗》："寒气之逆极，故谓大寒。"大寒，是天气寒冷到极点的意思。此时，阴寒密布地面，悲风鸣树，田野苍茫，寒气砭骨，呈现出冰天雪地、天寒地冻的严寒景象，曾有诗"人口各有舌，言语不能吐"来形容。但物极必反，天虽寒，阳已动，大寒后十五日，阳气逐渐驱逐阴寒，立春就要到来，新一年的节气轮回即将开始。

　　大寒时节，是一年中的"三九"期间，常出现大范围雨雪天气和大风降温，由于受西北风气流控制及不断补充的冷空气影响会出现持续低温。此节气中，天气一般多为晴天，华南大部分地区降雨量为5~10毫米，而西北高原山地一般只有1~5毫米，正如诗云"腊树银山炫皎光，朔风独啸静三江"。在我国，从空间分布来看，黄河以北的大部分地区气温在大寒节气期间达到最低；在长江和黄河之间的地区，大寒小寒期间气温不相上下；长江以南地区，小寒期间气温较大寒期间更低，所以有谚语说："大寒小寒，冷成一团。"

大寒时，由于北方冷空气活动频繁、势力强大，不仅会带来大风和降温，而且雨雪稀少，空气十分干燥，会出现持续的干冷天气。这种天气对人体健康很不利，特别对老年人来说，更容易诱发心脑血管病、肺气肿、慢性肾衰、低血压、支气管炎等慢性疾病。所以，有以上病史的老年人在此节气中尤其要注意保暖，由于室内外温差大，早晚要少出门，避免感受寒邪。早上尽可能晚起，在空气质量好的晴天中午或下午可到户外晒半小时太阳。而南方大部分地区环境湿润，尤其夜晚气温低，加之雨雪天气影响，使南方的气候以湿冷为特点。所以在南方更要注重保暖，防止寒湿之邪侵犯关节，引起关节疼痛等疾病。

俗话说："大寒不寒，人马不安。"近些年来，我国常出现"暖冬"现象，天气忽冷忽热，这时候人们易患感冒、咳嗽、咽喉不适等呼吸系统疾病，因为在此时节，白天的空气湿度仅有10%左右，病菌繁殖滋生很快，并且传播迅速，所以在此期间不要随意减少衣物，并且要采取一些加湿措施，适当增加室内湿度。在呼吸道疾病的高发期，可适当吃点温散风寒的食物，防御风寒，比如日常饮食中常用的生姜、花椒、桂皮等，如因外感风寒轻度感冒时，还可选用"生姜加红糖水"来治疗，具有较好疗效。民谚有说："冬天动一动，少闹一场病；冬天懒一懒，多喝药一碗。"适当的锻炼有助于提高自身抗邪能力，但需要注意运动强度，不宜过度激烈，避免扰动阳气。

大寒时节临近春节，人们一年的辛勤劳动此时迎来丰收，家家户户都备足年货，大家走亲访友免不了在一起聚餐饮酒，但饮酒不要过量，饮酒后血管易扩张，而此时室外天寒地冻，人体受凉后血管易收缩，一张一紧，易诱发心脑血管疾病发生。春节期间，大家饮食多油腻，易在体内生痰湿，因此血脂、血糖高的人要注意饮食结构，搭配饮食。小孩切记不要暴饮暴食，防止消化不良。

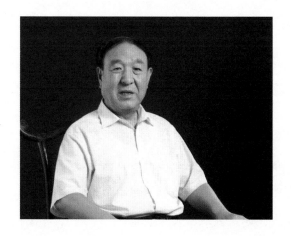

名医小传

李佃贵

李佃贵教授首次提出和创立了"浊毒学说"，从理论上阐明了慢性萎缩性胃炎及其癌前期病变的病因病机，并以此为理论依据，制定了以"解毒""化浊""和胃"三法合一为主治疗慢性萎缩性胃炎癌前病变的一整套严谨的治则、治法。在肝胆病研究领域，李佃贵教授也取得了卓越成绩。他在大量临床实验和深入研究的基础上，根据肝脏的生理和病理特点，提出了肝脏"最喜条达、最恶抑郁""最喜疏降、最恶上亢""最喜柔润、最恶燥热""最喜涵养、最恶湿困"的观点，临床辨证施治，在治疗乙肝、肝硬化、胆结石等多种肝病方面，达到国内先进水平。

李佃贵国家中医药管理局全国名老中医传承工作室始建于2011年，是河北省成立最早的国家级全国名老中医传承工作室，致力于李佃贵教授学术经验收集、整理、挖掘、研究和推广应用。工作室深入挖掘研究名医临床经验和学术思想，依托河北省中医院，围绕医疗服务、文化传承、人才培养、学术交流等方面进行了大量工作，出版了名医经验汇编《李佃贵特色调理脾胃病》，编辑整理传承研究刊物《浊毒论》《李佃贵论文汇编》，收录论文164篇，科研立题26项。

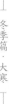

冬季篇·大寒

润燥养肺化浊解毒　健脾养肝心暖身温

　　国医大师李佃贵教授谈论到大寒时节的健康知识和中医养生方法。李佃贵教授指出，大寒是一年中最冷的季节，也是二十四节气中的最后一个节气，这时寒潮南下频繁，是中国大部分地区一年中的最冷时期。此时风大、低温、地面积雪不化，呈现出冰天雪地、天寒地冻的严寒景象。中国古人将大寒分为三候："一候鸡乳，二候征鸟厉疾，三候水泽腹坚。"就是说到大寒节气便可以孵小鸡了；而鹰隼之类的征鸟，却正处于捕食能力极强的状态中，盘旋于空中到处寻找食物，以补充身体的能量抵御严寒；在一年的最后5天内，水域中的冰一直冻到水中央，且最结实、最厚。

　　大寒时节北方地区空气干燥、雾霾频发，室内温度往往较高，人体容易出现燥热感，更要注重润燥清肺的肺部保健。肺为娇脏，畏寒喜润。大寒节气，气候干冷，容易伤及肺脏，鼻塞、流涕、咳嗽、咯痰等症状就是肺脏感受寒邪后最为常见的表现。冬季气候干燥，冷空气被吸入呼吸道后会刺激呼吸道黏膜，使黏膜血管收缩，造成局部贫血和营养障碍。另外，一些有害病原体和致病颗粒，也会刺激呼吸道黏膜，使黏膜上皮的纤毛运动减弱、防御功能降低，最后导致呼吸系统染病。所以，度冬要注意养肺，可以多食用些清肺食物，常见的有黑木耳、猪血、蜂蜜、柠檬等，同时可以适当吃点凉拌菜等，可以缓解燥热，防止上火。

　　但是，大寒时节要切忌贪食冷饮，否则会导致胃肠受寒，引起消化性溃疡、胃肠炎、消化不良等疾病。李佃贵教授是治疗慢性萎缩性胃炎的专家，创立了"化浊解毒"疗法。在临床实践中，李佃贵发现，相当一部分患者使用常规方法治疗效果不理想。这样的病人，大都舌苔黄厚黏腻，大便黏腻不畅。按照传统中医理论，这是湿热中阻，脾失运化，但李佃贵认

为，这其中应该还有更加贴切的理论解释。经
过多年研究，李佃贵发现这些患者体内大多有
浊气有毒邪，属于"浊毒证"，应该以创新跳出
固有模式，化浊解毒。一个新的理论在他心中
逐渐成熟起来，这就是"浊毒理论"。基于"化
浊解毒"的路径，李佃贵摸索出了"疏肝和胃、
活血化瘀、解毒化浊、健脾和胃"四步调胃法，
使治疗萎缩性胃炎伴肠上皮化生和不典型增生
的有效率大增。

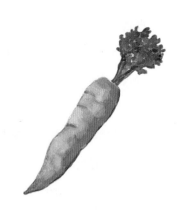

　　李佃贵教授指出，大寒时节养胃要注重暖胃，应该适当选择一些暖胃
的食物，宜进补为主，多摄取一些脂类食品，例如羊肉等。此外，还应多
食用黄绿色蔬菜，如胡萝卜、油菜、菠菜等。另外，由于大寒适逢春节，
此时要注意避免饥饱失调，同时可以多吃具有健脾消滞功效的食物，如淮
山药、山楂、柚子等，也可喝些小米粥进行调理。

　　在精神方面，要掌握"暖身先暖心，心暖则身温"的要诀。就是说，
心神旺盛，气机通畅，血脉顺和，全身四肢百骸才能温暖，方可抵御严冬
酷寒的侵袭。因此在大寒时节，可以通过适宜的活动、娱乐来保持心情舒
畅，使体内的气血和顺，做到"正气存内，邪不可干"。

　　在起居方面，"大寒"时节要顺应冬季闭藏的特性，做到早睡晚起。早
睡是为了养人体的阳气，晚起是为养阴气。大寒时节，除了防寒之外，还
须防风。俗话说，"寒从脚起，冷从腿来"，人的腿脚一冷，全身皆冷。因
此，入睡前以热水洗脚，能使血管扩张，血流加快，改善脚部的皮肤和组
织营养，降低肌张力，改善睡眠质量。

　　李佃贵教授认为，疾病的生成与情绪有很大关系，生气、郁闷会导致
肝气不畅，肝气不畅会导致气滞血瘀，气滞血瘀则易浊毒侵犯，最终导致
萎缩性胃炎等疾病，而慢性萎缩性胃炎又与胃癌关系密切。

　　"90%的成人都有胃病，只不过程度轻重不一。饮食会对胃部造成生

理性、病理性刺激。"李佃贵说，"80%以上的胃病都不是单纯由饮食造成的，引起胃病的重要因素是情绪失衡，'喜怒忧思悲恐惊'这'七情'是引发胃病的内因，而饮食结构等变化都是外因。思虑过度伤脾，怒则伤肝，肝气不疏影响脾胃，久而久之，就影响到肠胃的正常功能。"

在养肝脾方面，李佃贵建议不思饮食、经常乏力的人可以通过健脾四法来开胃增食、振作精神。

醒脾法　用生蒜泥10克、糖醋少许饭前拌食，有醒脾健胃之功，而且可预防肠道疾病。也可用山楂条20克、生姜丝5克拌食，有消食开胃之功。还可用香菜125克、海蜇丝50克、食盐糖醋少许拌食，有芳香开胃健脾之功。

护脾法　选用各种药粥护脾益胃，如莲子、白扁豆、薏仁米各50克煮食，或银耳20克、百合10克、绿豆20克、糯米100克煮粥食，或山药、茯苓各50克，炒焦粳米250克煮粥食。

健脾法　老年人宜用摩腹功，即仰卧于床上，以脐为中心，顺时针方向用手掌旋转按摩20次。

温脾法　对于贪食生冷，造成寒积脾胃影响消化功能的人，可用较厚的纱布袋，内装炒热的食盐100克，置于脐上三横指处热敷，有温中散寒止痛之功。

李佃贵教授还提醒人们应注意养护肝脏。中医认为，酒精肝和肝郁痰湿有关，很多酒精肝的发生大多是因体内湿气重，因此，可以用生山楂、薏米、荷叶等药食同源的食物来健脾利湿。而预防脂肪肝，则应多吃黑芝麻、黑木耳、海产品等去脂食物，可促进磷脂合成，协助肝脏的脂肪转变。

日常食物中有养肝六君子。小米等谷类食物是护肝首选，还能够保护胃黏膜。青苹果有养肝解毒的功效。海带的钙含量是牛奶的10倍，含多种人体必需的微量元素，多吃对肝有益。蘑菇等具有强解毒功能的食物对肝有很好的保护作用。牛奶含优质蛋白质、易吸收的乳糖与乳脂和多种维生素，是养肝的天然美食。当然，绿叶蔬菜更不能少。

最后，李佃贵教授将自己在日常保健强体时所遵循的"养生十字诀"

送给大家：

一把梳子　早晚洗漱时各梳头100次，刺激大脑，促进血液循环。

两次运动　每天锻炼两次（尽量避开空气质量不好的晨起和晚上时间）。

三杯开水　晚上临睡前半杯开水，晚间起夜半杯开水，晨起后半杯开水，以稀释血液，防止心脑血管意外。

四季相应　四时气象的特点为春温、夏热、秋燥、冬寒，衣食住行要符合春生、夏长、秋收、冬藏的自然规律。

五穴按摩　百会、涌泉、足三里、天枢、三阴交早晚各坚持按摩100次，起到养生保健的作用。

六里步行　快速步行是最好的运动。每日坚持步行3千米，可强身健体。

七天洗澡　洗澡间隔时间不宜过长过短，一般秋冬季节7天为宜。频繁洗澡会将人体表面的皮脂膜洗去，失去第一层保护。平时要做好擦身清洁工作。

八时睡眠　每天保证8小时睡眠，以恢复体力。过短，体力不易恢复；过长，也会使大脑混沌，精神萎靡。

九成饭饱　每餐九成饱，健康活到老。一日三餐，早晨吃好，中午吃饱，晚上吃少。

十分笑容　每天大笑1分钟，等于运动45分钟。

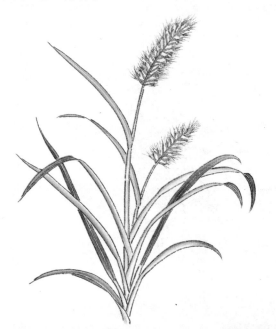

大寒时节天寒地冻，一片寂寥，此时，人体的阴阳消长代谢也处于相当缓慢的时候，所以养生要着重于"藏"。古有"大寒大寒，防风御寒"，中医认为，此时自然界阴盛阳衰，寒气袭人，最易损伤心肾阳气，故而大寒时养生还要注重"温"。《灵枢·本神》曰："智者之养生也，必顺四时而适寒暑，和喜怒而安居处，节阴阳而调刚柔，如是僻邪不至，长生久视。"就是说我们应顺应自然规律、掌握自然界变化的规律，同时采取积极主动的态度，以防御外邪的侵袭。"藏"，就是不可过分消耗。

起居养生

在起居方面，老年人要早睡晚起，最好等太阳出来后再起床活动，这样不仅使阳气得以"藏"而且得以"养"，有醒来较早的老年人可以学习一些按摩手法和穴位，如百会穴、太阳穴、内关穴，脚底的涌泉穴等穴位，还可以用木梳顺着经络为自己梳梳头。养生保健贵在坚持，这些看似简单的养生方式坚持下去以形成习惯，身体一定会大有裨益。

说完了"藏"，下面就来说"温"。首先在生活上要注意保暖。头为诸阳之会，腰为肾之府，头部和腰部的保暖尤其重要，老年人出门要穿戴围巾、帽子，腰部可戴护腰，尽量不被风寒所伤。俗话说"百病从寒起，寒从脚下生"，脚底，脚后跟，均属于肾经，在大寒时节，可以晚上用热水泡脚，白天外出时注意脚部保暖，同时，加强膝关节保暖，防止风寒侵袭关节产生疼痛甚至关节炎。

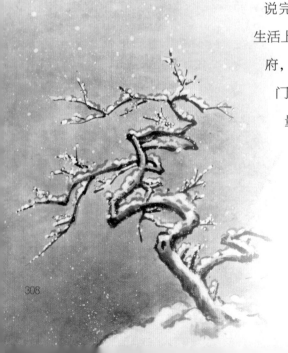

运动养生

在运动方面，要结合每日的天气状况和身体状况适当进行体育锻炼，最好不要过分运动，以致大汗淋漓。"汗为心之液"，大汗不仅易受风寒，更耗损心阳，使阳气不能封藏；还要查看空气质量，遇到雾霾天气尽量不外出活动，老年人不可太早出门运动，日出之前的空气质量、气温都不适宜运动，最好等日出后再外出锻炼，冬天适合一些站桩、太极、慢走等运动。中医讲"冬不藏精，春必病温"，就是说冬天不能收藏精气，到春天正气不足，就会易感温病，也就是更容易得呼吸系统疾病，就像树木，只有冬天的时候树根扎的深，来年倒春寒的时候才不会被冻死。

情志养生

在生活中，我们不仅要注意"藏精"，更要注意"藏神"。不做太过劳费心神的工作，让神志深藏于内。临近春节，各地人多口杂，避免急躁发怒，拥有一个平和的心态；可适当放松，但不要熬夜，因为夜里心神、阴血归藏，在冬日尤其重要，而大寒又是冬天最冷的时节，更需要人们保持一个良好的生活方式。

饮食养生

在饮食上，宜减咸增苦以养心气，宜吃温性食物，防止损害脾胃阳气，但燥热之物不可多吃。常见的温性食物有糯米、刀豆、高粱、荠菜、芦笋、生姜、葱、大蒜、大枣、桂圆、枸杞、木瓜、杏仁、黑芝麻、黑木耳、羊肉、鳝鱼、海参等，但桂圆、羊肉等食物不可多吃，多吃容易上火。还可多吃根茎类蔬菜，如芋头、山药、土豆、南瓜等，植物的根茎是温藏能量的仓库，它们所具有的丰富的淀粉及多种维生素、矿物质，可快速提升人体的抗寒能力。大寒节气，因为临近春节，人们应酬较多，可以选择多吃萝卜、冬枣，其中白萝卜、胡萝卜均可解油腻，萝卜富含维生素和粗纤维，能润肺健脾，而冬枣可提高人体免疫力，保护肝脏。大寒时天气寒冷，血管遇冷收缩，可选择食用冬瓜，冬瓜富含膳食纤维，且含钾高，含钠低，对高血压患者很适合。除了"藏"和"温"，大寒时还要稍润，室内取暖时要在地板上泼些水或晾一些湿毛巾以保室内湿度。在饮食上，还可适当吃酸性食物，如醋、苹果、橘子等，可软化血管，预防心血管疾病发生。大寒时节的养生一定要从生活、饮食上同时注意，在"藏"和"温"的基础上适当进补，好在来年抵御一波又一波的邪气，千万不可浪费每年大寒时节的养生机会。

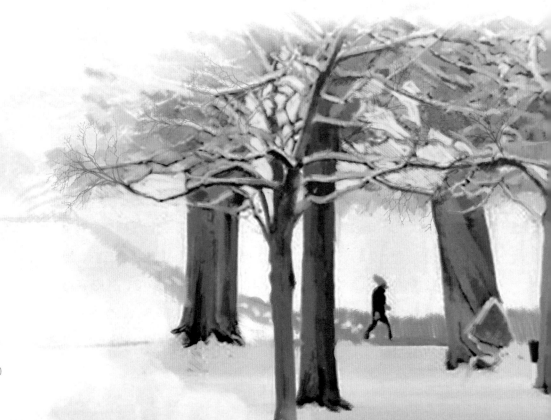

黄芪鳝鱼粥

功效：补肝肾，益气血。

原料：黄芪20克，粳米50克，黄鳝100克，食盐3克，食油5克。

制法：黄芪煎水去渣取汁。鳝鱼去内脏及头，洗净切片，与粳米用黄芪药汁共煮为粥，加入食盐、香油调味即可。

用法：每日分2次温服。

核桃大枣糕

功效：补气养血。

原料：核桃仁10枚，大枣10个，生姜60克，红糖80克，面粉500克，酵母粉5克。

制法：先将红糖、面粉、酵母粉拌匀，饧20分钟备用。将大枣洗净去核，核桃仁、生姜捣烂如泥，再与面团充分揉匀后，饧10分钟入盘上笼蒸15分钟即可。

用法：可作主食食用。

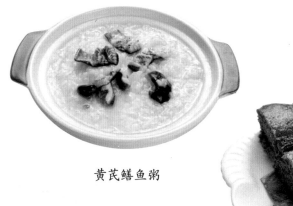

黄芪鳝鱼粥

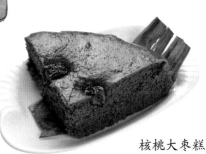

核桃大枣糕

大寒之后就是农历新年，所以这个时候充满了浓郁的年味和迎春的气氛。关于过年的好玩习俗都在下面这首《过年歌》里。

过年歌

小孩小孩你别馋，过了腊八就是年。

腊八粥，喝几天，哩哩啦啦二十三。

二十三，糖瓜粘；二十四，扫房子；二十五，做豆腐；

二十六，割猪肉；二十七，添新衣；二十八，把面发；

二十九，蒸馒头；大年三十熬一宿，大年初一扭一扭。

- 小寒大寒，杀猪过年。
- 过了大寒，又是一年。
- 小寒不如大寒寒，大寒之后天渐暖。
- 大寒猪屯湿，三月谷芽烂。
- 大寒一夜星，谷米贵如金。
- 大寒不冻，冷到芒种。

子夜四时歌·冬歌

（晋宋齐）无名氏

渊冰厚三尺，素雪覆千里。

我心如松柏，君情复何似。

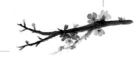

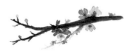

大寒吟

（北宋）邵雍

旧雪未及消，新雪又拥户。

阶前冻银床，檐头冰钟乳。

清日无光辉，烈风正号怒。

人口各有舌，言语不能吐。

弘扬中医文化精华，传播健康养生理念。国内首部以24节气中医养生与文化为核心内容，由24位中医名家参与编撰的养生书历时一年多，终于和大家见面了。

2018年2月至2019年1月，天津中医药大学文化与健康传播学院、中医药文化研究与传播中心与天津《中老年时报》社共同推出了《中医名家谈节气养生》新闻专栏，于每个节气邀请一位中医名家谈养生诀窍。受访或直接参与写作的中医名家中，有3位中国工程院院士、8位国医大师、17位全国或省级名中医，他们来自全国各地，都是中医界建树颇丰、深受患者好评的大家、名家，他们结合时令特点和专业特长，谈养生聊文化，向公众传播科学权威的养生知识，百忙中接受采访，对稿件内容亲自审核、修改，尽可能做到客观权威。名家认真的态度令我们感动。

《中医名家谈节气养生与文化》一书以此为基础，进行适当扩充后编写而成。为增加该书的文化内涵和可读性，我们将内容分为养生部分，设计"名家谈养生""起居养生""情志养生""运动养生""饮食养生"等版块；将延伸阅读部分，以"节气民俗""节气谚语""节气诗词"形式展现。

在整体策划、组织协调、内容设置、审核把关等总揽工作中，这部书的总策划、总主编，中国工程院院士、天津中医药大学校长张伯礼教授除了亲自撰写数千字导言外，还就书稿内容、版式风格等进行多次指导；组织学校11位中医学博士生对各章前半部分内容进行编写，并在百忙之中审核把关，以保证其严谨性、科学性、可读性，为书的出版倾注了大量的心血。

吴咸中、石学敏、张伯礼三位院士；阮士怡、张大宁、王琦、李济仁、熊继柏、李佃贵等几位国医大师的"任务"最重，也最为"给力"。他们除接受专访奉献节气养生智慧以外，还为此书各题写一句"健康箴言"，各录下一段节气养生的温馨提示视频。读者扫一下二维码，就可一睹大师风采，这将满足更多熟悉新媒体的年轻人"视听"阅读需求。

张大宁国医大师奔波于外地讲学回津后，连日39℃高烧也不忘赶写题字，及时交予编写人员；王琦国医大师题写健康箴言后又欣然为书名题字，行草大气，颇有书法家风范。国医大师李济仁在其长子，北京中医药大学中医文化学家张其成帮助下录制视频。95岁的古诗词大家叶嘉莹先生信奉中医，她特意书写了推介感言……还有接受专访的其他十几位天津市的全国名中医、天津市名中医，他们大多是与我结交20多年的好友，所有这些大师和名家，给我们留下了深刻的印象，他们对读者认真的态度和敬业精神值得我们学习。

天津市卫生健康委王建国主任、天津中医药大学各位校领导都对该书给予了关注、支持与鼓励。一年多来，编委会还组织中医界、文化传播界的专家学者进行了多次专家论证会，他们提出了很多中肯的建议或意见。湖南中医药大学副校长何清湖教授、清华大学健康传播研究所所长李希光教授、北京中医药大学中医文化学家张其成，天津市博物馆副书记、天津中医药大学客座教授张玲研究馆员等许多咨询专家，在此书内容安排、版式设计方面都提出了诸多宝贵意见。天津中医药大学文化与健康传播学院一些老师在繁忙的行政、教学、科研工作之余，积极完成该书的调研、策划、编写、后勤保障、校对工作。为做好书中的菜谱展示，精通中医饮食养生的天津中医药大学中医学院史丽萍教授精心设计了节气养生菜谱；大学西区食堂烹饪师傅掌勺，做出香喷喷的营养成品菜，摄影师祁建松老师拍出的菜肴汤汁照片"卖相诱人"。天津中医药大学第一附属医院、第二附属医院，天津市中药研究院，南开医院有关专家也在出版过程中给予了诸多帮助。天津广播电视台《百医百顺》健康栏目大力支持并提供了石学敏、张大宁等专家的养生科普视频。中国医药科技出版社董事长吴少祯、本书的责任编辑白极主任、胡云霞老师同样为此书的出版付出了很多心血。在此，我代表编委会一并表示诚挚的谢意。

我们力求编撰一部为大家带来健康的好书，更希望它在传播中医文化、健康文化，提高公众健康素养方面发挥应有的作用。然而因水平所限，书中难免有不妥之处，望各位读者批评指正。

毛国强

天津中医药大学团泊校区文华园

2020.11